生孩子
坐月子
一本就够

王琪 · 编著

中国纺织出版社

图书在版编目(CIP)数据

生孩子坐月子一本就够／王琪编著. -- 北京：中国纺织出版社，2012.7（2019.7重印）

(好孕优生钻石系列)

ISBN 978-7-5064-8522-7

I.①生… Ⅱ.①王… Ⅲ.①产褥期-妇幼保健-基本知识 Ⅳ.①R714.6

中国版本图书馆CIP数据核字（2012）第080228号

策划编辑：尚 雅 张天佐 责任编辑：刘艳红 责任印制：刘 强
美术编辑：成 馨 装帧设计：赵 静

中国纺织出版社出版发行
地址：北京市朝阳区百子湾东里A407号楼 邮政编码：100124
北京天恒嘉业印刷有限公司印刷 各地新华书店经销
2019年7月第1版第2次印刷
开本：720×1020 1/16 印张：16
字数：280千字 定价：38.80元

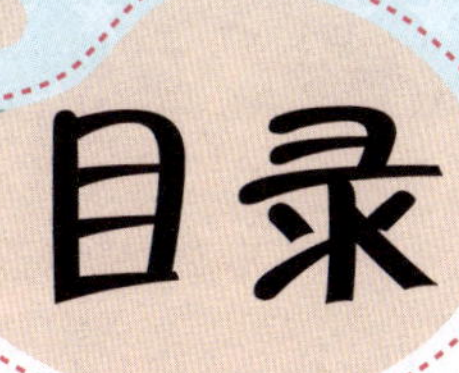

目录

Part 1 临产篇 做好准备，迎接天使的到来

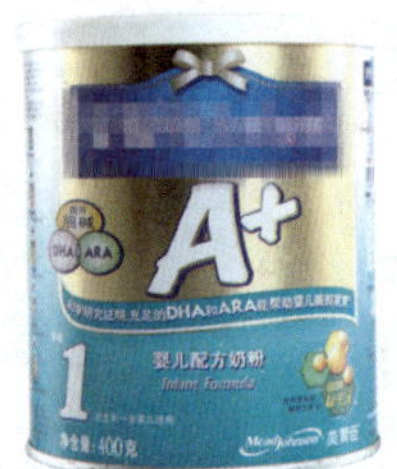
A+
1
婴儿配方奶粉

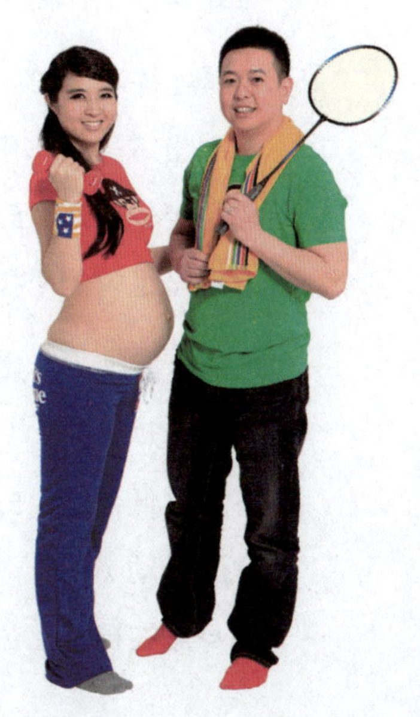

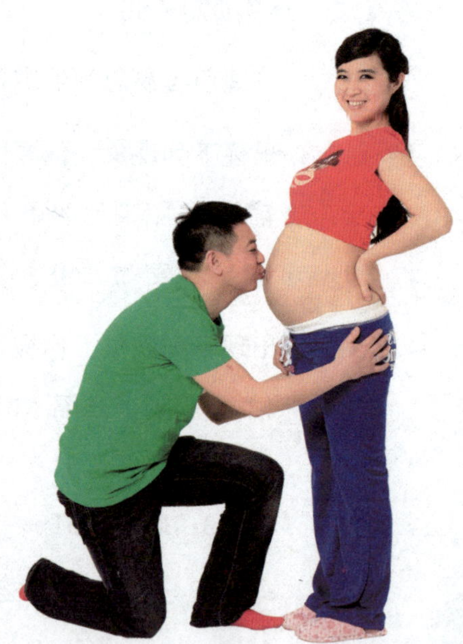

第3课 了解产程 / 78

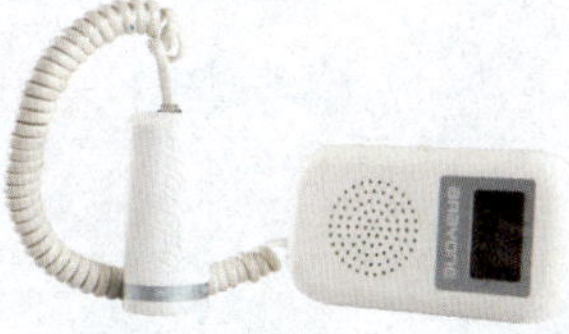

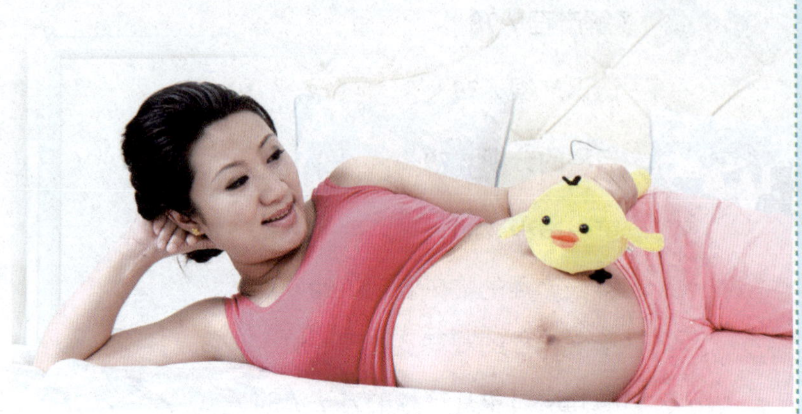

Part 3 月子篇 正确调理，健康美丽一辈子

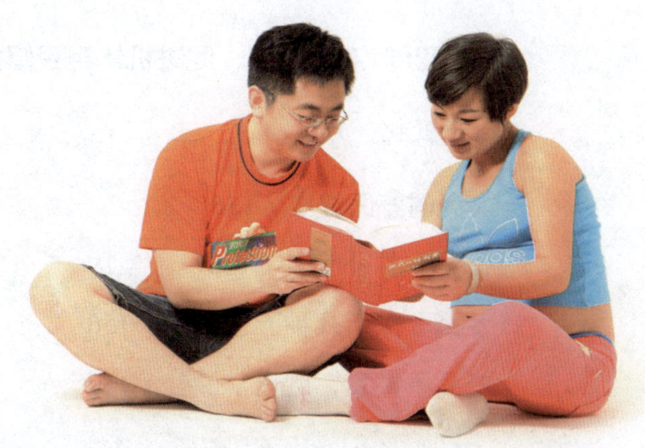

Part 1

临产篇

做好准备，迎接天使的到来

对于女性而言，分娩犹如瓜熟蒂落，是正常的生理现象。面对分娩这一人生大事，准妈妈们的心情总是喜忧参半，既有迎接新生命的兴奋，又有面对分娩之痛的惶恐。鉴于此，只有提前做好临产的各项准备，准爸爸和准妈妈才会满怀喜悦且充满信心地迎接“天使”的顺利到来。

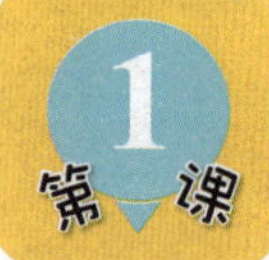

第1课 临产前的饮食准备

准妈妈在产前应该吃什么，怎么吃？这是每位准妈妈及其家人都非常关心的问题。事实上，分娩就如同一次重体力劳动，准妈妈必须有足够的热量供给，才能有良好的体力将宝宝顺利娩出。所以，准妈妈及其家人一定要重视产前的饮食安排。

妈妈留言板

准妈妈产前的进食原则

准妈妈在分娩时要消耗大量的能量，如果产前能量储备不足，就很可能造成产时乏力，产程延长，甚至导致难产，而且对新妈妈的产后恢复也十分不利。此外，产后初期乳汁的产生也有赖于母体营养的储备，所以准妈妈在产前应适当进食。

为了能保证分娩顺利进行，准妈妈要吃饱、吃好

有时由于阵阵发作的宫缩疼痛，影响了准妈妈的胃口，往往会令准妈妈食欲缺乏，还会出现恶心的现象。尽管如此，准妈妈也不能不吃或少吃，否则分娩时会因胃中缺食而乏力，导致产程延长。因此，准妈妈切不可因为匆忙或恐惧而忽略产前的饮食进补，应尽量多吃些营养丰富又易于消化的食物，为顺利分娩提供最基本的保障。

饮食以富含碳水化合物、蛋白质、维生素且易消化为佳

毫不夸张地说，分娩是一场重体力劳动，会消耗大量体能，这就要求准妈妈在产前要补充充足的能量，而这些能量要以富含碳水化合物、蛋白质、维生素且易于消化的食物为主。大体来说，准妈妈可以根据自己的喜好，选择面汤、蛋糕、稀饭、肉粥、牛奶、鸡蛋、豆制品、猪排骨、藕粉、苹果、南瓜、胡萝卜、菠菜、紫菜、果汁等食物。

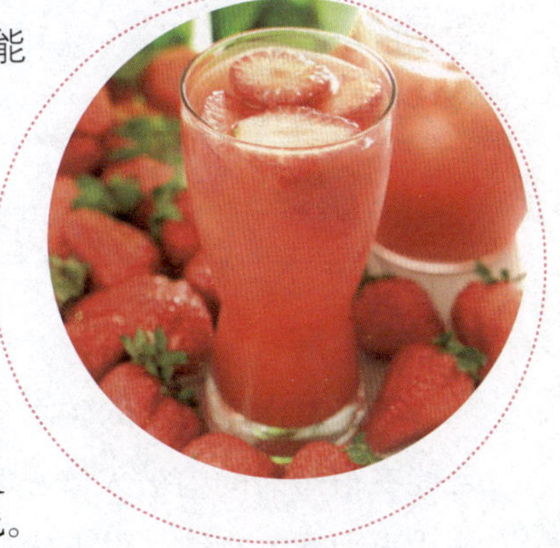

自然分娩的准妈妈在产前喝些果汁，有利于补充能量，顺利分娩。

专家告诉你

在产前，准妈妈应进食具有利窍滑胎作用的食物，如冬葵叶、苋菜、马齿苋、牛乳、蜂蜜、慈姑、兔脑等。这些食物对于促进分娩、缩短产程、减少产痛有一定的积极作用。

巧克力是最佳“助产大力士”

准妈妈在产前一定要多多补充些热量，以保证生产时有足够的力量促使子宫口尽快开大，顺利分娩。

准妈妈在产前，由于宫缩的频繁发生，导致身体十分不舒服且心情紧张，食欲不振。鉴于此，有些地方按照传统的习俗让准妈妈在产前喝人参汤。但是，现代临床实验表明，准妈妈吃人参或喝人参汤，需要经过较长的时间才能被身体逐渐消化吸收，根本无法快速使准妈妈在分娩前增长力气，而且效果也不太理想。

那么，产前理想的助产食品是什么呢？当前很多营养学专家和医生都推荐巧克力，认为它可以充当“助产大力士”，并将它誉为“分娩佳品”。

巧克力的营养成分

经过科学测定，巧克力富含多种营养成分，每100克巧克力中就含有50克左右的碳水化合物，30克左右的脂肪，15克左右的蛋白质。此外，还含有一定量的维生素B_2、锌、铁和钙等。而且巧克力被吸收和利用的速度是鸡蛋的5倍、脂肪的3倍。

产前进食巧克力的理由

⊙营养丰富

巧克力含有大量的碳水化合物，而且能在很短时间内被人体吸收和利用，产生出大量的热能，供人体消耗。

⊙体积小，发热多，食用方便

巧克力不仅体积小，发热多，而且香甜可口，吃起来也非常方便。准妈妈只要在产前吃上一两块，就可以在分娩过程中产生非常多的热量。

专家告诉你

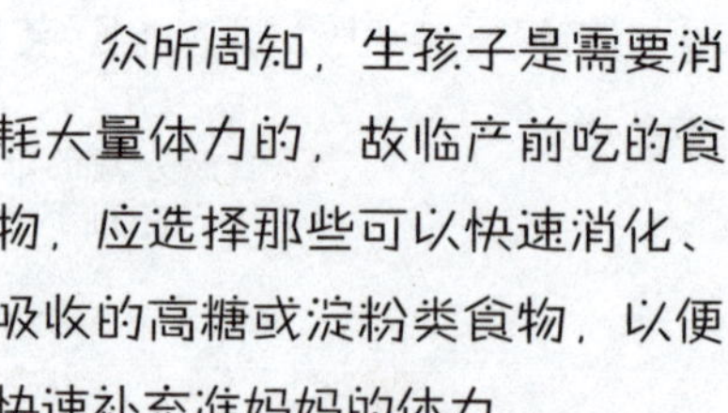

众所周知，生孩子是需要消耗大量体力的，故临产前吃的食物，应选择那些可以快速消化、吸收的高糖或淀粉类食物，以便快速补充准妈妈的体力。

但是，临产前不宜吃油腻、蛋白质过多且需花太久时间消化的食物。

剖宫产前不能吃什么

何为剖宫产

在了解剖宫产前不能吃的东西之前，我们先来了解下什么是剖宫产。

所谓剖宫产，就是指医生剖开准妈妈的腹壁及子宫，取出胎宝宝的一种生产方式。剖宫产是一个十分重要的手术助产方法，不过，由于其是一项手术，而且关系到母婴的安全问题，因此说，做剖宫产的准妈妈一定要多加留意，下面就来看看剖宫产前不能吃什么。

剖宫产前后的饮食禁忌

剖宫产会在手术及恢复过程中流血，鉴于此，进行剖宫产的准妈妈在术前不宜滥用高级滋补品，如高丽参、洋参以及鱿鱼等食品。因为参类具有强心、兴奋的作用，而鱿鱼体内则含有非常丰富的有机酸物质——EPA，它能抑制血小板凝集，不利于术后止血与创口愈合。

此外，剖宫产术后不久的新妈妈，不要过早地进食具有显著滋补功效的药膳汤食。

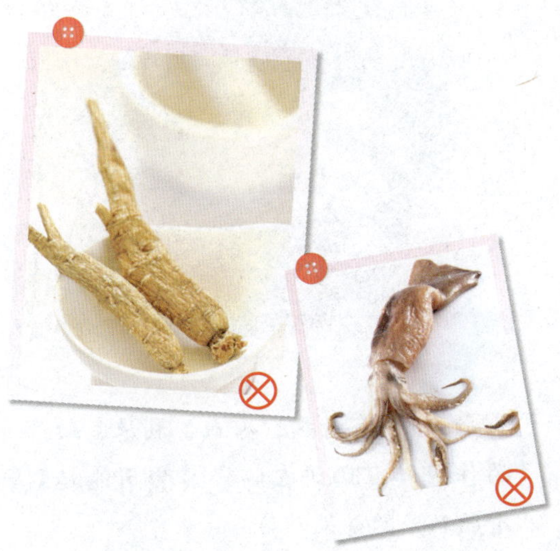

专家告诉你

剖宫产术后6小时内严禁进食。经过剖宫产手术后，新妈妈的肠道功能会受到一定的抑制，进而导致肠蠕动减慢，肠腔内有积气，最终造成术后的腹胀感。待6小时后，可以吃一些排气类食物，如萝卜汤，从而增强肠蠕动，促进排气，缓解腹胀，使大小便得以通畅。当新妈妈排气后，饮食可由流质改为半流质，但以营养丰富且易消化的食物为主，如蛋汤、面条、烂粥等，然后依新妈妈的体质，饮食再逐渐恢复到正常。

临产前必备食谱推荐

分娩几乎会消耗光准妈妈的精力和体力，如果临产前，准妈妈食欲不佳，能量储存不足，就会给生产带来一定的麻烦。临产前，准妈妈应适量吃些营养丰富的食物，如红枣、空心菜、马齿苋等，从而为即将到来的分娩贮蓄精力。

下面是几道有助于分娩的食谱，准妈妈们可以依据喜好进行选择。

红枣炖猪肘

材料 大红枣、水发黄豆、猪肘、生姜、葱各适量。

调料 盐、冰糖、红糖各适量。

做法

1. 红枣洗净；猪肘去净毛。
2. 生姜去皮切片；葱洗净捆成小把。
3. 锅内加水烧开，入猪肘，用中火煮至血水净，捞起冲净。
4. 把猪肘放入炖盅内，加入生姜片、葱把、红枣、黄豆、冰糖、红糖、盐，入清水加盖。
5. 炖盅入蒸屉隔水炖2小时，去掉姜片、葱把即可食用。

功效 该菜品具有和胃健脾、气血两补的作用，可缓解临产阴虚气弱、乏力、口干等症，且有助于产后恢复。

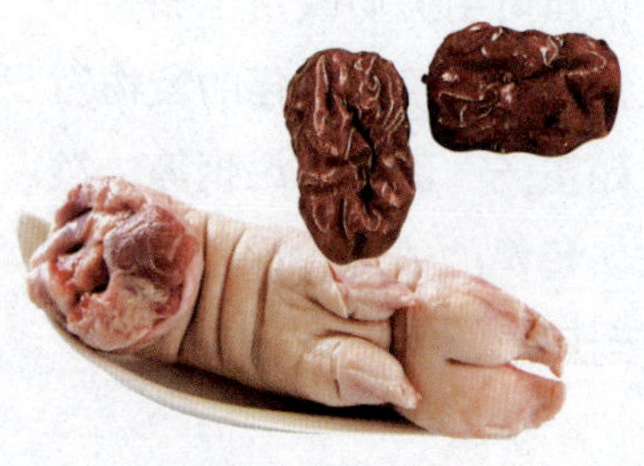

空心菜蛋黄粥

材料 空心菜200克，粳米100克，鸡蛋1个（取蛋黄）。

调料 盐少许。

做法

1. 空心菜择洗干净，切末；粳米洗净。
2. 锅置火上，入适量清水、粳米，煮至粥将成时，加入空心菜末、蛋黄、盐，续煮至粥成即可。

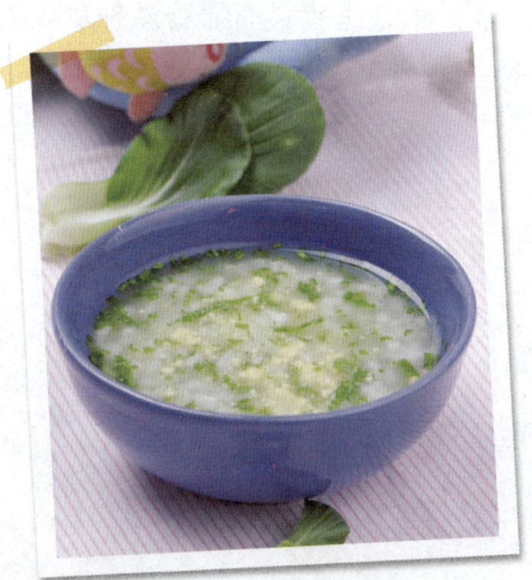

功效 该粥有清热、凉血、利尿、助产的作用。准妈妈在临产前食用能起到滑胎助产的效果。

紫苋菜粥

材料 紫苋菜250克，粳米100克。

调料 盐、猪油各适量。

做法

❶ 紫苋菜择洗干净，切成细丝。

❷ 粳米淘洗干净，放入煮锅内，加清水适量置火上烧开。

❸ 煮至粥快熟时，放入猪油、紫苋菜丝、盐稍煮即可。

功效 该粥清香爽口，具有清热止痢、顺胎助产的作用。适用于产前产后赤白痢疾、急性肠炎、宫颈炎等症，特别是临产时进食，能利窍滑胎易产，为产前保健食品。

马齿苋粥

材料 新鲜马齿苋150克，粳米100克。

调料 盐少许。

做法

❶ 马齿苋择洗净，放入开水中汆烫一下，捞出后漂去黏液，切成碎段；粳米淘洗净。

❷ 锅置火上，入清水、粳米，煮至半熟时，加入马齿苋段，续煮至粥成，加盐调味后即可食用。

功效 马齿苋有散热消肿、利肠滑胎、解毒通淋的作用；粳米有养胃的作用。该粥可健脾胃，清热凉血，利尿助产。临产前食用，滑胎易产。

莲藕炖排骨

材料 排骨、莲藕各500克，莲子200克，姜、葱各适量。

调料 盐适量。

做法

❶ 排骨剁块洗净，入沸水煮20分钟后，撇去浮沫，捞出待用；莲藕刮皮切块；莲子洗净备用。

❷ 沙锅加清水，入莲藕块煮沸，加入排骨块和莲子，改用小火炖煮，放入盐和姜、葱，炖约1小时，待骨烂肉酥即可出锅。

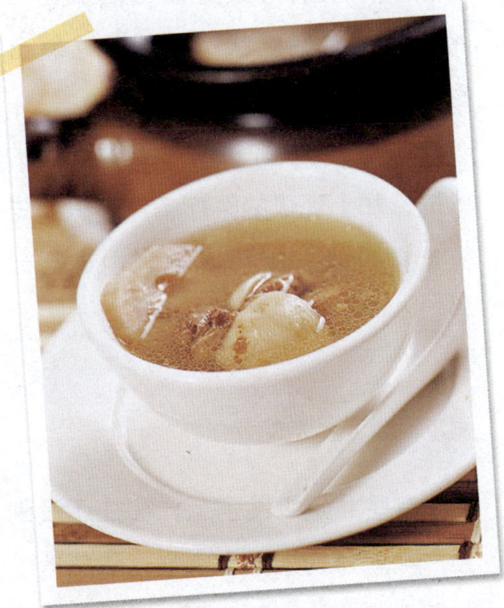

功效 莲藕含有大量的单宁酸，具有收缩血管的作用，可以用来止血；莲子有养心安神之效；排骨则可以补充体力。这三种材料搭配成菜，既可以有效止血，又可以补充体力，对临产的准妈妈非常有益。

准妈妈的临产十忌

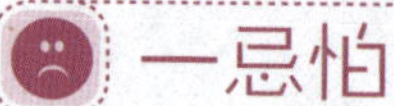

一忌怕

有些准妈妈由于缺乏常识，因此对分娩存在一定的恐惧心理。如果有了这种不良心理，不仅会影响准妈妈临产前的睡眠和饮食，还可能会对其全身的应激能力产生一定的影响，从而导致身体无法快速进入待产的“最佳状态”，而这就会影响分娩的顺利进行。

其实，分娩是一件最自然不过的事情，加上现代的医疗条件，只要进行产前检查，就可以顺利地进行分娩，准妈妈们完全不用害怕。

二忌急

有些准妈妈性子急，往往还没到预产期就急切想见到宝宝，焦急地盼望着早日分娩，到了预产期便会整日坐卧不宁，寝食难安。她们不明白预产期其实只是一个大致的时间范围，提前几天或延后几天，都是正常现象。正所谓“瓜熟蒂落”，因此没有必要着急。

三忌粗心

有些准妈妈属于大大咧咧型，结果到了妊娠末期甚至预产期都不以为然，结果临产时经常因为准备不够充分，搞得手忙脚乱。故准妈妈在临产前切勿粗心，一定要提前做好分娩准备。

四忌累

临产前，准妈妈应适当减少不必要的活动，而且一定要休息好，千万不要弄得自己太累，否则分娩时就可能会出现生产困难的情况。只有充分休息，养精蓄锐，到分娩时才能精力充沛，顺利分娩。

五忌懒

有些准妈妈害怕流产或出现其他意外，在临产前很长时间里终日卧床，很少进行活动。

事实上，临产前乃至整个孕期都应该适度活动，否则很容易出现分娩困难的情况。

六忌忧

有些准妈妈在遇到特殊事件时，就会出现忧愁、苦闷的心情，而且久久难以释怀。而这种消极的情绪对顺利分娩有一定的影响。

尤其需要指出的是，有些准妈妈由于丈夫或公婆强烈盼望生男孩，因此无形中使其产生了很大的心理压力，而这也会影响分娩。

七忌饥饿

分娩是一项重体力劳动，会消耗大量的体力。因此，准妈妈在临产前一定要吃饱、吃好，切忌什么都不吃就进入产房。

八忌远行

通常在预产期前半个月，准妈妈就不要再远行了，尤其是乘车或乘船远行。如果途中出现状况，是非常危险的。

九忌滥用药物

分娩是正常的生理活动，一般不需要用药，况且也没有能使准妈妈腹痛减轻的药物。因此，准妈妈及家人万不可自行其是，滥用药物；更不可随便注射催产剂，以免造成严重后果。

十忌孤独

通常情况下，准妈妈在临产前都会出现一定程度的紧张心理，这时就需要丈夫抽出时间多多陪伴妻子，并对其加以鼓励和支持。一旦丈夫没有做到，准妈妈便可能会产生孤独心理，而孤独心理对胎宝宝的生长发育不利。

鉴于此，丈夫在妻子临产前应多多陪伴妻子，亲自照顾她的饮食起居，让她感觉到你和她的心是在一起的，这样对妻子分娩会有一定的帮助。

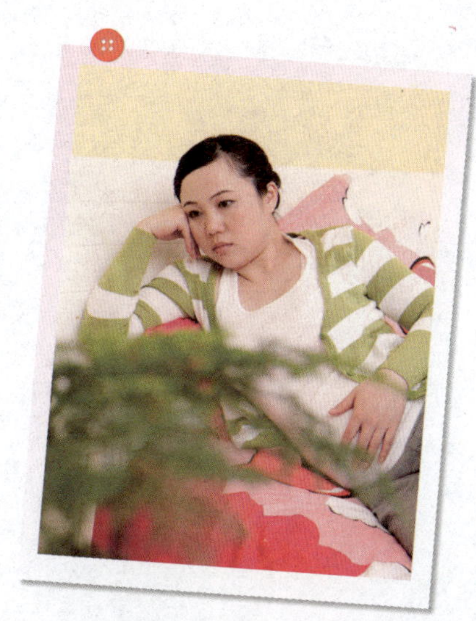

当准妈妈情绪不佳时，家人一定要多加宽慰，让其心情好起来。

第2课 临产前的物质准备

未雨绸缪，才能避免阵前慌乱。因此，在临产前，准爸爸一定要提前将准妈妈生产时和产后的物品、宝宝出生后需要的物品以及住院时所需的证件和物品全部准备妥当。

妈妈留言板

准妈妈的“生产行李箱”

通常，因为大多数准妈妈是第一次生产，因此准备工作可能做的不够充分，会遗忘一些事项。鉴于此，为了帮助准妈妈们顺利分娩，现特为准妈妈们设计了一个“生产行李箱”。

准妈妈必备的物件和财物

◎证件。例如夫妻双方的身份证、户口本、结婚证以及宝宝的准生证等。

◎检查单据。例如B超、心电图、围保本等孕期的所有检查单据。之所以带这些东西，是因为有助于医生了解准妈妈的身体、胎盘功能以及胎宝宝的宫内情况，从而提前做好应对各种突发情况的准备。

◎财物。大体来说，顺产的平均费用在2000～3000元间，而剖宫产的平均费用则在4000～5000元间。再加上押金等费用，以准备8000～10000元为宜。当然，以上只是个别地方的平均生产费用，仅供参考。各地因经济水平不同，可能生产费用也不尽相同，因此要提前了解清楚当地某医院的生产费用。此外，为了应急，去医院前可多准备些钱，并带上银行卡，以备不时之需。若有医保卡，则去时一定要带上。如果有相熟的有过生产经验的朋友，可以提前询问一下他们的生产费用，这样就比较容易把握了。

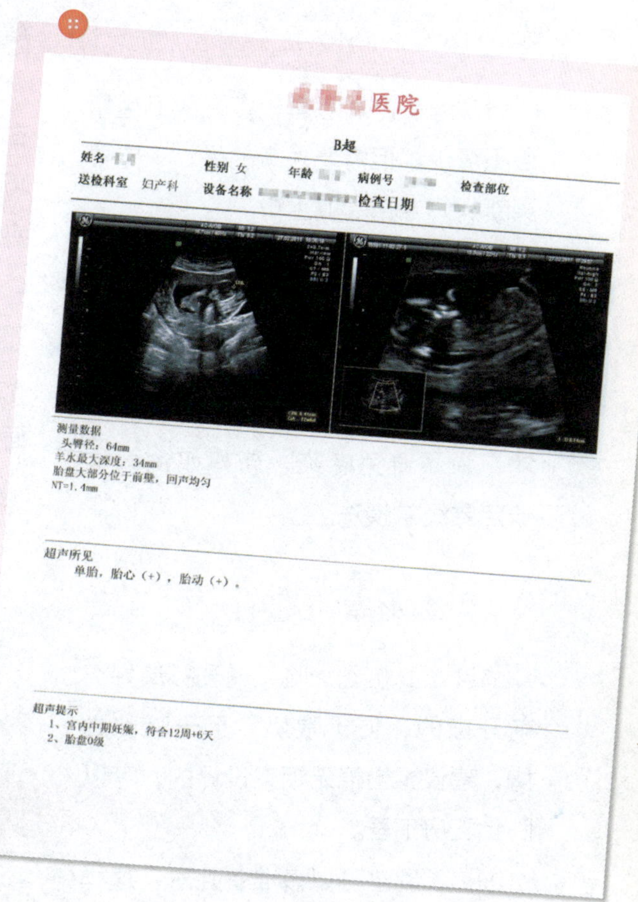
医院

B超

姓名 性别 女 年龄 病例号 检查部位

送检科室 妇产科 设备名称 检查日期

测量数据

头臀径：64mm

羊水最大深度：34mm

胎盘大部分位于前壁，回声均匀

NT=1.4mm

超声所见

单胎，胎心（+），胎动（+）。

超声提示

1、宫内中期妊娠，符合12周+6天

2、胎盘0级

住院时一定要带上B超单，这对医生了解准妈妈及胎宝宝的状况十分有用。

准妈妈必备的生活用品

◎洗漱用品。例如牙膏、牙刷、脸盆、毛巾、水杯等。

◎吸管。多准备些吸管，便于饮水用。

◎衣服和帽子。提前带上这些东西，便于出院时穿戴。

◎拖鞋。一定要选一双舒服合脚的拖鞋，便于生产后穿用。

◎收腹带。对于剖宫产的准妈妈来说，准备一条收腹带，可以帮助收缩腹部，这样可以减轻伤口疼痛。

准妈妈必备的卫生用品

◎卫生巾。产后恶露较多，故卫生巾必不可少。但需要注意的是，一定要买新妈妈专用的卫生巾。

◎内裤。对于新妈妈来说，由于产后分泌较多的血性分泌物（即恶露）极易将内裤弄脏，因此，最好多带几条透气性好的纯棉内裤。另外，为了避免感染，新妈妈的内裤一定要经常换洗。

准妈妈必备的哺乳用品

◎哺乳衫或哺乳文胸。哺乳衫最好买前开襟的，便于喂奶；至于哺乳文胸，建议买全棉无钢架设计的，可以防止乳房下垂。

◎乳垫。乳垫可以多准备几对，这样方便经常换洗。此外，乳垫还可以用来吸收溢出的乳汁。

◎消毒湿巾。每次喂养母乳前后，都要用不含酒精的消毒湿巾清洁乳房、乳头，这样既有利于预防乳腺方面的病症，还可以防止宝宝吃入不洁的东西。

◎吸乳器。准备一个吸乳器，可以吸出多余的乳汁，减轻乳房胀痛。

准妈妈必备的营养品

◎水。在分娩前的宫缩间隙，多给准妈妈喂些水，这样可以稍微缓解其疼痛，并让其保持一定的体力。

◎巧克力。可以在分娩前吃，最好是在宫口全部打开前食用。分娩前食用巧克力，可以迅速补充能量，保证准妈妈分娩时有足够的体力。

◎红糖水。分娩后，最好给新妈妈立即喝一杯红糖水，以助其恢复体力。

◎流质食物。可给新妈妈准备些粥、面条或汤，这样可助其早点下奶。

临产前吃些香粥，有利于产后早日下奶。

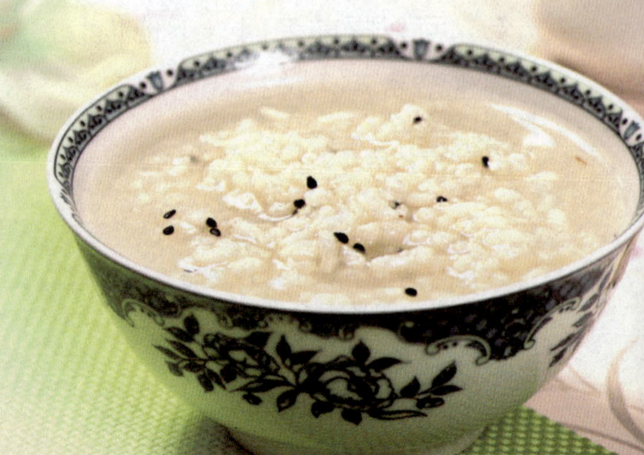

准爸爸的备用品

大多数人都知道，准爸爸在产前要给准妈妈和宝宝准备其所需的一切物品。但是，很少有人知道，其实准爸爸在这个时候也应当为自己准备一些住院期间必须的物品。那么，需要准备哪些物品呢？我们来看看。

消遣物品

在产前，准爸爸应该提前准备一些妻子喜欢的书籍、歌曲或游戏，从而在妻子分娩前或分娩后提供给妻子，以让其放松心情，消磨时间。当然，产后住院期间，准爸爸也可以在妻子睡眠时用其打发无聊的时间。

DV和照相机

所有人都明白产前带DV和照相机的用途，那就是准爸爸可以用这些东西记录准妈妈临产前的状态及被推出产房那一刻和第一次看到宝宝的情景，将此作为日后的留念。当然，还可以将其提供给亲朋观看。

凳子和一次性纸杯

生孩子是所有亲朋最为关心的大事之一，因此住院期间必然会有很多人来探望，这时就该凳子上场了。当然，一次性纸杯也要记得带上，这样可以便于给前来探望的亲朋们倒水喝。除此之外，准爸爸最好带上一张行军床，以便于自己在照顾妻子之余可以有地方休息。

专家告诉你

对于准爸爸来说，在妻子分娩前一个月，要对妻子更加关心，更加呵护，总之要照顾好妻子。另外，在这个时候，建议准爸爸最好不要出差或出远门，如果实在迫不得已，则一定要安排人照顾好妻子，特别是夜里，一定要有人陪伴她。需要特别强调的是，准爸爸最好提前将住院所需的物品放在一个手提袋里，这样方便发生急产等情况时立马出发，以免临时准备引起慌乱。

分娩前要准备的宝宝物品

经过十月怀胎，腹中的小生命马上就要跟父母见面了。对于准妈妈和准爸爸来说，预产期日渐临近，肯定每天都在想胎宝宝出生后的模样，不过，想归想，千万不要忘记准备宝宝的生活用品啊！面对各种各样的宝宝物品，准爸爸和准妈妈难免会遗漏一二。鉴于此，现将复杂的宝宝物品清单梳理一遍，让您在购买新生儿用品时不再犯愁。

衣褥

◎衣服。多买几套，以棉质衣服为佳。

◎婴儿床（含蚊帐）。1张，以可以睡到3岁者为佳。

◎婴儿推车。1辆，以买质量佳、保护措施好的为宜。

◎小棉褥子。棉褥子不可过大，适合包裹宝宝就行。

◎尿布。现如今，很多父母用纸尿裤代替了过去的尿布给宝宝使用。其实，将以前的旧衣服消毒干净后做成宝宝的小尿布，也是一个不错的选择。

◎小肚兜。做一个全棉的小肚兜，可以起到保暖、保护肌肤的作用。

奶粉及用具

◎奶粉、奶瓶。对于因为某些原因，如肝炎、贫血、肺结核等不能进行母乳喂养的妈妈来说，不得不给宝宝进行人工喂养，这就需要提前预备好奶瓶、奶粉以及奶嘴。

◎软头小勺。对于那些母乳偏少的新妈妈们来说，如果没有母乳喂养的禁忌证，建议不要用奶瓶喂食宝宝，因为奶瓶吸吮不费力，宝宝吃后就不再想费力地吸吮妈妈的乳头了。所以，最好用婴儿专用的软头勺替代奶瓶给宝宝喂食。

护理品

◎护臀霜。用于预防宝宝出现尿布湿疹。

◎洗护用品。例如爽身粉、洗发液、沐浴液、润肤油，这些可以起到清洁、保护和滋润宝宝皮肤的作用。

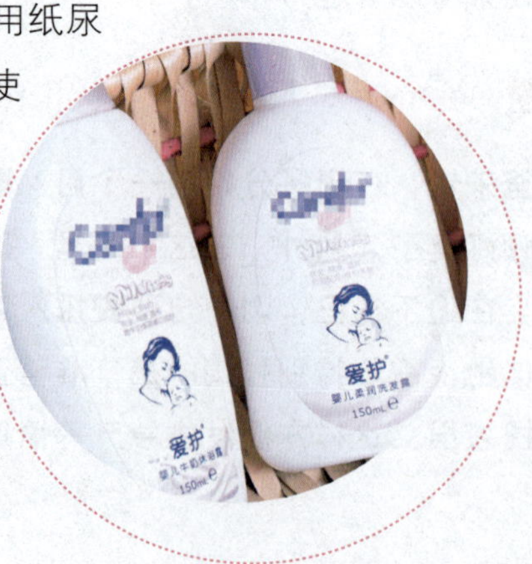

宝宝的沐浴液一定要买正规产品，以免对宝宝造成伤害。

入院要点要牢记

凡事预则立，不预则废。准妈妈入院也是如此。有些准妈妈和准爸爸不清楚入院要点，结果待突然分娩时慌乱不已，不是打不到车，就是找不到医院入口，搞得非常狼狈。鉴于此，提前了解入院要点很有必要。

提前检查入院用品

进入临产期时，一定要提前整理好入院的所有物品，检查一下入院物品是否带齐，为分娩时住院做好准备。临产复诊后可以直接住院，也可以直接入院待产，届时将准备好的入院物品带到医院。

提前确认产院及其位置

为了防止阵痛突然出现时却不知该去哪家医院的情况发生，准妈妈和准爸爸必须提前确定在哪家医院进行生产，详细地了解医院的位置，并将去医院的具体路线记清楚，写在本上，这样可以防止发生紧急情况时找不到医院而耽误时间。

提前联系好出租车

如果没有私家车，要提前联系好出租车或牢记叫车电话，以避免发生紧急情况时打不到车。另外，不要只联系一位出租车司机，而要多联系几位出租车司机，将其电话记下来。如果阵痛发生时正赶上准妈妈独自一人在家，则可以将记录去往医院线路的本交给司机，让司机直接开到医院。

提前确定产院的紧急入口

许多人在慌乱时会失去方向感，尤其是突然发生阵痛或分娩的紧急时刻，因此一定要提前将产院的紧急入口、急诊室以及挂号室的位置弄清楚。

专家告诉你

准爸爸和准妈妈必须提前了解从家到医院的路是否全天都畅通无阻，在交通高峰期从家到医院大约需要多久，等等。这些问题搞清楚后，还要寻找一条备用路，以便当道路堵塞时能有另外一条路让你尽快赶到医院。

准爸爸必须提前做好的“家务活”

对于准爸爸来说，在做好准妈妈入院物品采购的同时，还要为准妈妈和小宝宝准备好出院的居所和衣物。

清扫布置房间

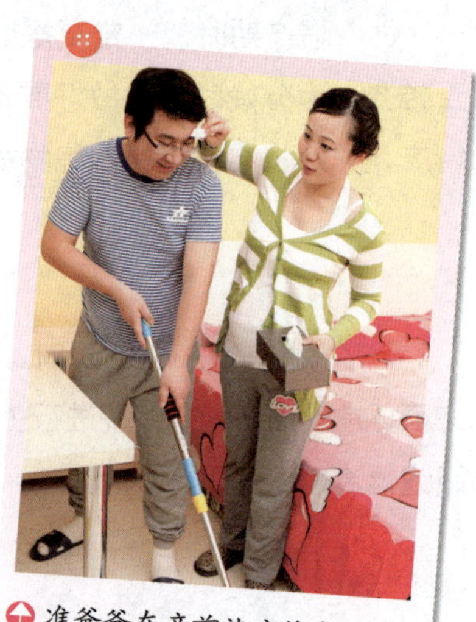

准爸爸在产前就应将妻子和宝宝的房间清扫布置好！

准爸爸在产前就应把屋子收拾好，以使妻子可以愉快、放心、顺利地度过产假期，让小宝宝生活在一个安全、干净、舒适的环境里。对于准爸爸来说，只要确定了妻子坐月子时待的房间，就要进行彻底的清扫和精心的布置。如果需要装修，则一定要用环保涂料，而且涂料的颜色要明快一些，以便让妻子心情舒畅。如果不需要装修，那也应当细致地将墙面清扫一遍，最好再贴上几张喜庆的风景画或娃娃相片。此外，还要注意房间的采光、通风、温度、湿度等，最好提前将空调、加湿器等安装好。在布置妻子和小宝宝的房间时，要尽可能将妻子和小宝宝安排在采光、通风条件好的位置。如果房间少，无法专门为妻子和小宝宝单独提供一间屋子，也可以用家具为他们隔出一个相对独立的空间，以便减少外界的干扰。此外，还要为将来照顾宝宝的长辈或月嫂提供休息的屋子。

拆洗被褥、衣服

妻子在临产前已经行动不便，准爸爸应主动将家里的被褥、床单、枕巾、枕头套拆洗干净，并在阳光下进行暴晒，以达到消毒的效果。至于妻子坐月子时所穿的衣服，准爸爸应在其临产前洗净、晒干后放好。

需提前入院待产的情况

通常，当准妈妈出现有规律的宫缩后，才入院待产。但是，如果经过全面、详细的产前检查，发现准妈妈存在下面的一种或多种情况，就必须提前入院待产。

现有症状或疾病

◎突然出现头痛、胸闷或惊厥。

◎胎膜早破。

◎血压高于130/90毫米汞柱，且有蛋白尿和浮肿。

◎合并有重度妊娠高血压综合征，突然发生胎心、胎动异常，或产前出血等情况。

◎骨盆狭窄或胎位不正（如横位、臀位等）、畸形，或产道异常。

◎多胎妊娠且有早产迹象。

◎未满20周岁的初产妇。

◎已经超过35岁的初产妇。

◎需要强调的是，事先已经决定进行剖宫产的准妈妈，应在预产期前1~2周住院。

◎无痛性阴道流血，或前置胎盘即使不出血也应提早住院。

◎妊娠过期，应在41周时入院。

◎患有严重的疾病（如心、肾、肺、肝和血管病变）或急性传染病。

既往病史

◎曾做过腹部手术。

◎发生多次早产或子宫内死胎。

◎有过产后大出血或胎盘滞留史。

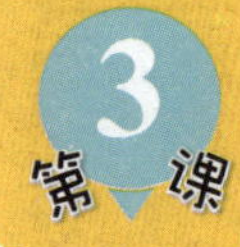

临产前的心理准备

许多准妈妈对于分娩的过程缺乏了解，难以想象那么大的胎宝宝是如何生下来的。再加上某些关于分娩过程夸大其词的传闻，结果使得大多数初产妇对分娩惶恐不安。鉴于此，准妈妈最好在临产前做好一定的心理准备。

妈妈留言板

放松心情，准备分娩

常言道："十月怀胎，一朝分娩。"可见，分娩是妊娠生理过程的必然结果。因此，准妈妈要以轻松、愉快的心情为迎接分娩做好心理准备。

充分相信医院、医生，树立分娩信心

对于准妈妈而言，在医院里分娩，基本上不会有生命危险。即使在分娩时发生意外情况，拥有专业知识和技能的医生也会马上采取措施，加以解决。因此，准妈妈在产前的多种顾虑是根本没有必要的。

消除紧张心理

准妈妈在临产前多少会有些紧张、不安。面对这种情况，准妈妈的家人一定要在产前对准妈妈进行开导、安慰，让准妈妈以一颗平静安然的心进入医院。如果产前准备工作不充分，准妈妈怀着一颗忐忑的心入院待产，则极易导致其紧张，甚至产生恐惧感。反之，产前准备做得周到、细致，准妈妈安心地进入医院，平静地待产，对稳定临产时的情绪、防止其精神过度紧张非常有益。

提前学习分娩常识

克服对分娩的恐惧心理，最好的办法莫过于让准妈妈自己了解分娩的整个过程以及可能出现的各种情况。了解了分娩的整个过程后，准妈妈就可以预知分娩的每一个过程，当然也就会从分娩开始泰然处之，主动地去稳定自己的情绪，从而顺利地产下宝宝。

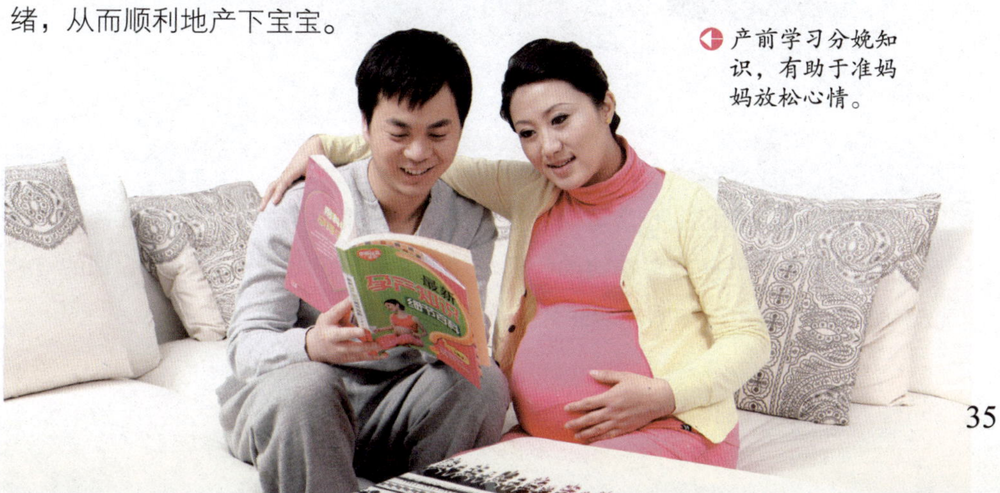

产前学习分娩知识，有助于准妈妈放松心情。

放下负担，轻松生产

丈夫要守护在准妈妈身边

大多数准妈妈临产时都迫切希望丈夫或家人守护在自己的身边，而丈夫及家人也应该做好心理准备，守护在准妈妈的身边。

当准妈妈阵痛开始时，不要惊慌失措，不要在分娩的关键时期给准妈妈增加不安和不必要的担忧。

母亲和婆婆应以过来人的经验给予安慰

作为母亲或婆婆，应该采用现身说法的方法帮助准妈妈解除精神和心理上的负担，从而给准妈妈创造一个安静轻松的临产环境，以保证她能安心地待产。

如果准妈妈了解到家人及医生为自己做的大量的工作，并且对意外情况也有所考虑，那么，她的心中就会有一种踏实的感觉。这样一来，准妈妈就可以放下沉重的思想负担，轻松地面对分娩这一人生大事。

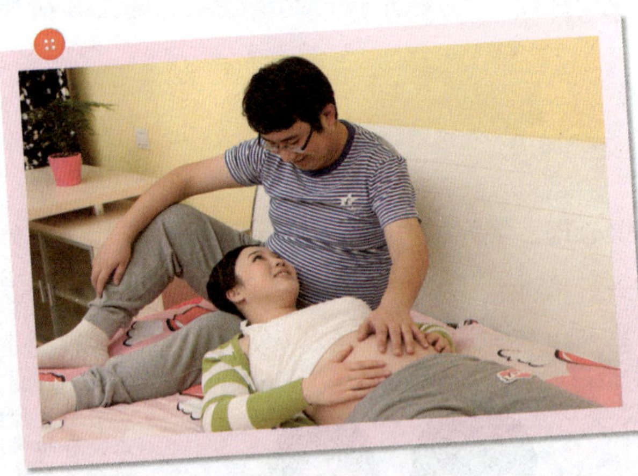

临产前，准爸爸应尽量陪伴在准妈妈身边，这会让准妈妈有一个安定的心理状态，有利于顺利分娩。

 专家告诉你 

在产前保持积极的心态可以为准妈妈顺利分娩保驾护航，所以准妈妈可以有意识地学习一些舒解情绪的心理学知识，让自己掌握几种调节心理的方法。如果准爸爸也能陪同一起研究，则效果会更好！

顺产体操勤练习

练习顺产体操有助于准妈妈安定情绪，平静心态。丈夫是妻子最亲近的人，也可以跟妻子一起做顺产体操，这样既可以增强夫妻间的感情，又能使准妈妈有一个好心情。找一个安静的地方，来练习顺产体操吧！

做顺产体操前的准备

⊙穿上适当的衣服和鞋

准妈妈可以选择休闲一点儿的运动装，这样能自由地运动，尽量不要选择勒住腹部的衣服；穿上支撑良好的胸罩，甚至可以穿上两个胸罩，尽量将乳房的运动减到最低；做操时可以赤脚或穿上软的运动鞋，可以支撑脚踝，不要穿袜子，以免打滑。

⊙做操前吃一点儿食物

在做操前3小时左右，吃些以碳水化合物为主的主食，如面条、米饭、全麦面包、窝窝头等。如果空腹运动，在运动过程中会出现眩晕。准妈妈也要尽量避免进食之后马上运动，这样易导致胃疼。所以，最佳的方法是运动前吃一点儿食物，运动之后吃点儿香蕉补充体力。

⊙准备合适的辅助器材

选择一面墙，就近放一张稳固的高背椅子，以便准妈妈在做高姿运动时用作支撑。根据顺产操动作种类的不同，可以准备毛巾、垫子等辅助器材。

⊙以柔和的音乐为背景

准妈妈可挑选自己喜欢的歌曲作为背景音乐，但要注意尽量选择曲调柔和、节奏适中的。音乐节奏适中有助于保持运动的平缓。如果音乐的节奏太快，很容易造成关节和肌肉损伤。

⊙注意及时补水

准爸爸在身边放一杯水，以便准妈妈在运动过程中能及时补充水分，防止脱水。运动结束，稍事休息后可以多喝点儿水。

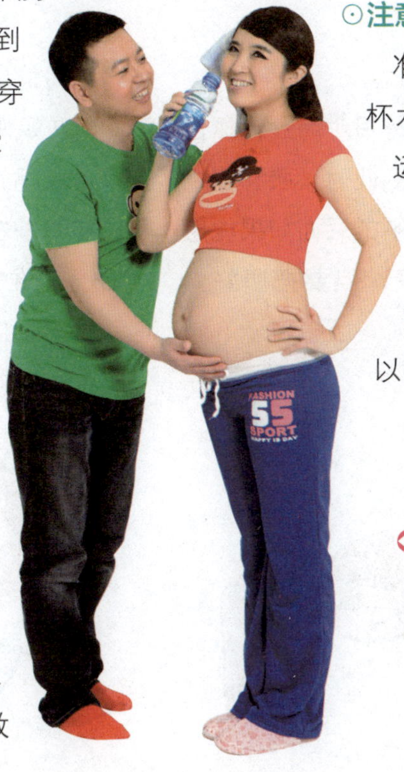

练体操前，准爸爸千万别忘记准备水，因为准妈妈需要在运动过程中及时补充水分。

顺产体操的做法

⊙旋转胳膊

准妈妈与准爸爸相对而立，双手合十，向相同方向旋转。

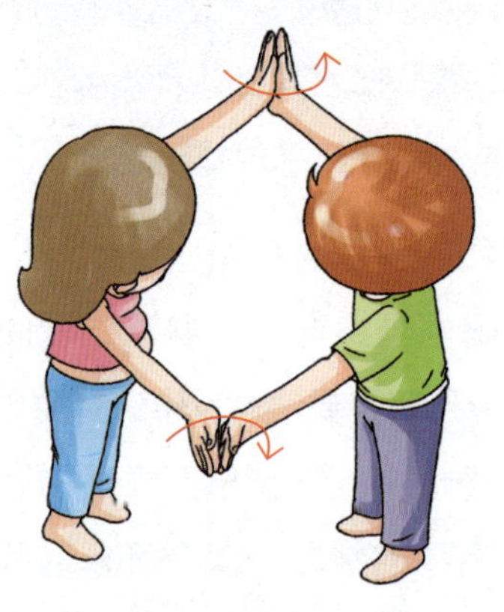

⊙对立拉扯呈坐势

准妈妈与准爸爸相对而立，慢慢地双脚分开与肩同宽。双方互相抓住双手，使距离保持在可以伸直双臂的位置。使劲拉扯双臂，维持坐势15秒。相同动作重复6次。

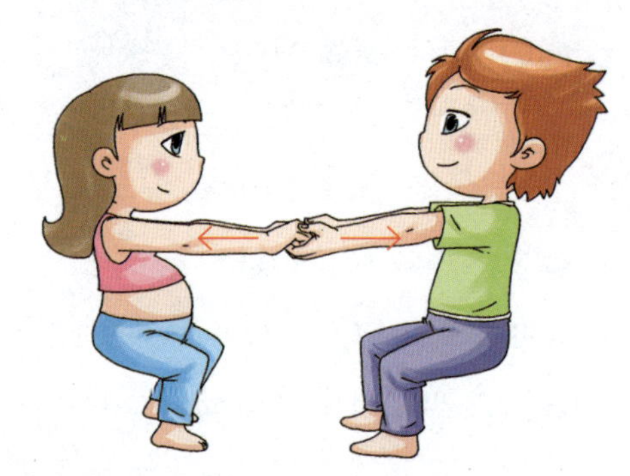

⊙互抓肩膀

准妈妈与准爸爸相对而立，抓住对方肩膀之后弯腰。此时，腰和腿之间尽量维持90度。腿的后面如果能感觉到拉扯感则更好，但要把握好力度，不要勉强。

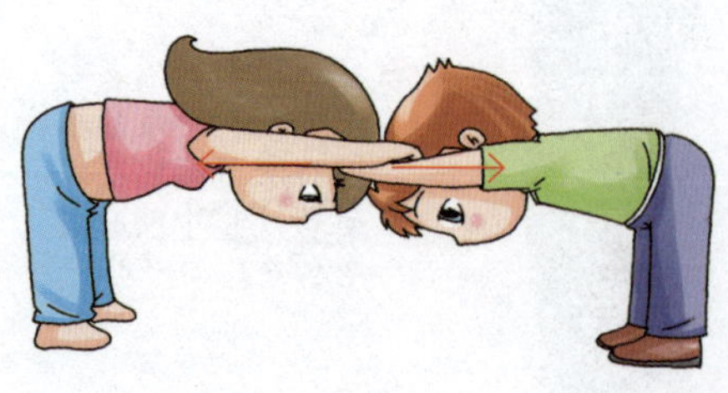

⊙肋骨伸展

准妈妈与准爸爸单脚相对并列站好，准妈妈左手拉准爸爸右手，右手拉准爸爸左手，然后左手下压，右手抬高。准爸爸的手要配合准妈妈的手做出相应动作。两人慢慢屈膝的同时，身体向外侧拉扯。

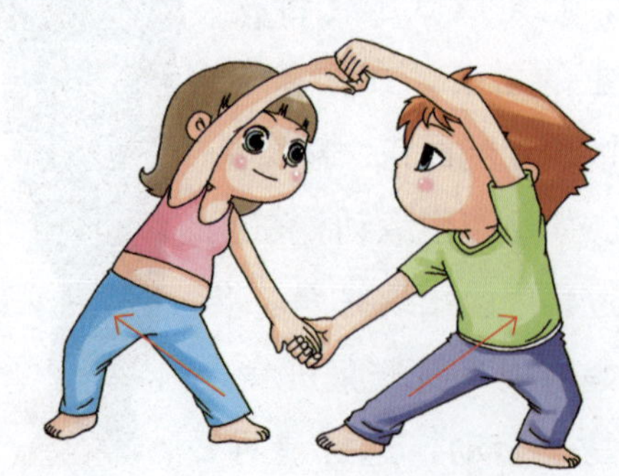

⊙腰部运动

准妈妈与准爸爸背对背站立，中间间隔约30厘米，扭腰相对而视，手掌相合，两侧可以交替进行。

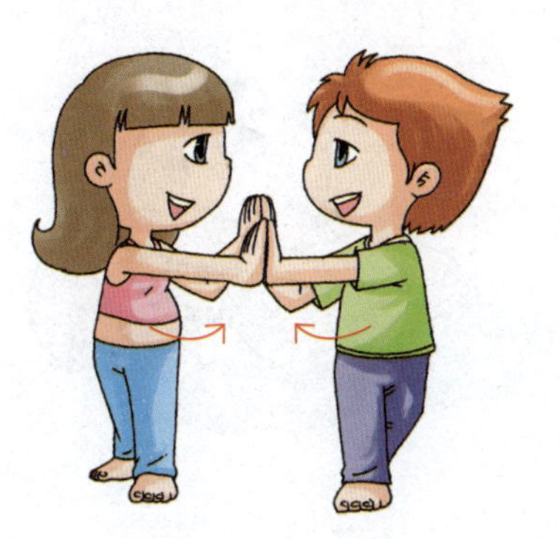

⊙旋转背部和胳膊

准妈妈与准爸爸背靠背站直，伸直双臂成直线，双手合十。身体向同一侧弯曲，提升一侧的胳膊和背部，视线跟着胳膊走。

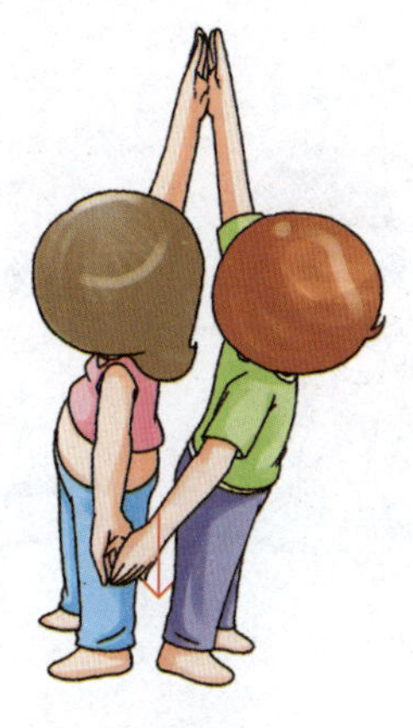

⊙上抬膝盖

准妈妈的一只手抓住准爸爸的手，膝盖尽量努力向上抬。

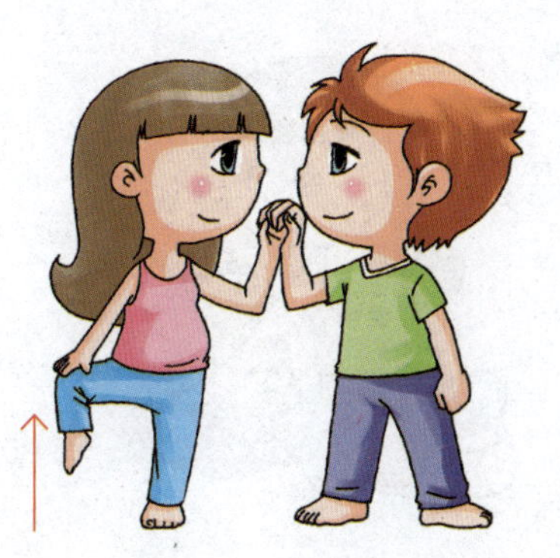

⊙扩张盆骨训练

准妈妈与准爸爸双方互跨肘部，双腿分开与肩同宽，背靠背。慢慢屈膝的同时，背靠背地像坐在椅子上一样半蹲，不要向任何一侧倾斜。

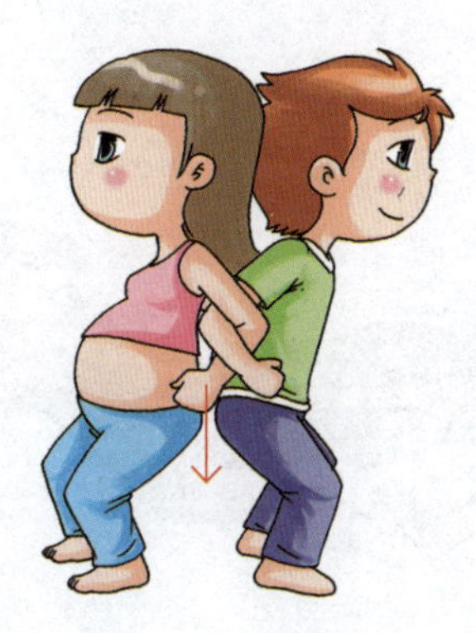

⊙并排蝴蝶姿势

准妈妈与准爸爸并列成一条直线而坐，各自将自己的脚掌相贴而放，成蝴蝶姿势后，膝盖上下晃动，刺激骨关节。

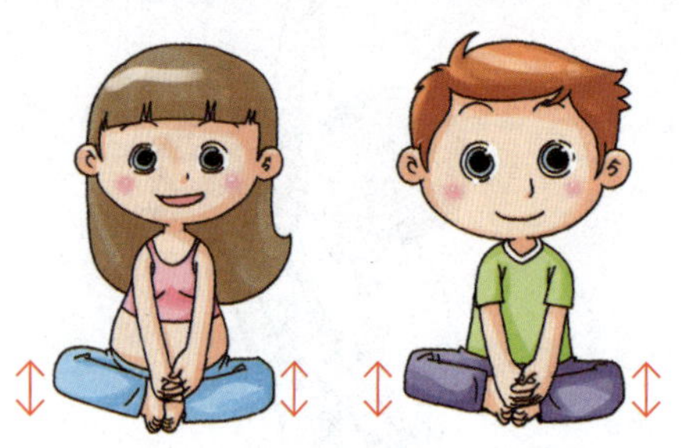

⊙拉伸后背和胸部

准妈妈与准爸爸背靠背坐着，准妈妈将双臂举过头顶，背靠在准爸爸的身上。此时，准爸爸抓住准妈妈的双手，身体慢慢前倾，来缓解准妈妈的胸部压力。

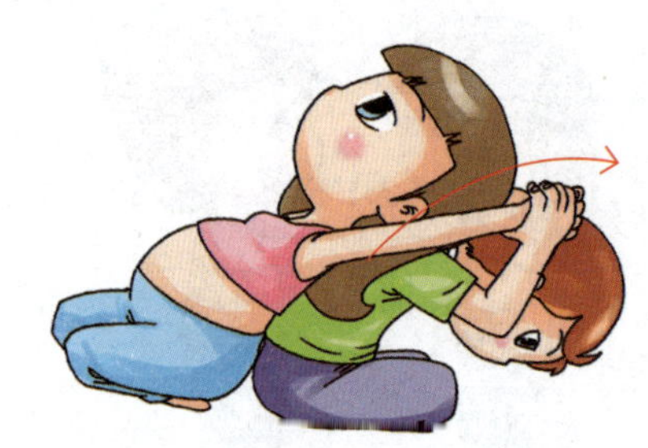

⊙对视伸展运动

平坐于地上，将双腿分开，丈夫的脚掌抵住妻子的脚掌。夫妻两人拉住对方的手，慢慢地将对方向自己方向拉扯。按照抓手—手腕—肘部—肩膀的顺序重复6次。

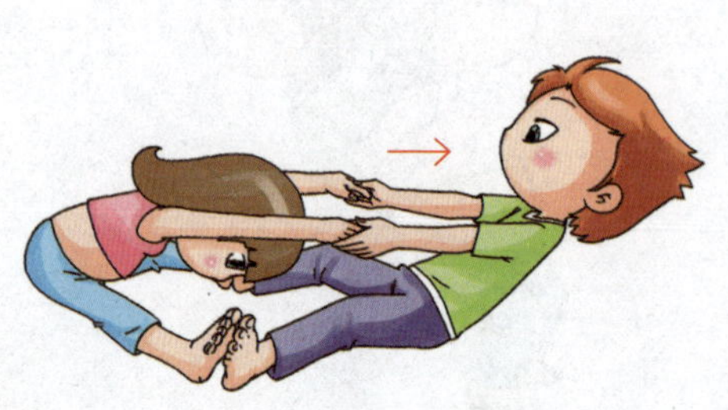

⊙活动后背和腰

准妈妈与准爸爸背靠背坐直。准爸爸保持坐姿不动，准妈妈向左侧扭，将右手放在自己的膝盖上，然后将左手放到准爸爸的膝盖上。返回的同时，双手恢复原来的姿势。

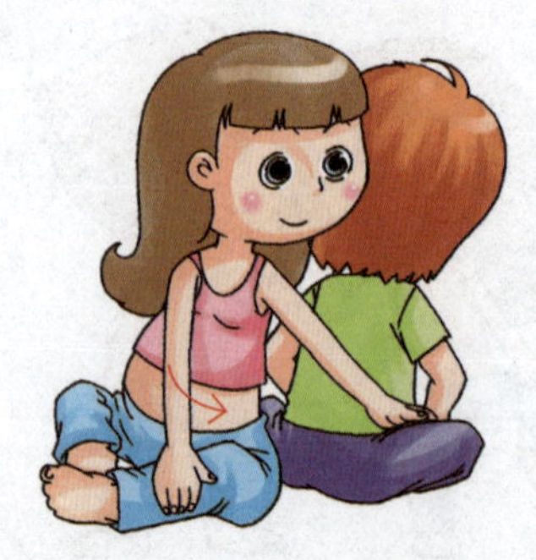

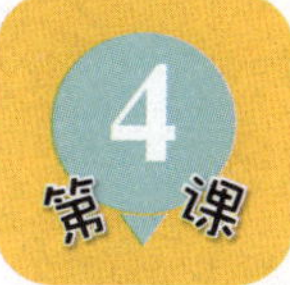

调理产前身体不适

随着预产期的临近，准妈妈们或多或少都会有一些身体不适，例如腿抽筋、尿频、呼吸急促、四肢水肿等。面对各种各样的身体不适症状，准妈妈们应该掌握一些调理措施，以帮助身体应对这些不适，从而健康、安心地分娩。

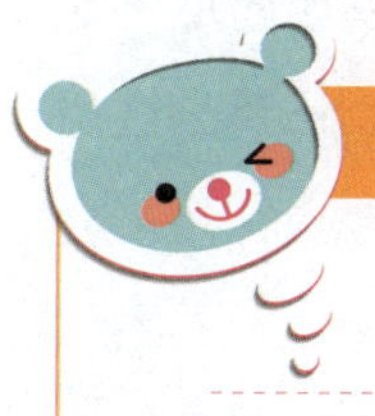

妈妈留言板

尿频

准妈妈尿频的原因

到了孕晚期，胎宝宝的头部会逐渐下降到骨盆里，膀胱受到子宫的挤压，会使得准妈妈去洗手间的次数明显增加。

白天，准妈妈站立或坐着时，增大的子宫会压迫腹腔内的大血管，使下肢静脉回流受阻，肾血流减少，导致白天尿量相对减少。夜间卧床，减轻了子宫对下腔静脉的压迫，增加了肾血流量，导致夜尿增加，这是妊娠期一种很正常的生理现象。

引起尿频的疾病

每个准妈妈的尿频情况不一样。除了正常的子宫压迫外，还有一些疾病也会引起尿频现象，如妊娠糖尿病、泌尿系统感染等。

但是，如果出现多渴、多饮、多尿的“三多症状”，且伴有体重不增长时，就应马上就医，以确定是否患上了妊娠糖尿病。

对于多数准妈妈来说，尿频属于正常的生理现象。但是，这里也必须提醒各位准妈妈，对待尿频千万不能掉以轻心，应时刻警惕引起尿频的病理性因素，及时发现、及时治疗，如此才可确保分娩的顺利进行。

尿频的应对策略

⊙避免食用有利尿作用的食物

现代研究表明，有利尿作用的食物会增加排尿次数，准妈妈想要缓解尿频症状，应尽量避免食用或禁止食用有利尿作用的食物，例如西瓜、冬瓜、黄瓜等食物。另外，还要少饮用饮料。

⊙控制饮水

要想避免晚上总起床，则最好在临睡前1～2小时内不要喝水。很多有宝宝的女性常说，产前尿频并不全是坏事，最起码它可以提前锻炼准妈妈晚间起床，要知道这在宝宝出生后是必须要经历的过程。

⊙避免仰卧位

准妈妈休息时要注意采取侧卧位，避免仰卧位。侧卧可减轻子宫对于输尿管的压迫，防治肾盂、输尿管积存尿液而感染。

⊙使用护垫

怀孕后，尿意总是想来就来，如果准妈妈没能及时解决，就可能弄脏裤子，这可不是一般的尴尬。因此，孕晚期使用护垫，就能避免这种意外发生。但是，一定要经常更换护垫，防止细菌感染。

腿抽筋

腿抽筋的原因

在众多的孕期不适症状中，腿抽筋是让准妈妈们比较头疼的一个。

临产前，准妈妈的腿部肌肉负担日益增加，体内的钙、磷比例也不平衡，再加上平时走远路、站太久，结果导致小腿肌肉的活动过多，从而使其体内的钙入不敷出，最终引发了腿部痉挛。此外，血液循环不良和寒冷也可能引发腿部痉挛。

腿抽筋的应对策略

发生腿部痉挛后，准妈妈可以通过一定的办法加以缓解。如果抽筋发生在夜里，可采取仰卧姿势，用手拉住脚趾，尽力将小腿抬高，只要多做几次，通常会很快得以缓解。如果抽筋发生在站立时，则可以将小腿伸直，活动脚掌，这个办法很有效。

腿抽筋的预防方法

治病总是不如防病好。那么，如何才能预防发生腿抽筋呢？准妈妈们可以从以下几个方面着手解决。

⊙多吃含钙丰富的食物

准妈妈之所以发生腿抽筋，主要原因便在于身体缺钙。因为钙是维持人体神经、肌肉兴奋性正常的重要物质，人体一旦摄入不足，就极易导致小腿抽筋。鉴于此，准妈妈在日常饮食中务必要注意适量摄入含钙丰富的食物，例如牛奶、豆制品、虾皮、排骨汤等。如果缺钙严重，则可在医生的指导下服用钙片加以补充。

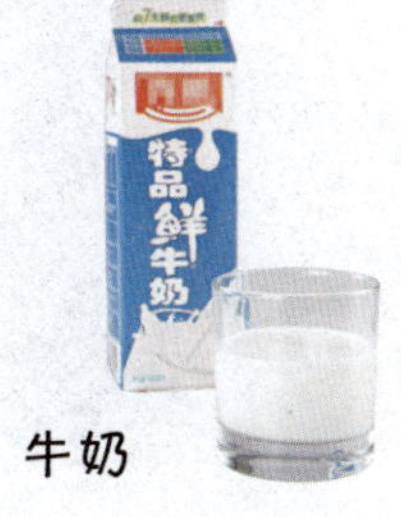

牛奶

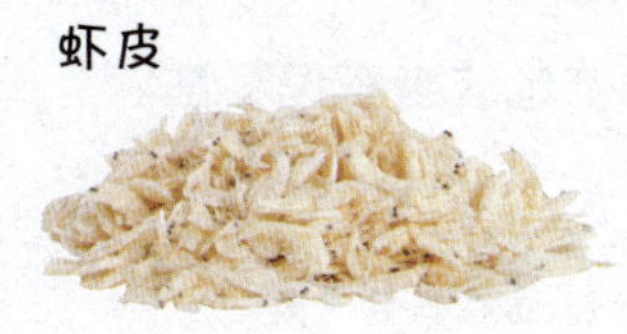
虾皮

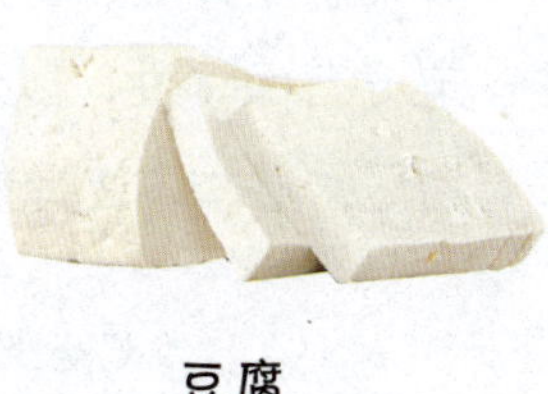
豆腐

⊙做好腿部的保暖工作

造成腿抽筋的另外一个原因就是寒冷。人体受寒会导致腿部血液循环不畅，进而引起腿抽筋。所以，准妈妈一定要做好腿部的保暖工作，特别是在冬天天气寒冷的时节，这样就可以有效减少腿抽筋的频率。尽量不要在早晨或晚上外出；睡觉时则要盖好棉被，如果这样还觉得冷，则可以将热水袋放在小腿下，以便更好地保暖。除此之外，如果准妈妈是在湿气较重的地方，则一定要做好腿部的防潮措施，因为潮湿也是导致小腿抽筋的原因之一。

⊙改善腿部的血液循环

血液循环不畅是导致准妈妈发生小腿抽筋的一个主要原因，所以设法改善腿部的血液循环也是预防和缓解小腿抽筋的重要办法。准妈妈平时要尽量避免长时间保持一个姿势，可以不时地活动活动手脚，从而促进腿部的血液循环，但活动量不宜过大，千万不可弄得自己很劳累，总之，以身体感觉舒服为宜。此外，准妈妈还可以在睡前按摩按摩腿部，以放松腿部肌肉，从而预防和缓解小腿抽筋的发生。

⊙生姜水泡脚

把生姜切片加水煮开，待稍凉后泡脚。生姜水泡脚不但能缓解疲劳，还能促进血液循环，有效帮助准妈妈平气安神，欣然入睡。另外，生姜水泡脚时最好用比较深的桶，水量到小腿肚以上。泡脚时要远离空调风口，防止腿部受凉。

⊙给自己选择一双合适的鞋

对于准妈妈们来说，选择的鞋是否合脚相当重要。通常情况下，准妈妈最好选择具有防滑、透气特点的休闲鞋或运动鞋；穿着时一定要有舒适的感觉，如果感觉穿着不舒服，千万别买；另外，买的鞋一定要有保暖性，以保证足部的保暖，即使是在阳光灿烂的夏季，选择的鞋也应当有保暖性。

准妈妈坐上一段时间后，就起来走一走，这样对预防腿抽筋非常有效。

四肢水肿、发麻

对于准妈妈来说，孕期水肿，尤其在临产前水肿是一种十分普遍的生理现象。很多准妈妈到了孕晚期，手脚处都会出现水肿，轻者只限于小腿，先是脚踝部，此后逐渐向上蔓延，严重者会出现于全身。而且随着预产期的临近，准妈妈的水肿状况也会日渐明显。这种现象一般在晚上或天气热时较为严重，但经过一夜的休息，次日早上会有所缓解。

水肿的原因

那么，准妈妈为什么会发生水肿呢？原因有很多，例如胎盘分泌的激素及肾上腺分泌的醛固酮增多，就会导致准妈妈体内的钠和水分潴留，从而出现水肿；准妈妈下半身的血管由于受到子宫的压迫而影响了血液循环，进而导致手脚及小腿部的液体停滞，血液回流受阻，于是出现了水肿的症状。

水肿的运动防治措施

当准妈妈手浮肿时，可反复攥拳和松拳，症状就会有所缓解；当腿肿时，可用热水泡泡脚，再做按摩，症状也会有所减轻；在坐着或躺着时，将腿脚稍微垫高些，也可以缓解症状。另外，经常进行短时间的散步，对缓解水肿也有一定作用。

再告诉准妈妈一个小妙招，当发生水肿时，让准爸爸帮助按摩可以一举两得，这样既能防治水肿，又能增加夫妻之间的感情。不过，准爸爸一

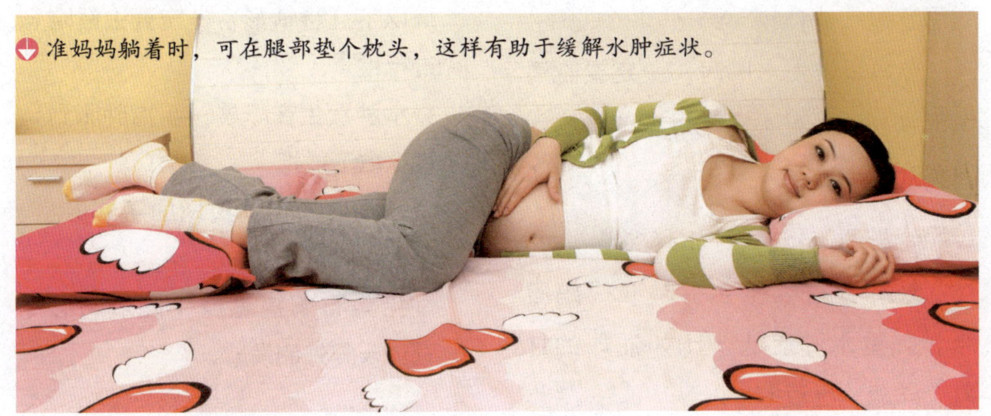
准妈妈躺着时，可在腿部垫个枕头，这样有助于缓解水肿症状。

定要记住，按摩时要从小腿处依次向上按摩，因为这样做有利于血液返回心脏。

缓解水肿的饮食指南

除了以上运动可以缓解水肿之外，准妈妈通过饮食也可以在一定程度上达到缓解水肿的目的。

⊙进食富含蛋白质的食物

患有水肿的准妈妈，尤其是因为营养不良引起水肿者，每天都要保证食用适量的富含蛋白质的畜、禽、肉、鱼、虾、蛋、奶等动物类食物和豆类食物。

⊙适量食用蔬菜水果

准妈妈每天都要适量进食蔬菜和水果，因为蔬菜和水果中含有人体必需的多种维生素和微量元素，它们可以增强人体的抵抗力，促进新陈代谢，而且还有利尿作用。

⊙忌吃过咸的食物

准妈妈发生水肿时，一定要吃清淡的食物，尽量不要吃过咸的食物，以免加重水肿。

⊙忌吃难消化和易胀气的食物

此类食物可能会引起准妈妈腹胀，加重水肿症状，比如油炸的甘薯、洋葱、土豆等。

防治水肿的生活细节

⊙穿舒适的鞋子和袜子

准妈妈不要穿会压迫到脚踝及小腿的过紧的袜子，以免影响血液回流。另外，若准妈妈身体条件允许，可以进行适当的体育锻炼，如游泳对减轻水肿就有一定的好处。

⊙穿着合身的衣服

穿着紧身的衣服会导致准妈妈的血液循环不畅，从而引发身体浮肿。因此，准妈妈在孕期尽量避免穿着过紧的衣服。

⊙左侧睡

准妈妈可以采取左侧卧，这样可以避免压迫到下肢静脉，并减少血液回流的阻力。这样还可以减少对心脏的压迫。

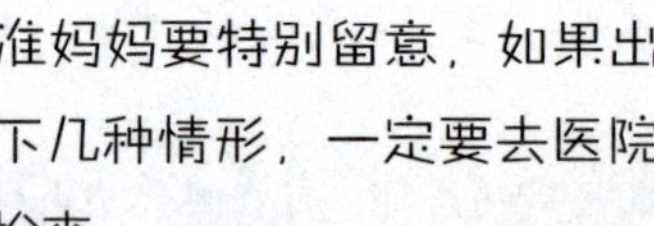

准妈妈要特别留意，如果出现以下几种情形，一定要去医院进行检查：

◎水肿发生在早晨，手指肿胀到难以取下戒指。

◎一周以内，体重增加了500克以上。

◎指尖有刺痛感或干脆没有感觉；大腿外侧发麻。

第5课

临产前宜做的运动

准妈妈在产前进行适当的运动，可以促进身体血液循环，增强腹部及骨盆肌肉，有助于更好地调理身体，减轻生产时的疼痛及促使生产过程顺利完成。但是，毕竟即将面临生产，因此在做这些运动时一定要小心，一切要以安全为原则。

妈妈留言板

临产前的运动要点

对于准妈妈来说，如果从孕早期到孕晚期，乃至临产前都坚持做有助于分娩的运动训练，则不仅可以起到健身作用，还有利于其产后身体各个部位的恢复，最为重要的，就是可以帮助她们顺利分娩。

但是，临近预产期的准妈妈由于体重日渐增加，身体负担非常重，为了安全起见，不建议做运动量较大的运动项目，只要经常散散步，或者进行一些有助于自然分娩的辅助体操即可。

把握好运动的强度

在运动时，控制运动强度很重要，一般以脉搏不超过140次/分，体温不要超过38℃，时间不超过40分钟为宜。不要久站、久坐或长时间走路。

运动原则——安全第一

需要万分强调的是，临近预产期，准妈妈无论做什么运动都一定要注意安全，以安全为原则，本着对分娩有利的原则进行，千万不能过于劳累。

临产前运动的注意事项

◎如果准妈妈患有心肺疾病，或既往发生过流产征兆，如先兆流产、早产、羊水过多、前置胎盘、阴道流血、子宫颈前开口等，则不宜进行训练，以防引发意外。

◎准妈妈在运动中出现任何疼痛、气短、出血、破水、疲劳、眩晕、心悸、呼吸急促、后背骨盆痛等现象，或在胎动后数小时内没有胎动，就应马上停止训练，立即去看医生。

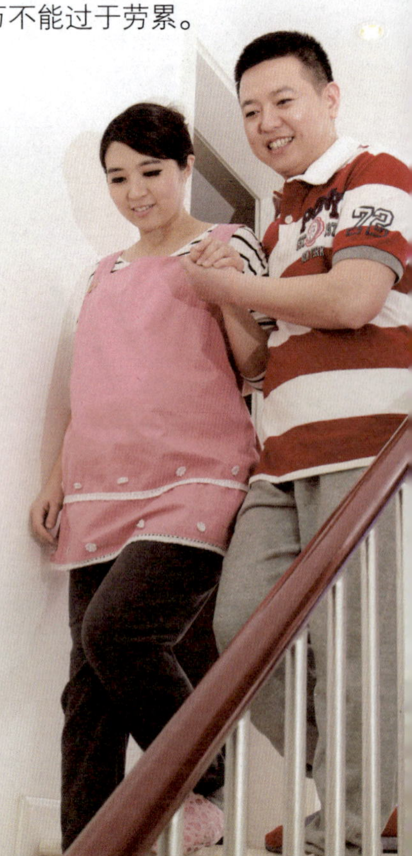

准妈妈上下楼梯时，准爸爸要扶好，以保证安全。

散步

临产前，很多准妈妈不愿活动，一活动就很容易感到劳累，所以很多准妈妈就喜欢躺着。其实这是不对的。只要身体允许，临产前适当的运动对于分娩是很有好处的。临床研究发现，在所有产前运动中，散步是最适合也是最容易实现的一种运动。

散步的好处

之所以建议准妈妈在产前散步，是因为产前散步有以下诸多好处：

◎临产前散步有助于胎宝宝下降入盆，松弛骨盆韧带，从而为分娩做好准备。

◎散步时有节奏的步行，可以加强心肌、腹壁肌、腿肌的活动。

◎散步可以松弛神经，消除大脑疲劳，稳定情绪，保持心情愉快。

◎散步可以改善胎盘的供血量，对准妈妈和胎宝宝的健康十分有利。

◎散步可以使准妈妈的血压、脉搏、呼吸以及消化液的分泌处在相对平稳的状态。

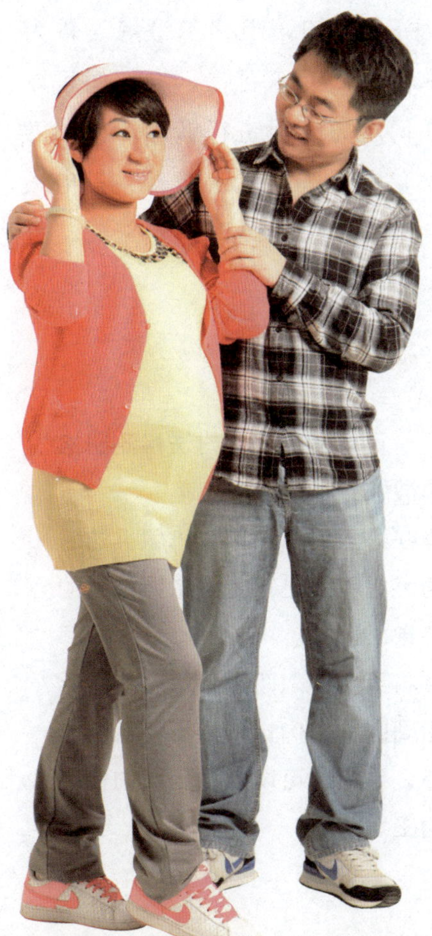

散步的注意事项

◎散步每天以半小时为宜，且穿着的衣服和鞋要相对宽松舒适。准妈妈们的身体差异性很大，可根据自己的体质适当增减活动时间，每次散步后以不感觉有明显的疲劳感为宜。

◎散步的地点以环境幽静为宜，例如公园、林荫小道等。如果周围没有这样的场所，也可以选择车辆较少的地方。不过，无论去哪，都要有家人陪伴，以防意外。

准妈妈外出散步时，准爸爸最好陪伴在身边，照顾好妻子。

凯格尔锻炼

对于准妈妈来说，能否顺利分娩，与其盆底肌的状态关系密切。所谓盆底肌，是指封闭骨盆底的肌肉群。它就像一张“吊网”，把尿道、膀胱、阴道、子宫、直肠等脏器紧紧吊住，从而维持其正常位置以便行使其功能。

在分娩时，准妈妈要通过它的收缩才能将宝宝顺利生出来。然而，在分娩过程中，盆底肌肉、韧带和筋膜均有不同程度的撕裂。因此产后恢复其弹性往往就需要一段时间。

凯格尔锻炼与盆底肌的关系

凯格尔锻炼与盆底肌有什么关系呢？关系很大！

产前进行凯格尔锻炼就是针对这块肌肉区进行的锻炼，经过锻炼，可以增强会阴与阴道的肌肉弹性及张力，减少产道撕裂伤，从而避免分娩时大小便失禁及产后尿失禁，另外，还可以让盆底肌在产后快速恢复弹性。

凯格尔锻炼的方法

凯格尔锻炼的方法很简单，或坐或站，然后有意识地收缩骨盆底肌肉，缩紧会阴部并向上提拉肌肉，如同努力憋尿一般。每次收缩肌肉几秒钟后再放松，然后再收缩、再放松，交替进行。重复5~10次，为一个小节。每天坚持做3~4个小节。

随着运动强度的增加，可以每次保持收缩肌肉10秒钟左右，每小节增加到25次左右。每天最好坚持4个小节。如果可以长期坚持练习，就可起到显著的作用。

做凯格尔锻炼的时间

由上可知，凯格尔锻炼法较为简单，且做起来容易，准妈妈可以在任何地方随时进行锻炼。比如做饭时、看电视时、洗澡时、打电话时、堵车时、小便时、走路时，都可以练习几下。

专家告诉你

可以通过以下方法检测凯格尔锻炼的姿势是否正确：

◎在排尿时试着停止排尿，这时的感觉就是进行凯格尔锻炼时的感觉。

◎将手指伸入阴道，然后缩紧手指周围的肌肉。如果姿势正确，那么手指就可以感觉到肌肉包裹的压力。

足尖运动和脚踝运动

到了孕晚期临产前，准妈妈的体重日益增加，这就对双脚形成了很大的压力。鉴于此，可以在这一时期进行足尖运动和脚踝运动，以柔软足部关节，强健脚部肌肉，从而支撑起日益增加的体重，相对轻松地行走。

准妈妈最好在上午、下午各做一次足尖及踝关节运动，每次5～10分钟，长期坚持下来，就可以取得显著效果。

足尖运动和脚踝运动的具体方法如下：

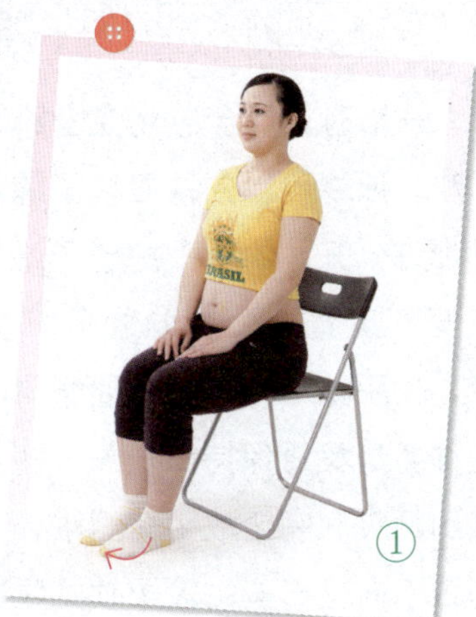

足尖运动

坐在椅子上，两脚掌平放，然后尽量上翘足尖，但在足尖上翘时，脚掌不能离开地面，翘起后再慢慢放下（图①），重复此动作多次。

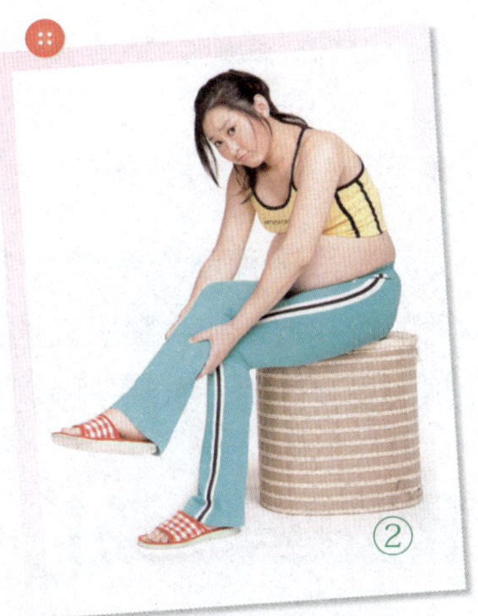

脚踝运动

坐在椅子上，右腿搭在左腿上，如同跷二郎腿，然后左脚平放，右脚尖伸直（图②），踝关节以上部分保持不动，再慢慢上下活动踝关节数次，并将足背向下伸直，从而使膝盖、踝关节以及足背成一条直线。

待完成此动作后，再换左腿搭在右腿上，重复此动作，两腿交替练习。

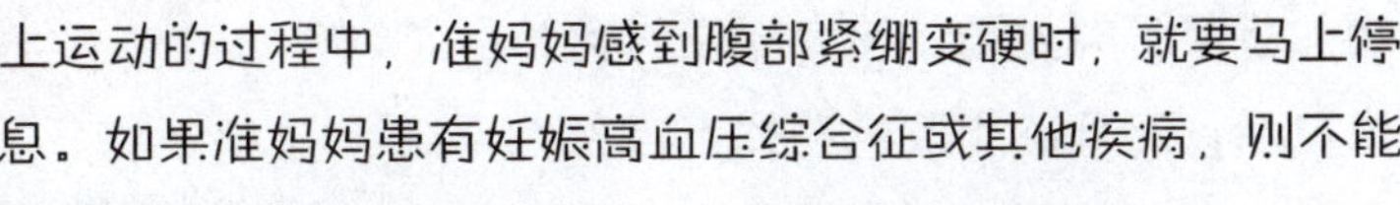

专家告诉你

如果在做以上运动的过程中，准妈妈感到腹部紧绷变硬时，就要马上停止运动，躺下休息。如果准妈妈患有妊娠高血压综合征或其他疾病，则不能做以上运动。另外，有过早产经历的准妈妈，也禁止做以上运动。

下蹲运动

准妈妈在临产前经常做下蹲运动，对顺利分娩很有帮助。

下蹲运动的方法及注意事项

开始时，你会感到完全蹲下有些困难，所以可以先扶着椅子练习。两脚少许分开，面对一把椅子站好，保持背部挺直，两腿向外分开并且蹲下，用手扶着椅子。只要觉得舒服，这种姿势尽量保持得长久一些。如果感到两脚底完全放平有困难，可以在脚跟下面垫一些比较柔软的物品，起来时，动作要缓慢一些，扶着椅子，不要过快，否则会感到头昏眼花。

下蹲运动的作用

练习这种动作会使骨盆关节灵活，增加背部和大腿肌肉的力量和会阴的皮肤弹性，有利于顺利分娩。

盘腿坐练习

盘腿坐练习的作用

对于准妈妈来说，练习盘腿坐可以增加背部肌肉力量，使大腿及骨盆更为灵活，而且还能改善身体下半部的血液循环，从而使两腿在分娩时能长时间地分开。

盘腿坐的方法

盘腿坐的具体方法比较简单，先保持背部挺直，然后坐下，两腿弯曲、脚掌相对，然后靠近自己的身体，抓住脚踝，用两肘分别向外压大腿内侧，以使其尽量伸展，该姿势每次保持20秒。可重复做数次。

盘腿坐练习的小技巧

由于肚子较大，有的准妈妈会感到盘腿很困难，这时，可以在大腿两侧各放一个垫子，并保持背部挺直。另外，还可以两腿交叉而坐，这种坐姿可能会更舒服，但要不时地更换两腿前后的位置，否则腿会发麻。

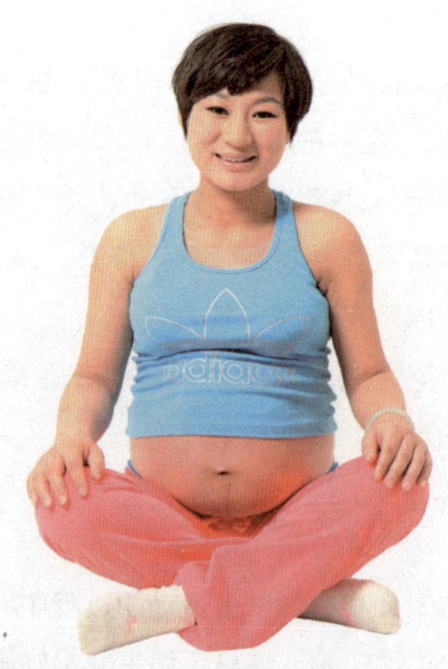

准妈妈两腿交叉坐时，一定要不时交换两腿的位置，否则腿会发麻。

产前缓解腰、背痛的几项运动

临床研究发现，产前经常适度练习肌肉运动可以帮助准妈妈顺利生产。

下面就为准妈妈们介绍几套缓解腰、背痛的运动，准妈妈们可根据自身情况进行选择。

骨盆运动

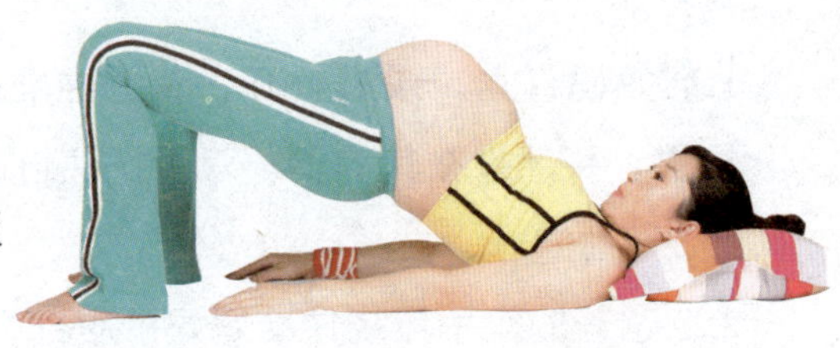

①

准妈妈平躺于床上，屈膝，抬臀，尽量抬高（图①），然后缓缓下落，恢复至平躺状态。可重复进行。

脚踩在低台上

长时间站立工作的准妈妈经常会感到腰酸背痛、水肿等问题，这个姿势可缓解准妈妈的腰部不适。

准妈妈站立，一只脚踩在矮凳或低台上（图②），从而减缓腰、背部的压力；长期坐着工作的准妈妈，也可以在座位前边放一个凳子以便抬高双脚。

②

腹肌运动

该运动的做法也很简单，身体仰卧，双膝屈曲，收缩腹部及臀部肌肉至腰部，数5秒放松，再数5秒伸直双脚，稍做休息。重复做5次。坚持做此运动，可以帮助准妈妈矫正腰部及骨盆的位置。

上身贴在椅背上

采用此姿势可以使准妈妈放松身体，解除疲劳，从而有效地缓解腰部的疼痛。

1.准妈妈将靠垫垫在椅背上，然后面向椅背坐下，再将上身轻轻地贴在靠垫上，同时要把头放松地搭在上面。

2.准爸爸站在准妈妈身后，单腿跪地，然后不断地用手以适度的力道按压准妈妈的腰部。

背靠在准爸爸的怀里

这个姿势可以缓解准妈妈背部及腰部的疼痛。

1.准妈妈直立，双脚分开，背靠在准爸爸的怀里，头部靠在其肩上，双手托住自己的下腹部（图③）。

2.准爸爸的双手环绕住准妈妈的腹部，然后与准妈妈一起按摩腹部。

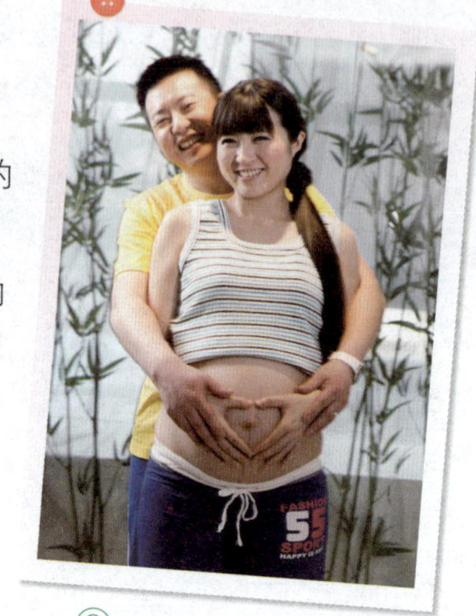

③

夫妻相互环抱

采用这种姿势有助于缓解准妈妈产程中的疲劳感及背痛。

1.准妈妈将双脚分开坐立，然后双臂环绕抱住准爸爸的背部，身体依靠在其身上。

2.准爸爸支撑住准妈妈的身体，双手环抱住其腰部，轻柔地对其腰部下方进行按摩。

坐在健身球上

此姿势可以缓解腰痛，并减轻胎头对准妈妈外阴的压迫疼痛，起到间接按摩的作用，这有利于缩短产程。

1.准妈妈坐在健身球上，用腰腹的力量做前、后、左、右绕圈运动（图④），持续2分钟。同时，准爸爸要站在准妈妈身后，用双手扶住准妈妈的双臂，对其进行保护。

2.借助球的弹性，准妈妈进行有规律地上下起伏运动。

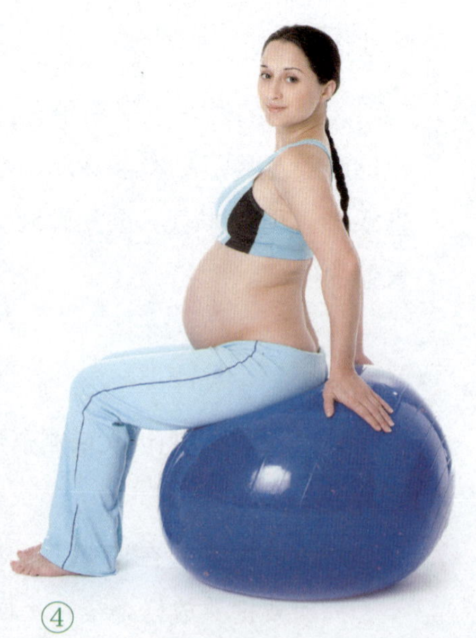

④

拉梅兹呼吸法

拉梅兹呼吸法可以有效地让准妈妈在分娩时将注意力集中在呼吸控制上，从而能够转移疼痛，放松肌肉，缓解产痛，促使产程加快，最终达到顺利分娩的目的。

拉梅兹呼吸法分为5步：

基本姿势——盘腿端坐

准妈妈盘腿坐在床上或地板上，同时可以播放优美的胎教音乐，在听音乐的过程中，准妈妈的双眼要注视一点，然后放松自己的身体。

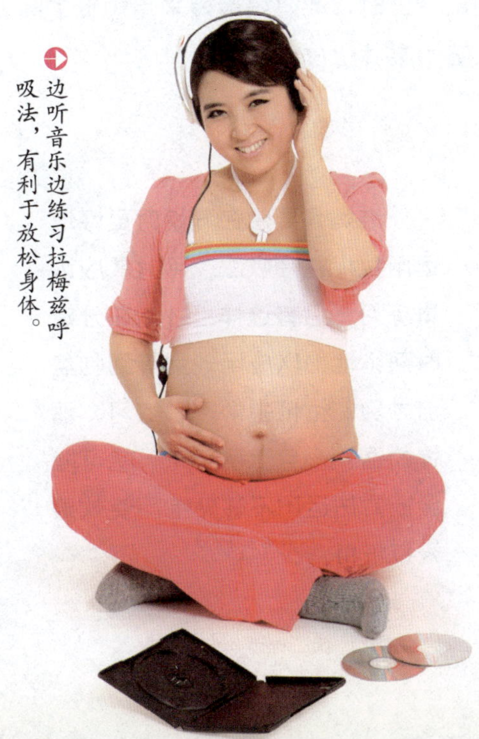

边听音乐边练习拉梅兹呼吸法，有利于放松身体。

前奏——进行式放松

在第一产程、没有宫缩时运用。其目的是全面放松身体。

具体做法：吸气时身体紧张，呼气时身体放松；吸气时用鼻子，呼气时用嘴巴。

在两次宫缩间隙，持续依次做以上动作。

第1步——胸部呼吸法

在分娩开始时运用。此时，宫颈打开3厘米左右，准妈妈可以感觉到子宫每5～20分钟收缩1次，每次收缩时间约为30～60秒。此时可采用缓慢的胸式呼吸。

具体做法：准妈妈用鼻子深吸一口气，随着子宫收缩开始吸气、吐气，反复进行，直到阵痛停止，再恢复正常呼吸。

第2步——嘻嘻轻浅呼吸法

当宫缩强烈时，采用浅呼吸法，宫缩开始减缓时恢复正常呼吸。

宫颈开至3～7厘米时，宫缩变得更加频繁。

具体做法：放松身体，眼睛注视着同一点；用嘴吸入一小口空气，保持轻浅呼吸，让吸入及吐出的气量相当，呼吸完全用嘴，保持呼吸高位在喉咙，就像发出“嘻嘻”的声音。当宫缩强烈时，需要加快呼吸，反之就减慢。

第3步——喘息呼吸法

当子宫开至7～10厘米时，已然到了产程最为激烈、最难控制的阶段。此时可采用喘息呼吸法。

具体做法：准妈妈先将空气排出后，深吸一口气，接着快速做4～6次的短呼气，感觉就像在吹气球，比嘻嘻轻浅式呼吸还要更浅，也可以根据子宫收缩的程度调整速度。练习时由一次呼吸持续45秒，慢慢加长至一次呼吸能达90秒。

第4步——哈气运动

进入第二产程的最后阶段，准妈妈此时就可以用哈气呼吸法。

具体做法：阵痛开始后，准妈妈先深吸一口气，接着短而有力地哈气，如浅吐1、2、3、4，接着大大地吐出所有的“气”，就像在吹一样很费劲的东西。

第5步——用力推

此时宫颈全开，产科医生在看到宝宝头部时，会要求准妈妈用力将宝宝娩出。此时，准妈妈一定要长吸一口气，然后憋气，马上向下用力。

具体做法：准妈妈下巴前伸，略抬头，用力使肺部的空气压向下腹部，同时要完全放松骨盆肌肉。如果需要换气时，可保持原有姿势，并立即将气呼出，同时还要再吸满一口气，继续憋气和用力，一直到宝宝完全娩出。需要注意的是，当胎头刚娩出产道时，准妈妈最好采用短促的呼吸法来减缓疼痛。

专家告诉你

准妈妈要想在分娩时更好地运用拉梅兹呼吸法，平时就应认真练习，只有这样，才能在分娩时熟练地加以应用。别等到临盆前才匆匆忙忙去学习、练习。那样的话，一旦上了产床，就可能会因方法运用不够熟练而使效果大打折扣。

Part 2

分娩篇

科学分娩，用疼痛换来希望

常言道，十月怀胎，一朝分娩，准爸妈们都在满怀喜悦地等待着这一美好时刻的到来。不过，对于初产妇来说，分娩是一门新课程，还需要提前多加学习，只有如此，才能在分娩的最后时刻顺利地考出一个好“成绩”。

第1课

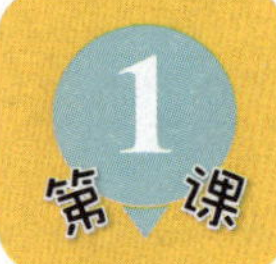

分娩须知

到此，妊娠即将结束。在这个时候，准妈妈可能会感到很快乐，但同时也可能对即将发生的一切感到些许紧张。这是很正常的表现。不过，有些准妈妈对于临产症状不甚了解，本课就来详细讲解分娩方面的知识。

妈妈留言板

分娩前容易忽视的准备工作

对于大多数准妈妈来说，已经先前从家人、朋友、同事以及邻居那里获知了分娩前应该做的准备工作。当然，大多数情况下，准妈妈的家人已经为其做好了各方面的准备工作。但是，也不排除少部分人对准备工作的遗漏，因此这里再对此强调一下。因为只有准备的越充分，越周密，才越有利于准妈妈顺利分娩。

大体来说，除了众所周知的那些经验之谈外，准妈妈及家人还需做好以下几方面容易忽视的准备工作：

◎是否有人时刻守护在准妈妈身边。

◎应该什么时候给医生打电话。

◎医生和护士下班后如何能找到他们。

◎是先给医生打电话还是直接去医院。

◎乘坐什么交通工具去医院。

◎家离医院有多远。

◎提前演练一下去医院的时间和路程。

◎在准妈妈住院期间，家里的事情是否安排好，请人照看房子，帮助料理宠物及家务。

◎工作是否安排妥当，而且要将预产期告知上司和同事，以免影响日后的工作。

专家告诉你

对于即将临产的准妈妈们来说，一定要做好身体的清洁工作，由于产后不能马上洗澡，因此，准妈妈在住院之前要尽量洗一次澡，以保持身体的清洁。

但是，需要注意的是，不管是在家里洗澡还是去浴室洗澡，都必须有人陪伴，以防止湿热的蒸汽引起准妈妈昏厥。

另外，洗澡时最好采用淋浴方式，为了防止久站对身体不利，准妈妈在淋浴时可以准备一把凳子。还有一点也很重要，那就是洗澡时一定要做好保暖工作。

出现下列现象，你要做好去医院的准备了

在正式开始分娩前，准妈妈会收到来自身体的信号，以此告知胎宝宝即将出世。准妈妈收到这些信号后，要做好全方位的分娩准备，以确保胎宝宝顺利出生。

信号1：胎宝宝下降

临近分娩前三个星期，有些准妈妈会感到上腹部比以前舒服一些，进食量增多，连呼吸也变得轻快了，这是因为胎宝宝先露部下降进入骨盆入口，从而引起宫底下降。还有些准妈妈会感到腹坠腰酸，并伴随有小便次数增多、阴道分泌物增多的现象，这是因为胎宝宝下降挤占了膀胱的空间，并且重心下移而引起准妈妈的不适。这些情况都预示着胎宝宝已经为出生做好了准备。

信号2：宫缩

宫缩时间因人而异，有的早，有的晚。通常，在分娩前数天，准妈妈会感到腹部一阵阵变硬，并伴随有轻度的坠胀感，这就是子宫在收缩。不过，此时的宫缩通常持续时间较短，且间隔时间也长短不一，但大多出现在夜间，到早晨多会消失，而且宫口也不会扩张。因此，准妈妈不必紧张。一般情况下，准妈妈会在预产期前后两周内分娩。但此时应做好去医院的准备工作。

专家告诉你

需要注意的是，宫缩的疼痛一般在腹部，但由于每个人有所差异，如果腰部酸痛也呈现出相似的规律，也可能是有规律的宫缩，也需要及时去医院。

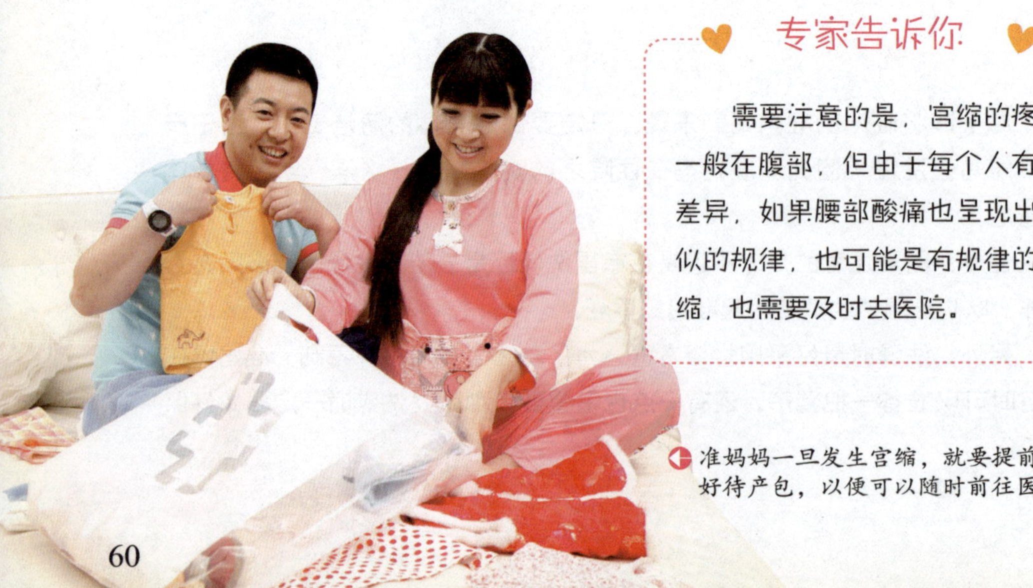

准妈妈一旦发生宫缩，就要提前收拾好待产包，以便可以随时前往医院。

出现下列现象，你应该马上去医院

信号1：规律宫缩

正如上文提到，临产前，准妈妈会感到腹部一阵阵发胀、发紧、小腹下坠。但在一开始宫缩时大多是没有规律的，多在夜间出现白天消失，并且持续时间短，间隔时间长。但是，如果宫缩逐渐频繁并增强，两次宫缩的间隔也愈来愈短，从25分钟至1个小时宫缩一次，持续数分钟，发展到后来间隔2～3分钟就宫缩一次，持续30秒左右。与此同时，腰痛明显加重，且腰骶部出现酸痛感，还伴随着宫缩，宫口逐渐开大，胎头下降，这种现象就称为“规律性宫缩”。对于初产妇来说，如果出现规律性宫缩，就表明分娩已经开始，应该马上入院准备分娩。

信号2：见红

在分娩前24～48小时内，因为宫颈内口的扩张使附近的胎膜与该处的子宫壁分离，导致毛细血管破裂并经阴道排出少量血液，与宫颈管内的黏液相混排出，称为见红。这是分娩即将开始的比较重要的先兆。见红可能持续几天，每天有少许排出，也可能一下子突然见红。

通常，见红后的24小时内会开始阵痛并进入分娩阶段。可是因为个体差异的原因，很多人见红后几天甚至一周后才分娩，所以见红后要观察它的性状再作判断。比如，如果排出的是少量暗红或咖啡色的血夹着黏白带，这是正常的；但是如果见红量较多，超过平时月经量，就应及时去医院与医生或助产士联系以确诊，因为胎盘剥离也会引起血管破裂而造成出血。

信号3：破水

胎膜是环绕在胎宝宝周围的充满液体的囊袋，由于胎宝宝下降，先露部可能会把胎膜顶破，这时会有羊水流出，而准妈妈会突然感到有水自阴道流出。通常，准妈妈会在羊水流出后的24小时之内分娩。如果准妈妈在家里发现羊水破了，一定要保持镇静，千万别慌张，可以先将卫生巾或干净的毛巾垫在阴部，并暂时上床平卧休息片刻，然后让家人带上准备好的入院物品立即前往医院。

应对特定情况的分娩姿势

随着产程的推进，准妈妈的宫缩会变得日渐频繁，这时，准妈妈可能会觉得各种不适越来越难应对。那么，就顺从身体的感觉，不断改变分娩姿势，这样可以适度缓解临产前的不适。下面就教给准妈妈们几个应对特定情况的分娩姿势。

后背疼痛时的分娩姿势

对于临产前的准妈妈来说，如果在宫缩时和宫缩间歇期感觉后背疼痛，那么就可能表明胎宝宝处于枕后位。此时，如果不让胎宝宝的重量从脊柱上移开，就会导致产程困难。为此，准妈妈可以四肢着地，从而让自己感觉更为舒服，当然，也可以将枕头或垫子放在膝盖和手下。如果觉得血朝头上涌来，就可以将头部、肩部以及上臂靠在分娩球上休息片刻，以避免长时间让头部悬在空中。在我国的一些医院里，已经开始向临产前的准妈妈们提供分娩球这种辅助器具。

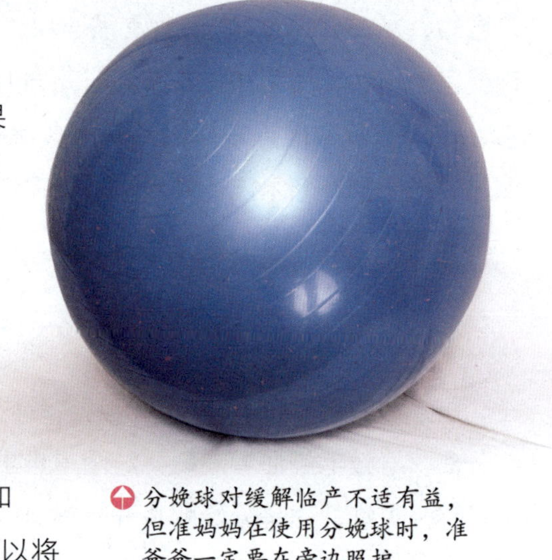

分娩球对缓解临产不适有益，但准妈妈在使用分娩球时，准爸爸一定要在旁边照护。

需暂停向下用力时的分娩姿势

在某些时候，准妈妈的宫颈很可能张开的不够均衡，导致在胎宝宝的头部周围留有一圈宫颈“唇”。这时，准妈妈可能感觉到需要用力，但助产士却会让你暂停用力，等到宫颈开全后再用力。不过，当自身感觉需要用力时，再让自己阻止自己用力是非常有难度的。这时，可以尝试“膝胸位”，就是让脸部贴在地板上，臀部悬在半空中，同时在宫缩间歇期快速呼吸。这种分娩姿势看上去非常难看，但却能够让胎宝宝的头部离开宫颈，从而降低想要用力的感觉。

如何预防羊水早破

羊水的功能想必很多准妈妈都知道吧，它是胎宝宝在妈妈子宫内健康成长的重要成分。羊水量不能过多也不能过少，一旦出现羊水早破，则会危及胎宝宝的生命。羊水如此重要，准妈妈们一定要知道怎样预防羊水早破以及羊水早破的处理方法。

羊水早破的预防

⊙坚持定期做产前检查

4~6个月间，要每个月检查1次；7~9个月间，要每半个月检查1次；9个月以上，要每周检查1次；如果有特殊情况，则要随时去做检查。临床试验表明，这是预防羊水早破最为有效的方法。

⊙孕期减少性生活

孕晚期3个月，特别是在孕晚期的最后四周要绝对禁止性生活，以免刺激子宫导致羊水早破。

⊙孕中、晚期不可进行剧烈活动

无论是生活中还是工作中，都不要过于劳累，每天要保持愉快的心情，并抽出一定的时间到外面散步。

⊙不宜长时间走路或跑步

准妈妈走路要当心摔倒，特别是上下楼梯时。另外，切勿提重东西或长时间在路途上颠簸。

羊水早破的急救

一旦发生羊水早破，准妈妈及家人不要过于慌张，在不知所措的情况下反而容易手忙脚乱，做出不当举止。为了防止胎宝宝的脐带脱垂，可立即让准妈妈躺下，并且采取把臀位抬高的体位。准妈妈在外阴垫上一片干净的卫生巾，注意保持外阴的清洁，不可以再入浴。

发生破水时，不管准妈妈是否到预产期、有没有子宫收缩，都必须立即赶往医院就诊。在赶往医院的途中，应采取臀部抬高的躺卧姿势。

过期妊娠要注意

到了预产期，准妈妈们都焦急地等待着胎宝宝“瓜熟蒂落”。但是，如果过了42周，胎宝宝还没有动静，这时准妈妈们就要认真对待了，这很可能是发生了过期妊娠。之所以说过期妊娠不好，是因为怀孕的时间并非越长越对胎宝宝有利。

什么是过期妊娠

从准妈妈最后一次月经开始的日期计算，正常的妊娠时间平均为40周，如果从正式受孕的那一天开始算起，则约为266天。但由于不同的准妈妈之间也会存在着一定的差异性，因此妊娠的时间也各有差异，但是80％的准妈妈的妊娠期会在42周之内。如果超过42周仍未分娩，在医学上就被称为“过期妊娠”。一般情况下，过期妊娠的发生率在4％～14％之间。

过期妊娠的原因

过期妊娠可能与以下因素有关：

雌、孕激素比例失调

正常妊娠足月分娩时，雌激素增高，孕激素降低。如雌激素不能明显增高，就会导致孕激素占优，进而抑制前列腺素及缩宫素作用，引起过期妊娠。

子宫收缩刺激反射减弱

过期妊娠胎宝宝较大，可导致头盆不称或胎位异常，胎宝宝先露部不能与子宫下段及宫颈密切接触，反射性子宫收缩减少，导致过期妊娠。

胎宝宝畸形

如无脑儿垂体缺陷，不能产生足够促肾上腺皮质激素，胎宝宝肾上腺皮质萎缩，从而导致雌激素前身物质16α-羟基硫酸脱氢表雄酮分泌不足，使雌激素形成减少，致过期妊娠。

过期妊娠的危害

大体来说，过期妊娠对母婴的危害主要有以下几方面：

◎由于难产情况增多，母体损伤以及产褥感染的机会也会增多。

◎若胎盘功能减退，过期妊娠的围产儿死亡率较正常分娩者高4倍。

◎过期妊娠时，若胎盘功能良好，可

形成巨大儿，使难产的概率增加。

◎胎宝宝颅骨变硬，变形能力低，不易适应产道，也会使难产的概率增加。

◎导致胎宝宝窘迫、新生儿窒息、新生儿胎粪吸入综合征、产伤以及新生儿低血糖的发生率增高。

诊断妊娠是否过期的方法

如果准妈妈的预产期超过一周还没有分娩征兆，就应立即前往医院检查。通过医生根据B超的结果确定胎宝宝的大小、羊水多少、测定胎盘功能、胎宝宝成熟度，从而诊断妊娠是否过期。

过期妊娠的预防方法

记录月经周期

女性应及时记录每次的月经周期，以便根据末次月经推算出较准确的预产期。女性在停经2个月后，应去医院检查，以后定期进行产前检查，尤其在孕37周以后，每周至少做一次产前检查。

检测胎动次数

准妈妈每日可在早、中、晚各检测胎动次数1次，每次听取1小时，3小时的胎动次数总和乘以4，得出12小时的胎动次数。如果12小时总数少于10次，表明胎宝宝可能缺氧。准妈妈要特别注意，如果从胎动减少到胎心音消失超过48小时，应及时到医院检查。

听胎宝宝的心率

胎宝宝的心率一般在120～160次/分钟，高于或低于此数值都表明胎宝宝缺氧。准爸爸或家人可用家用型多普勒胎心仪每日听胎心并记录，如果胎心低于120次/分钟，就可能表明胎宝宝窘迫，应及时到医院处理。

过期妊娠的应对措施

准妈妈如果发生过期妊娠，应选择对胎宝宝有利的分娩方式，适时终止妊娠，这样可减少过期妊娠的发生率。一旦发生过期妊娠，准妈妈应在核对预产期，结合B超羊水监测、胎心监测及医生建议等因素的基础上，尽快采取引产措施，及时终止妊娠。

准妈妈和准爸爸必须清楚预产期，以免发生过期妊娠而不知！

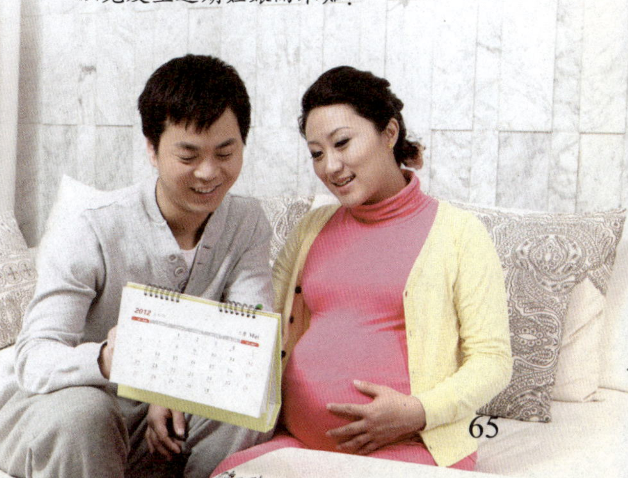

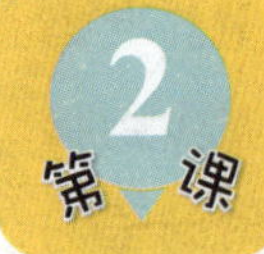

第2课 分娩方式大扫描

准妈妈经过长达280天的漫长等待，马上就要与肚子里面的小家伙见面了，心情自然是十分高兴！此时，很多准妈妈有一个困惑，就是不知该选择哪种分娩方式。临床调查表明，准妈妈最好还是根据自身的条件，在咨询专业医生后再行决定为好。

妈妈留言板

自然分娩

什么是自然分娩

所谓自然分娩，是指准妈妈在有安全保障的前提下，让胎宝宝经阴道娩出的分娩方式。自然分娩也就是顺产，相比较而言，它是最为理想的分娩方式。临床研究表明，自然分娩对准妈妈和胎宝宝的损伤较小，而且准妈妈在产后也能很快得以恢复。

自然分娩的好处

⊙自然分娩的宝宝肺泡弹力足、易扩张，可以很快建立自主呼吸

由于临产时随着子宫规律地收缩，胎宝宝的胸廓会有规律地收缩，而这个过程可以使胎宝宝的肺快速产生一种叫做肺泡表面活性物质的磷脂，这就使出生后的宝宝肺泡弹力足、易扩张，并能很快建立自主呼吸。

⊙自然分娩的宝宝较少患有“新生儿吸入性肺炎”、“新生儿湿肺”等症

分娩时，胎宝宝因为受到阴道的挤压，其呼吸道里的黏液和水分都会被挤压出去，这样的话，出生后的宝宝就很少患有“新生儿吸入性肺炎”和“新生儿湿肺”等症。

自然分娩的注意事项

◎分娩时体力消耗较大，因此在没有正式临产前一定要保持充足的睡眠时间。

◎快到预产期时，最好不要外出，但也不要整天卧床休息，可以做些轻微的、力所能及的运动。

◎分娩前要保持身体的清洁，可以淋浴。

◎临产前一定要绝对禁止性生活，以免引起胎膜早破或产时感染。

◎准妈妈在孕晚期行动不方便，因此家人一定要细心照料。

准妈妈在分娩前可以洗澡，但要采取淋浴的方式！

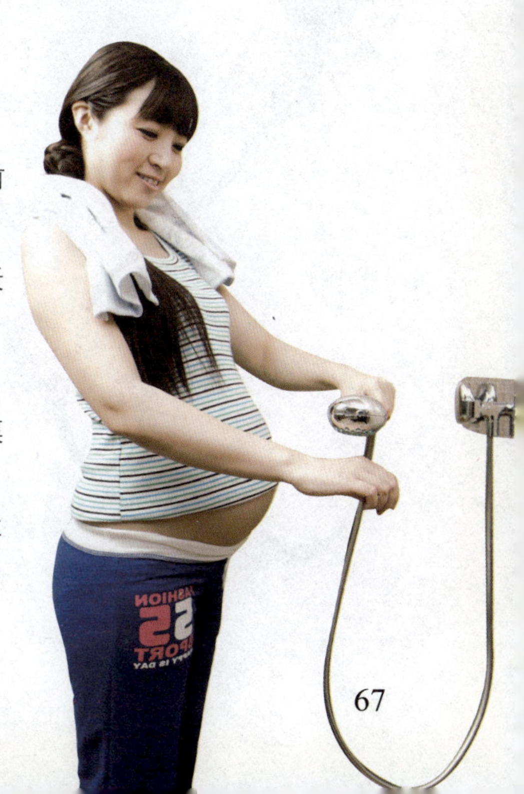

剖宫产

在正常情况下，胎宝宝是通过产道娩出的，如果医生认为胎宝宝不可能正常娩出或正常娩出不太安全时，就会建议准妈妈选择施行剖宫产术，以保证母子平安、健康。

准妈妈在剖宫产前，一定要做身体检查，这对保证剖宫产的安全非常重要。

剖宫产的常见原因

◎多胎胞、臀位及其他异常部位先露。

◎准妈妈的骨盆过于狭小，胎宝宝难以通过。

◎胎盘或脐带出现异常情况时，不得不选择剖宫产。

◎准妈妈为避免阵痛或为选择“良辰吉日”分娩，从而主动要求剖宫产，这种做法是不提倡的。

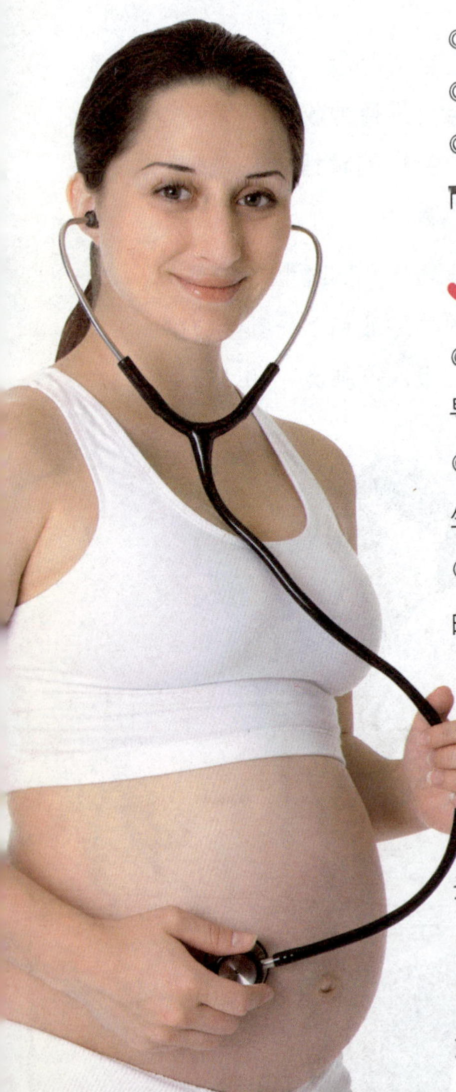

剖宫产的弊端

◎要承担麻醉的风险。例如昏迷、因胃部食物倒流而导致吸入性肺炎。

◎子宫在术后会有较大的疤痕，如果再次怀孕，有发生子宫破裂的危险。

◎手术过程中有可能损伤腹腔等其他器官，造成日后的继发性肠粘连等病症。

◎分娩时胎宝宝未经过阴道分娩，不利于新生儿形成正常的呼吸功能，易发生肺部病变。

◎经过一次剖宫产，第二次怀孕分娩时，风险会增加，尝试自然分娩时有可能使子宫伤口裂开，这种情况下，只能再次采取剖宫分娩。

◎新妈妈经历一次大的剖宫手术，失血比阴道分娩要多，产后恢复较慢。手术造成的创伤和出血，会使新妈妈身体虚弱，发生感染的机会较多。

剖宫产的注意事项

⊙进行身体检查

对于准备做剖宫产的准妈妈来说，身体条件一定要好，否则就不能做。鉴于此，术前要做一系列检查，包括体温、脉搏、呼吸、血压、既往病史、血型、肝功能、艾滋病病毒、丙肝、梅毒等，以确定准妈妈和胎宝宝的健康状况。

⊙纠正焦虑心理

做剖宫产手术前，准妈妈最常见的心理反应是由于恐惧而引起的焦虑。因此，准爸爸及家人积极纠正其焦虑心理，有助于缓解准妈妈焦虑不安的情绪，增强其迎接新生命到来的勇气和信心。

⊙手术前要禁食

剖宫产是一项手术，麻醉必不可少，而麻醉最严重的并发症就是呕吐及反流，使胃内容物误吸入气管内，引起机械性气道阻塞，导致准妈妈死亡。因此，做剖宫产的准妈妈在手术前禁食是非常重要的。

剖宫产后的保健

20世纪60年代，剖宫产率还在10％以下，但到2009年，则急升至50％以上，远远高于世界卫生组织推荐的15％的上限。一些新妈妈的错误观念，医院方面的倾向性，推动了剖宫产率的不断攀升。因此，加强对于剖宫产后女性的保健显得越来越重要。

⊙饮食保健

以于剖宫产的新妈妈来说，由于在产期内消耗多，进食少，血液浓缩，加之孕期血液呈高凝状态，易形成血栓，诱发肺栓塞，导致猝死，所以于术后3天要常补充水分，改善脱水状态。

⊙运动保健

对于剖宫产的新妈妈来说，产后要早活动，其好处是可以预防肠粘连、血栓形成、肺栓塞猝死等。故在麻醉消失后，可做些四肢肌肉收放动作。一般情况下，新妈妈在术后6小时就可起床活动，以促进血液流动，防止血栓形成。

剖宫产子宫出血较多，故新妈妈应不时看一下阴道出血量，如果出血量远超过月经量，就要让医生采取止血措施。

专家告诉你

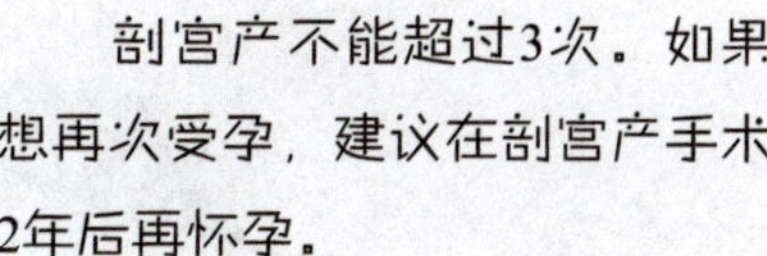

剖宫产不能超过3次。如果想再次受孕，建议在剖宫产手术2年后再怀孕。

无痛分娩

众所周知，产痛是分娩过程中必然发生的生理现象。临床研究发现，绝大多数女性具备承受这种疼痛的能力。不过，由于准妈妈处于紧张、恐惧、焦虑的精神状态中，因此增加了对疼痛的敏感度，有的准妈妈甚至会由于疼痛而晕厥。正是在这种情况下，无痛分娩受到了部分准妈妈的推崇。

什么是无痛分娩

无痛分娩是由麻醉师在准妈妈的脊椎硬膜外腔注射麻醉剂，以阻断准妈妈腰部以下的痛觉神经传导，从而降低对于疼痛的感觉，最终让准妈妈轻松地完成分娩过程。

运用无痛分娩法进行分娩的第一位准妈妈，是英国的维多利亚女王。她在1853年曾使用麻醉剂减轻产痛，并平安生下宝宝，由此开启了女性无痛分娩的新纪元。

其实，无痛分娩在国外已经是一种常规的分娩方式。无痛分娩可以改变准妈妈由于疼痛而引起的过度换气或换气不足而导致的胎宝宝缺氧现象，甚至可以改变由于分娩时间过长，准妈妈由于恐惧、不安而引起的胎宝宝窘迫等各种症状。

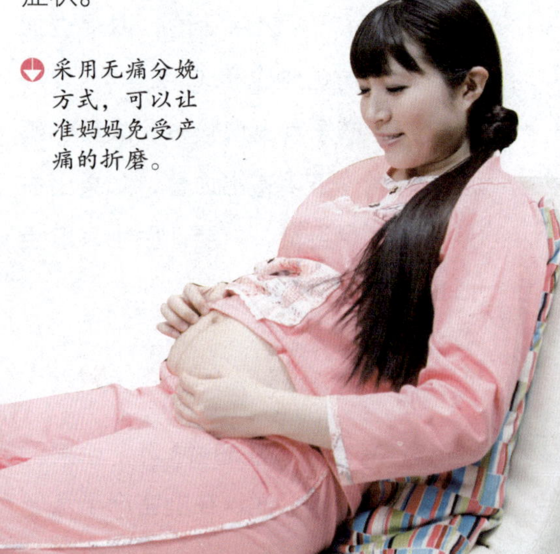

采用无痛分娩方式，可以让准妈妈免受产痛的折磨。

最为重要的是，无痛分娩可以让准妈妈们免受疼痛的折磨，有效缩短分娩时间，因此，越来越多的准妈妈开始热衷于选择无痛分娩的方式。

无痛分娩的好处

无痛分娩可以阻断产痛

由于进行的是局部麻醉，因此不会阻断运动神经，准妈妈在整个产程中可以保持清醒的意识，不会因为麻醉而昏迷。另外，也不会出现产后头痛的现象。更为重要的是，这种方法还不会伤害到宝宝。分娩时，一旦发生分娩困难，需要进行手术，则医生不必重复麻醉，又省时又省力。

⊙无痛分娩可降低胎宝宝缺氧的概率

对于准妈妈而言，无痛分娩可以改善肠胃蠕动，减少恶心呕吐，增加子宫血流量，改善宫缩，降低胎宝宝缺氧的概率。

⊙特殊准妈妈采用无痛分娩可避免发生意外

对于高血压或有心脏病的特殊准妈妈来说，采用无痛分娩可以降低其分娩时心血管的负荷，避免发生意外。

无痛分娩的弊端

⊙部分准妈妈不能采用无痛分娩法

无痛分娩并非所有准妈妈都适合采用。在决定运用无痛分娩法前，准妈妈要接受医生的全面检查，以确认是否适合采用这种分娩方式。如果患有阴道分娩禁忌证、麻醉禁忌证，那就不适合采用这种方法了。如果准妈妈的凝血功能异常，是不能使用无痛分娩法的。另外，有妊娠并发心脏病、药物过敏、腰部有外伤史的准妈妈也应向医生咨询，由医生来决定是否可以进行无痛分娩。

⊙易引发并发症

在实施无痛分娩时，对此可能导致的血压突然下降，暂时性骨盆肌肉松弛、发抖，尿不出来，暂时性头痛，暂时性背痛等分娩综合征，准妈妈和医生对此要了解和提前预防。

 **专家告诉你** 

很多人以为施行无痛分娩就可以完全无产痛，这种认识是错误的。实际上，无痛分娩并非完全没有疼痛，只是疼痛会减轻许多。因此，正确的理解应该是减痛分娩。想要达到完全不痛，势必需要增加麻醉药物的剂量，但这样可能会导致子宫收缩减缓，产程延长，这样对胎宝宝的健康可能产生不利影响。

水中分娩

水中分娩是现今比较流行的分娩方式之一，受到越来越多人的追捧，为什么水中分娩如此受欢迎？水中分娩有什么优势和风险呢？下面就给大家详细地解读一下。

什么是水中分娩

所谓水中分娩，简单说，就是在水中生孩子，即宝宝娩出时完全浸没在水中。作为顺产的一种特殊方式，水中分娩具有降低剖宫产率的作用，为准妈妈提供了一种别具特色的分娩方式。

水中分娩的好处

⊙使准妈妈缓解产痛，使新生儿适应新环境

在温度适宜的水中分娩，不仅可以缓解准妈妈在分娩过程中的疼痛感，而且还可以使宝宝在离开子宫之后比较容易适应新的外部环境。胎宝宝在子宫中的状态犹如出生后在分娩池一般，因此可以形成感觉的过度。

⊙使准妈妈分娩时更易用力

准妈妈在水中活动比在产床上自如，由于体位能自主调节，因此使得分娩时的用力更为自然。

⊙有利于准妈妈放松身体，镇静情绪

实践表明，准妈妈在水中分娩，可以有效地放松身体，镇静情绪，从而轻松地使宫颈扩张到位，最终能够让胎宝宝顺利地通过产道，进而缩短分娩时间，缓解疼痛。

专家告诉你

任何事情都有两面性，水中分娩也是如此。通常，胎宝宝出生后在水中的停留时间不宜超过1分钟。另外，从准妈妈身体里流出的血液和分泌物有可能引发细菌感染，这就要求分娩缸能在分娩过程中置换水，以达到排放、稀释的目的，从而减少感染的机会。

⊙有利于准妈妈活动和休息

在水中分娩时，水的浮力可以松弛准妈妈的肌肉，这样就便于其翻身和休息。

⊙缩短分娩时间，保存体力

现代临床医学研究已经证明，水中分娩可以缩短分娩时间，保存准妈妈的体力，并减少分娩过程中的出血量以及会阴部的损伤，因此有助于新妈妈产后的恢复。

不适宜采用水中分娩的人群

目前，水中分娩的好处让越来越多的准妈妈想在水里生宝宝，但是，并不是所有的准妈妈都能享受到这样的分娩方式。

下面介绍几种不适宜在水中分娩的人群：

⊙初产妇

由于没有经过生产扩张，容易造成会阴撕裂，也不适合水中分娩。

⊙胎宝宝不太健康或胎位不正

在产检中如发现胎宝宝不太健康，或胎位不正、多胞胎等，不宜采用。

⊙高危妊娠准妈妈

高危妊娠准妈妈由于身体的原因，不适宜采用水中分娩的方式生产。

⊙胎宝宝巨大或准妈妈过于肥胖

实践表明，胎宝宝过大或准妈妈过胖，都会增加生产的难度，故胎宝宝过大或准妈妈过于肥胖，就不适宜采用水中分娩的方式。

⊙胎宝宝心跳异常的准妈妈

在生产过程中，如果出现胎宝宝心跳不正常等现象，准妈妈需要马上离开产盆，上产床去处理。

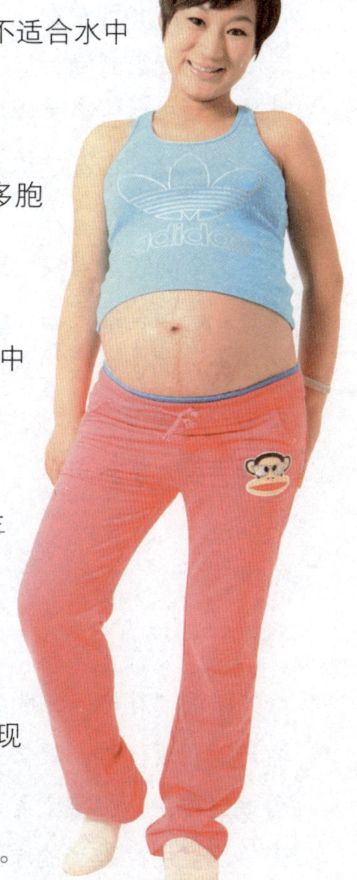

对于初次生产的女性来说，不宜采用水中分娩法。

分娩中可能出现的异常情况

准妈妈在分娩时很可能出现意外情况，因此，提前了解一下分娩中的异常情况，了然于胸，这样有助于分娩时正确地应对。

子宫收缩乏力

通常，良好的宫缩间隔为2～3分钟，可持续40秒左右。如果宫缩持续时间短，间隔时间长且不规律，宫缩高峰时用手指压子宫底部肌壁仍可出现凹陷，这种情况就称其为子宫收缩乏力。

这个问题最容易出现在高龄产妇身上。一旦宫缩乏力，就会缺乏有效的产力，而这就会使宫口的扩张速度变得较为缓慢，同时也会延缓胎头的下降进度，最终引起产程异常，甚至难产。

难产

所谓“难产”，顾名思义，就是生产时出现困难，具体来说，就是在分娩过程中，胎宝宝无法顺利通过产道娩出。引起难产的原因有很多，其中，巨大儿十分容易造成难产。发生难产时，医生已经无法为准妈妈施行剖宫产手术，而且无法将胎宝宝再次推回去。鉴于此，准妈妈一旦发生难产，医生就要设法将胎宝宝挤出产道。

宫门扩张延缓

在潜伏期（宫口扩张3厘米），最慢的宫口扩张速度为每4小时扩张1厘米，而在活跃期（宫口扩张3～10厘米），最慢的宫口扩张速度为每小时扩张1厘米。如果宫口扩张速度低于以上标准，就称之为宫口扩张延缓。

导致宫口扩张延缓的原因有很多，比如胎宝宝过大、胎宝宝枕位不好、产力小等。

羊水污染

正常情况下，羊水呈清亮状，其内混有白色的胎脂。如果羊水中混有胎粪，则羊水就会呈现出黄绿色、黏稠状，这种情况就称其为羊水污染。

羊水污染是由于胎宝宝缺氧时肠蠕动亢进，肛门括约肌松弛，致使胎粪排入了羊水中。因此，一旦发生羊水污染，就表明胎宝宝出现了宫内缺氧的情况。此时应积极处理，尽快使胎宝宝脱离缺氧环境。

产后出血

准妈妈娩出胎宝宝后，有时会发生出血过多的情况，如果24小时内出血量高于500毫升，就称其为产后大出血。导致产后出血的原因很多，但绝大多数是由于多胎或羊水过多，致使子宫肌伸张，分娩后收缩不好所致。临床研究发现，分娩次数越多，则产后出血率越高，因此，分娩次数多的准妈妈，分娩后一定要注意出血问题。

子宫破裂

生产时，当娩出力和产道的阻力不一致的时候，就容易发生子宫破裂。准妈妈分娩障碍中最不幸的并发症就是子宫破裂。

子宫破裂的原因

胎宝宝位置异常，悬垂腹，胎宝宝过大，骨盆狭小，子宫口坚韧，子宫畸形，子宫或卵巢肌瘤，宫缩异常等都是子宫破裂的原因。此外，还有子宫壁过度扩张引起的自然破裂和由于产科手术引起的人为破裂。

子宫破裂的表现

子宫破裂往往是在宫缩的高潮时突然发生的。准妈妈自觉腹内像有什么被打碎了那般剧烈的疼痛，难以忍受。

子宫破裂的应对措施

如果有子宫破裂的先兆，做剖宫产手术最适合。子宫口已经开全时，胎头已达阴道口，可于麻醉下行胎头吸引或产钳助产。但是如果已经发生破裂，就只能做开腹手术了。这时，如有感染危险，应摘除子宫。

子宫颈管裂伤

和子宫破裂一样，当准妈妈的娩出力过于强时，还有可能发生子宫颈管撕裂。高龄初产而颈管阻力过强、胎宝宝过大或胎位异常时，均可使子宫颈管遭受强力而致伤。分娩后，子宫收缩良好，阴道和外阴部没有伤口，但鲜血总是不断时，可以认为是子宫颈管撕裂。由于出血容易引起急性贫血，因此必须充分注意。如果发生颈管撕裂，要立即缝合。救急处置办法是用纱布和消炎药条填塞阴道伤口，如果是轻伤自然会止血。

准爸爸在分娩中的任务

当准妈妈进入分娩的最后阶段时，准爸爸也会随之异常地忙碌起来。那么准爸爸在分娩过程中需要做些什么事情呢？我们还是提前来详细地了解一下吧！

做好心理准备

◎不要在意妻子的拒绝。有时，准妈妈可能会变得急躁易怒，变化无常，不要对此太在意，因为她只是在对正在经历的疼痛做出反应而已。

这个时刻，准妈妈可能会无缘无故发脾气，准爸爸一定要好言相劝，千万不可顶撞！

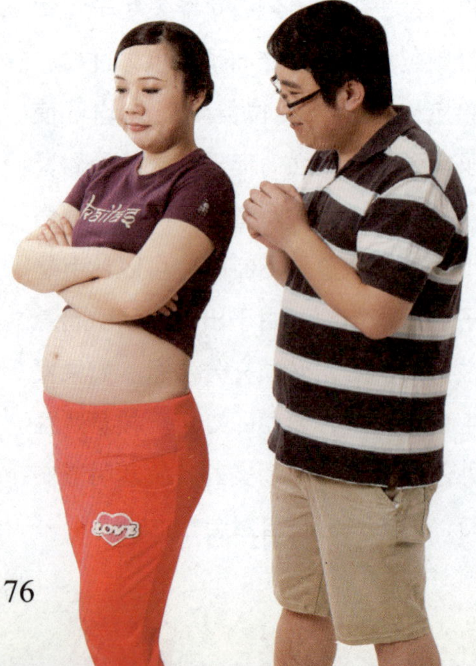

◎做好打持久战的准备。待产是一场持久战，入院时带上干净的衣物、食物以及几本漫画书或笑话书，为自己和妻子的交流预备谈资。

◎清楚自己的能力，做自己该做的事。准爸爸没必要插手医护人员的处理方式，放心让医护人员去做他们的工作，你只要集中精力安抚好准妈妈的情绪就好了。

待产室中准爸爸做什么

◎观察子宫收缩与胎宝宝的心跳。准爸爸可以观察床边的胎音以及阵痛监测器，来了解母体与胎宝宝的状况。

◎协助更换产垫。待产过程中，护理人员会在准妈妈的臀部下方垫上一层产垫，保持被褥的清洁。在待产过程中，随时可能出现下体出血或大量流水的状况，准爸爸要随时观察产垫的状况，一方面是提醒护理人员来更换，一方面也是监控准妈妈是否破水。

◎呼吸减痛。正确的呼吸方案可以帮助产程顺利进行，减少宫缩时的疼痛。产痛来临时，准妈妈时常忘记呼吸的技巧，准爸爸要记得提醒她。

◎轻轻按摩减痛。准爸爸可以依次按摩妻子的脊椎、尾骨、大腿内侧、腹部、臀部、头颈、上臂以及双脚。这样做对准妈妈恢复体力很有帮助。

紧急应对“家中急产”

如果准妈妈的产程比较短，来不及到医院胎宝宝就出生，准妈妈首先要做的就是“冷静、冷静、再冷静”，然后再给自己足够的勇气接受并应对这一艰难的挑战。同时，家人应立即给所在地医院的急救中心打电话，请医生前来协助。

当腹部阵痛发生以后，准妈妈最好不要上厕所，以免不小心将胎宝宝滑出产道，掉进马桶里。如果急于分娩时，家人要赶紧拿一块消过毒的毛巾，轻轻地压住准妈妈的会阴部，再用另一只手护着胎宝宝，引导胎宝宝微微上移，并缓缓地滑出产道。准爸爸要积极协助妻子进行分娩。当妻子阵痛非常强烈的时候，准爸爸可以紧紧抓住妻子的手，然后给予鼓励。

宝宝滑出产道后，应立即做简单的清理，随后将宝宝倒提起来，轻轻地拍拍他的脚底、轻轻地按摩一下背部。接着可以将脐带对折，再用橡皮筋或细绳紧紧地绑上。随后将家中的剪刀消毒，然后将脐带剪断。在完成一系列的护理后，要马上用大毛巾包裹住宝宝，以防受凉。

准妈妈在分娩后，阴道会有大量的出血，且持续时间长，因此准妈妈应及时按摩自己的腹部，使子宫缓缓地缩小到肚脐以下。即使已经顺利分娩，也要联系当地医院，请医生前来对准妈妈和宝宝做必要的检查和处理。

为妻子准备分娩食物

准妈妈在分娩过程中，要消耗大量的体力，而且持续时间较长，通常，整个分娩过程要经历12～18小时，所消耗的能量相当于走完200多级楼梯或跑完1万米所需要的能量，由此可见，分娩过程中体力消耗之大。这些消耗的能量只有在分娩过程中适时加以补充，才能满足顺利分娩的需要。如果未能在分娩过程中及时补充，则准妈妈的产力就不足，分娩就可能出现困难，甚至延长产程或出现难产。

在这种情况下，准爸爸最好给妻子提前准备好巧克力、红糖水等高热量食物。不过，千万不要选用蛋白质、脂肪含量高的食物，以免造成消化不良。

第3课

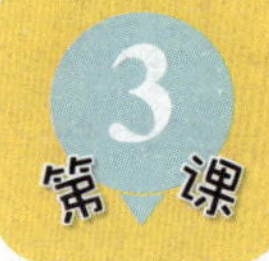

了解产程

准备分娩的时刻，每个准妈妈都会感到无比的自豪和幸福，但同时也会有些不安。分娩会不会很痛？产程中如何应对？如何才能顺利分娩？下面就让我们共同来学习，看看如何才能更好地度过生命中这个最重要的时刻。

妈妈留言板

认识产程

对于产科医生而言，待产和分娩是司空见惯的一个过程，但对准妈妈，尤其是初产妇来说，这可能是一生之中最为难忘、最为刻骨铭心的记忆。下文我们就来详细了解一下分娩期三大产程的具体情况。

经由产前指导，设法让准妈妈了解生产过程以及其中需要经历的种种生理变化，准妈妈和家人对分娩过程中子宫变化以及生理与情绪反应的变化有进一步的认识后，再经由专业助产员的引导，就可协助准妈妈和家人有信心应对分娩的到来，并留下美好的分娩经历。然后，加上准爸爸、陪产员或相关医护人员对准妈妈做适当的产中支持，将可协助整个产程顺利进行。

至于产程顺利与否，则与子宫颈位置、子宫颈变薄状态、子宫颈扩张速度、宝宝胎头位置的旋转状况以及胎宝宝胎头下降的状况相关。

产程的分期

虽然每个准妈妈的分娩过程都不尽相同，有快有慢，有难有易，但都有一个共同的规律，即从有规律的宫缩开始，直到胎宝宝娩出、胎盘娩出为止。医学上将整个分娩的过程，划分为三个时期，即三个产程。第一产程，称为宫颈开口期；第二产程，称为胎宝宝娩出期；第三产程，称为胎盘娩出期。

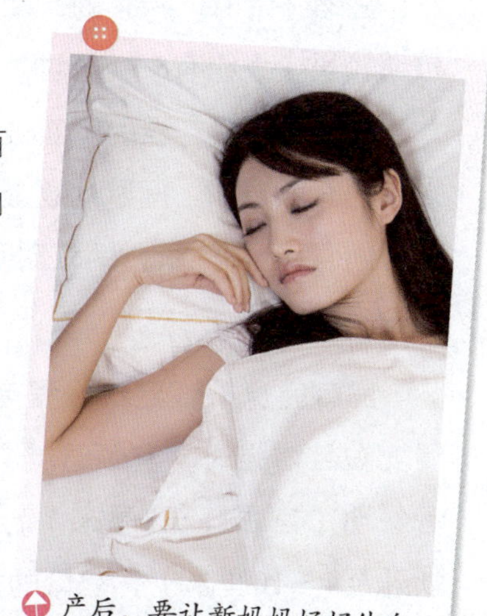

产后，要让新妈妈好好休息，以恢复体力。

整个产程所需的时间，初产妇通常最长不超过24小时，经产妇通常不超过18小时。但是，整个产程最短也得4小时以上。如果整个产程不超过4小时，则称为急产；如果整个产程超过24小时，则称为滞产。

整个产程结束后，新妈妈会被送入病房，宝宝在经过清理后，稍后也会一并送往病房。此时，新妈妈会感觉到腹内空空如也，产道如释重负，身心疲惫不堪，但内心却会感到无比的幸福和自豪。这个时候，爸爸不要只顾着欣赏宝宝，而应帮助妻子进食，饮水，排尿，从而使新妈妈尽早给宝宝开奶。

第一产程

第一产程从有规律的宫缩开始，一直到子宫颈口开全为止。对于初产妇来说，这个过程大约需要12～16小时，而有过生产经验的经产妇则只需要6～8小时。

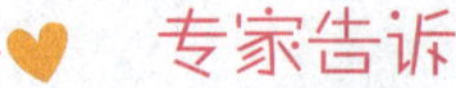

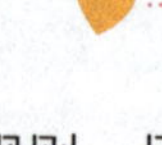

专家告诉你

如果宫缩的频率很规则，且每5～8分钟就出现1次，每次持续1～2分钟，此时如果准妈妈已经怀孕达37周，则可能是产兆，需要及时前往医院检查，看是否需入院待产；若未达到37周，则可能是早产，也应及时就医，因为很可能需要安胎。

第一产程的临床表现

⊙有规律的宫缩

产程开始的时候，大多数准妈妈都会出现宫缩，而且伴随有疼痛感，此阶段常被称为“阵痛”期。

宫缩开始时，持续的时间比较短，大约30秒左右，疼痛感也不太强烈，间歇期较长，大约有5～6分钟。

不过，随着产程的不断进展，宫缩持续的时间逐渐延长至50～60秒，而且强度也有所增加，间歇期逐渐缩短至2～3分钟。当宫口基本开全时，宫缩的持续时间有1分钟之长，间歇期则仅为1～2分钟。

⊙宫口扩张

宫口究竟扩张到什么程度，通过肛诊或阴道检查就可以确定。当宫缩间隔变短且增强时，宫颈管就会逐渐缩短，直到最后消失，宫口逐渐扩张。在潜伏期（宫颈开至3厘米），宫口的扩张速度比较慢，一旦进入活跃期（宫颈开至4～10厘米），宫口的扩张速度就会加快。通常，如果宫颈未能如期扩张，大多是因为宫缩乏力、胎位异常等原因所致。当宫口开全（宫颈开至10厘米）时，宫口边缘消失，子宫的下段及阴道就形成了一个宽阔的筒腔，这就是胎宝宝分娩的通道。

⊙胎头下降的程度

胎头下降的程度是决定能否进行自然阴道分娩的重要标准之一。在第一产程中，定时进行肛查，就可以知晓胎头颅骨的最低点位置，由此就可以协助判断胎位的具体情况。

⊙胎膜破裂

胎膜破裂，简称为破膜。胎宝宝先露部位会将羊水阻断为前后两部分，在胎先露部前面的羊水大约有100毫升，称之为前羊水，形成的前羊水囊称为胎胞，宫缩时胎胞会进入宫颈管内，这对扩张宫口有利。当羊膜腔内压力增加到一定程度时，胎膜就会自然破裂。一般情况下，破膜经常发生在宫口接近开全时。

第一产程的观察及处理

为了仔细观察产程，做到检查结果记录及时，发现异常状况可以马上处理，现今大多采用产程图。产程图的横坐标表示临产时间（单位为小时），纵坐标左侧表示宫口扩张程度（单位为厘米），纵坐标右侧表示先露下降程度（单位为厘米），然后根据检查结果画出宫口扩张曲线和胎头下降曲线，从而对产程进展全程掌控。

⊙子宫收缩

观察子宫收缩的程度，有一个很简单的办法，那就是助产人员将手掌放在准妈妈的腹壁上，宫缩时宫体部隆起变硬，间歇期松弛变软。定时连续观察宫缩的持续时间、强度、规律性以及间歇期时间，并及时记录。同时，用胎儿监护仪描记的宫缩曲线，从中能看出宫缩强度、频率以及每次宫缩的持续时间，这是反映宫缩的客观指标。

 专家告诉你 

监护仪的两种类型

第一种类型：外监护。这种类型目前最为常用。将宫缩压力探头固定在准妈妈的腹壁宫体近宫底部，然后连续描记40分钟左右。该监护仪比较适合用在胎膜未破、宫口未开时。

第二种类型：内监护。这种监护仪比较适合用在胎膜已破、宫口至少扩张1厘米且能放入内电极时。用时将其固定在胎宝宝头皮上，外端连接压力探头以记录宫缩产生的压力，此方法所得的结果较为准确，但有可能引起宫腔内感染。

⊙胎心

所谓胎心，就是胎宝宝的心跳。对胎心进行监测，可以了解胎宝宝在母体内的状况。至于听取胎心的方法，主要有以下两种。

◎第一种：用胎儿监护仪。通常，大多采用外监护描记胎心曲线。此曲线可观察胎心率变异及其与宫缩、胎动之间的关系。此方法可以判断胎宝宝在子宫内的状况。

◎第二种：用听诊器。在潜伏期的宫缩间歇，每隔1～2小时监听胎心1次。进入活跃期后，应每15～30分钟监听胎心1次，每次听诊1分钟。这种方法可以获得每分钟的胎心率，但无法分辨瞬间变化、胎心率变异及其与宫缩、胎动之间的关系。

⊙血压

在第一产程期间，宫缩时血压会升高5～10毫米汞柱，间歇期则会恢复原状。因此，应每隔4～6小时测量一次血压。一旦发现血压升高，就要增加测量次数并加以调理。

⊙精神安慰

据研究，准妈妈的精神状态对宫缩和产程进展有一定的影响。由于初产妇产程较长，因此极易产生焦虑、紧张的情绪，这时，家人要多加安慰，从而让准妈妈与助产人员配合，以便顺利生产。如果准妈妈在宫缩时不停地叫喊连天，则应在其宫缩时加以指导，教其如何做深呼吸，以便减轻产痛。

⊙排尿与排便

家人要鼓励准妈妈每隔2～4小时排一次尿，以免膀胱充盈影响宫缩及胎头下降。由于胎头压迫而引起排尿困难的准妈妈，必要时可以进行导尿。当初产妇的宫口扩张到4厘米时，应用温肥皂水灌肠，这样既能清除粪便，避免分娩时排便造成污染，又能通过反射作用刺激宫缩加速产程进展。不过，需要注意的是，胎膜早破、阴道流血、胎位异常、有剖宫产史及患严重心脏病者则不适合灌肠。

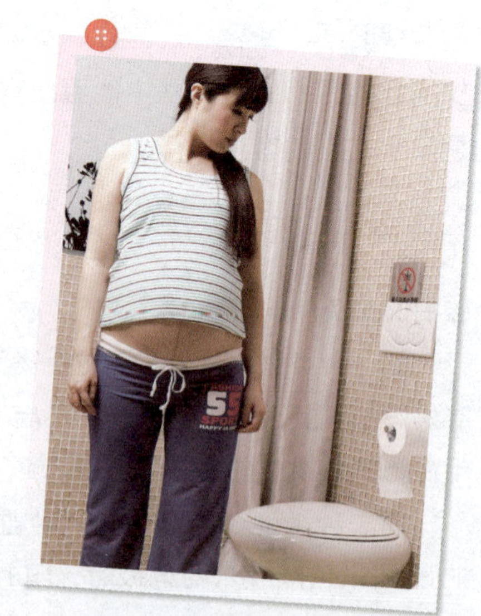

准妈妈一定要经常排尿，否则可能会影响宫缩，甚至影响胎头下降。

⊙宫口扩张及胎头下降

描记宫口扩张曲线及胎头下降曲线是产程图中十分重要的两项内容。此曲线可以明显地表明产程的进展状况，而且还能协助处理产程中出现的问题。

⊙胎膜破裂

通常，胎膜会在宫口接近开全时发生破裂，前羊水流出。如果胎膜破裂，就要马上听胎心，并观察羊水的性状、颜色以及流出量，同时还要及时记录破膜的时间。

⊙肛门检查

肛门检查可以在宫缩时进行。进行肛门检查，可以了解宫颈软硬度、厚薄，宫口扩张程度，是否破膜，骨盆腔大小，确定胎位以及胎头下降的程度。

肛门检查的具体方法为：准妈妈仰卧在床，两腿屈曲分开，将消毒纸覆盖在阴道口上，然后检查者戴上手套用右手食指蘸肥皂水伸入直肠内，拇指伸直，其他手指屈曲以便食指深深插入；食指向后摸尾骨尖端以了解尾骨活动度，再触摸两侧坐骨棘是否突出以确定胎头高低，然后再用指端掌侧探查宫口，摸清四周边缘以预估宫口扩张程度。

⊙阴道检查

进行阴道检查前，一定要做好严密的消毒工作，以避免感染。通过阴道检查，可以直接了解矢状缝及囟门以确定胎位、宫口扩张状况。此检查适用于肛查不清、宫口扩张及胎头下降程度不明、疑有脐带先露或脐带脱垂的准妈妈。

⊙其他

准妈妈在分娩前，应剃除外阴部的阴毛，并用肥皂水和温开水清洗干净，以避免感染。

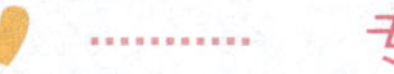

专家告诉你

有些准妈妈可能会担心自己无法承受分娩时的痛苦，因此心理压力很大。鉴于此，陪产的家人一定要在这时多多地鼓励准妈妈。如果医院不允许陪产，则准妈妈要尽量为自己加油，要坚信，最艰难的时刻马上就将过去，而你马上就能看到自己的宝宝了！

顺利度过第一产程的方法

在分娩的第一产程中，疼痛是难以避免的。不过，在第一产程中练习以下动作，就可以让准妈妈安然地度过第一产程。

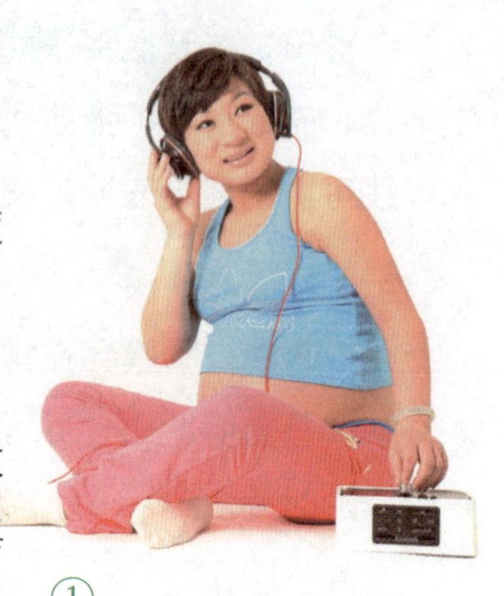
①

⊙宫缩间歇时休息、吃喝、聊天或听音乐

在此期间，宫缩是间断性的，而且不收缩时长，收缩时短，所以有大量时间可以休息，尽管常常被突如其来的疼痛打断，但也要努力使自己放松，抓紧时间休息或进食，如果实在睡不着，也可以和家人聊聊天或听听音乐（图①）。

⊙宫缩来临时作腹式呼吸，并采取舒服的姿势

当宫缩来临时，准妈妈要放松腹部。采取自己喜欢的姿势，不必刻意按照书本上或医生指点的姿势，只要自己觉得舒服，就可以采用。通常，以侧卧位为宜。

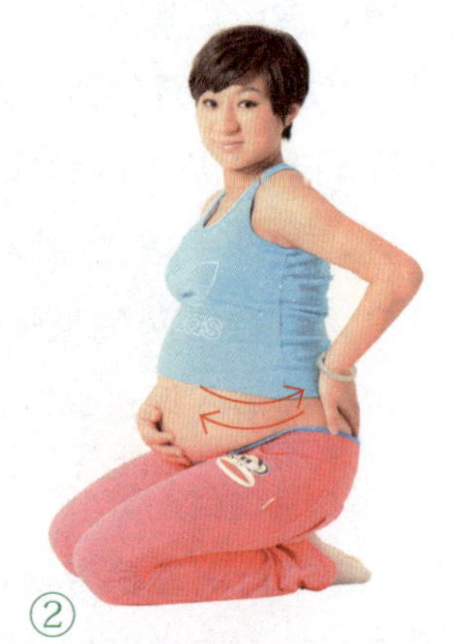
②

⊙跪地式

膝盖跪地，慢慢旋转腰部（图②），或者试着使劲。这样可使胎宝宝容易下降，并且可以减轻对背部的压迫，从而减轻腰痛。

⊙前倾式

准妈妈如果采取仰卧的姿势，其阵痛的感觉会更强烈，而采取跪着或站立的姿势，并靠在准爸爸的身上往前倾，可以减轻疼痛。

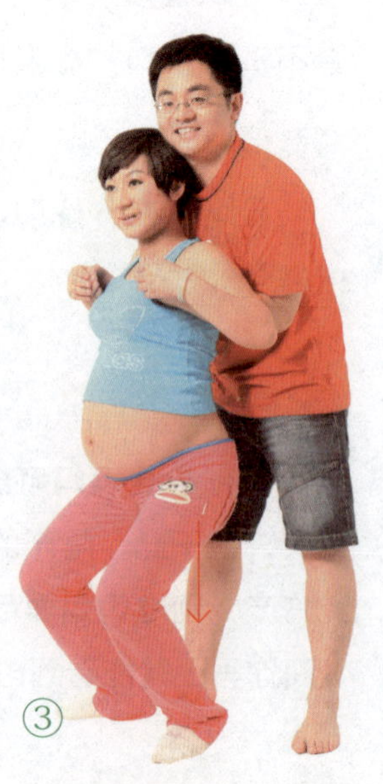
③

⊙蹲式

蹲式也可缓解阵痛。准爸爸站在准妈妈的背后，将手穿过其腋下，准妈妈将体重托付在准爸爸身上，身体往下垂（图③）。准爸爸一定要扶好，否则可能伤到准妈妈。

蹲式要领：不可用力，并张开两脚。自己一人练习

时，可坐在没有背的矮椅上，放松上身的力量，让身体的肌肉保持在松弛状态。这种姿势有助于伸展会阴及预防裂伤。

⊙张脚式

坐在低的小椅子上，大大地张开双脚，使劲地用力，请两位协助者支撑住两腋。

这时候最重要的是使全身放松，一旦紧张，会加强阵痛，胎宝宝也不易下降。

⊙椅子式

分娩过程中，有些阵痛是难以忍受的。无论是怀孕后期，还是分娩时，“椅子式”都能起到缓解阵痛的作用。做法很简单，将手放在椅子或台面上，腰部做画圆般旋转（图④）。这样会感觉阵痛减缓。

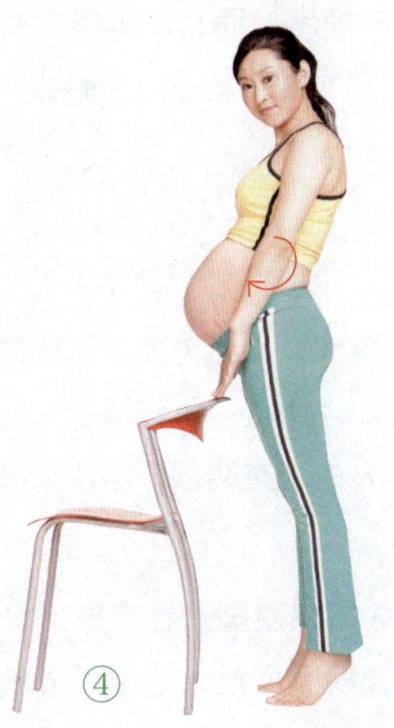

④

⊙躺式

在阵痛的间隔，想要躺下来时，将膝盖放在枕头上面，可以防止脚部抽筋。一旦有睡意，不妨休息一下以储备体力。

⊙俯卧式

双膝跪地，头部、胸部慢慢贴在地板上，抬高臀部。

这个动作可以使分娩速度减慢，防止会阴因没有充分伸展而裂伤。

⊙地板式

在阵痛的间隔，可靠在椅垫上放松地稍歇一会儿。或者将两手、两膝张开与肩同宽，贴在地板上，采用自己觉得轻松的姿势。

不过，要避免靠向后面坐着的姿势，这种姿势会使重量放在尾骨上，限制了骨盆的扩展，导致分娩进行不顺。

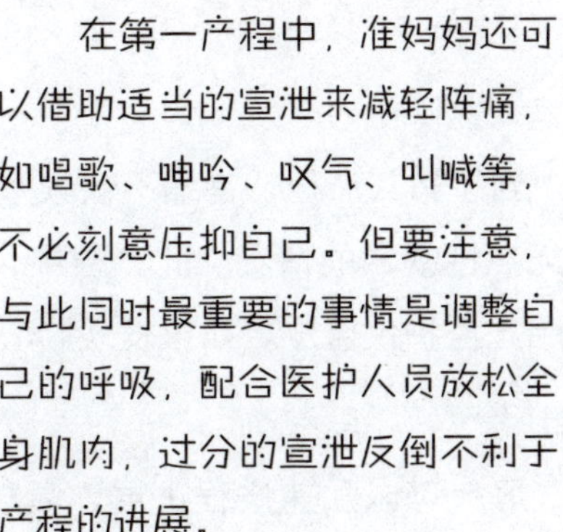

专家告诉你

在第一产程中，准妈妈还可以借助适当的宣泄来减轻阵痛，如唱歌、呻吟、叹气、叫喊等，不必刻意压抑自己。但要注意，与此同时最重要的事情是调整自己的呼吸，配合医护人员放松全身肌肉，过分的宣泄反倒不利于产程的进展。

第二产程

第二产程是从妈妈的宫颈口开全直到胎宝宝娩出为止。对于初产妇来说，这个过程需要1～2小时；对于经产妇来说，此过程仅需要半小时即可。

第二产程的临床表现

到这个产程时，大多数准妈妈的胎膜已经破裂。如果到这时还未破膜，就会影响胎头下降，此时就要施行人工破膜。破膜后，宫缩会出现暂时停止的状况，准妈妈会略感舒适，但不久后宫缩又会重现，甚至比之前要强烈，而且每次持续的时间长达1分钟，间隔时间为1～2分钟。随着产程的进展，当胎头降至骨盆出口时，就会压迫骨盆底组织，引起排便感，这时准妈妈会不由自主地向下屏气。此后，准妈妈的会阴逐渐变薄，肛门括约肌逐渐松弛。随着宫缩，胎头会露出阴道口，而且露出部分会不断地增大。但在宫缩间歇期，胎头又会重新缩回阴道内，这个现象称之为胎头拨露。只有当胎头双顶径越过骨盆出口，即使到了宫缩间歇时，胎头就不会再缩回阴道内了，而这个现象则称其为胎头着冠。在这个时候，会阴扩张到了极限，胎头枕骨开始露出，并会出现仰伸动作，随后，随着产程的进展，宝宝的额、鼻、口、颏部会相继娩出。

在第二产程中，当胎头娩出后，接着就会出现胎头复位及外旋转，随后就会娩出前肩和后肩，至此，胎体很快就会整体娩出，而且后羊水也会随之涌出。有些经产妇的第二产程十分短，有时仅需几次宫缩就可娩出胎头。

第二产程的观察及处理

⊙密切监测胎心

到了第二产程，宫缩不仅频率高，而且强度大，因此需要密切监测胎宝宝有无急性缺氧的情况。此产程中，应勤听胎心，每隔5～10分钟听一次，尽量用胎儿监护仪监测。如果发现胎心减慢，就要及时检查阴道，尽快结束分娩。

⊙指导准妈妈屏气

屏气可以加速产程进展，具体方法是：准妈妈双脚蹬在产床上，两手握住产床把手，发生宫缩时深呼吸屏住，然后像解大便般向下用力屏气以增加腹压。在宫缩间歇时，准妈妈呼气并使全身肌肉放松。当宫缩时再作屏气动作。这种方法对于加速产程进展很有效。

⊙接产

当初产妇宫口开全、经产妇宫口扩张到4厘米且宫缩有规律时，就要将其送至产室做好接产准备工作。具体做法是：让准妈妈仰卧在产床上，两腿屈曲分开，露出外阴，然后在臀下放上塑料布，同时用消毒纱球蘸肥皂水擦洗外阴部，擦洗顺序依次是大阴唇、小阴唇、阴阜、大腿内上1/3、会阴及肛门周围。随后用温开水冲掉肥皂水。然后再用消毒干纱球盖住阴道口，防止冲洗液流入阴道。最后取下阴道口纱球和屁股下的塑料布，铺上消毒巾开始接产，直至胎宝宝娩出。

⊙会阴切开术

对于初产妇而言，由于会阴较紧，因此对胎宝宝的娩出阻力较大，有时可能会发生严重的外伤。在这种情况下，很有必要适时地切开会阴，从而便于胎宝宝的娩出，还可预防会阴损伤，引发盆底松弛等后遗症。另外，由于切开的伤口边缘相较于裂伤较为齐整，因此易于对合，且愈合也较好。

>>实行会阴切开术的情形

◎第一种：会阴较紧，不切开将会导致会阴严重撕裂的准妈妈。

◎第二种：第二产程中宫缩乏力或胎宝宝宫内窒息的准妈妈。

◎第三种：发生臀位初产、手术产、早产等情况。

>>切开部位

◎第一种：会阴侧切开。从会阴后联合向左侧或右侧坐骨结节方向剪开，切口长度大约在3～4厘米之间。

◎第二种：会阴正中切开。从会阴正中线切开，切口长度大约在2～3厘米之间。此切法的优点是缝合简便、愈合良好，但若保护不佳，就有可能出现向下延伸造成三度会阴撕裂的危险。

 专家告诉你 

生产过程中，准爸爸和陪产员或相关医护人员应根据准妈妈的情形，调整其适合的生产姿势（半斜躺坐姿、蹲姿、侧卧等），以放松骨盆底。另外，准爸爸和陪产员以及医护人员可以适时指导准妈妈用力方式、呼吸方式，给予其信心和照护，直到生下宝宝。

>>手术步骤

◎第一步：麻醉。较小的会阴切开，局部麻醉即可。产科医生以一手的食、中二指在阴道内触摸坐骨棘，另一手持接上长针头的针筒，由坐骨结节与肛门连线中位处皮肤刺入，先作一皮丘。然后向坐骨棘方向进针，直达其内下方，注入奴夫卡因溶液，再向切口周围皮肤、皮下组织及肌层作扇形浸润麻醉。必要时可从阴道内进针，这样易达到坐骨棘。

◎第二步：切开。切开时间应在胎宝宝头部露出会阴部约5～6厘米直径时进行。如果切开过早则会导致不必要的失血；如果切开过迟则就失去了切开的意义。产科医生以左手食、中二指插入胎宝宝先露部与阴道壁之间，二指略展开，使会阴稍隆起，然后用绷带剪（或普通剪）剪开。剪开后用纱布压迫止血，必要时结扎止血。

◎第三步：缝合。产科医生用左手两指分开阴道，找到切口创缘的顶端上约0.5厘米处开始缝合。先将阴道黏膜及黏膜下组织缝合或间断缝合至阴道口，然后将深部组织作2～3层间断缝合，最后用丝线缝皮或用肠线作皮内连续缝合。缝合时，一定要注意将组织对齐，不要过紧但不能留有死腔，以免出血或形成血肿。

顺利度过第二产程的方法

⊙宫缩时要用力，间歇期要放松

准妈妈一定要按照宫缩节奏来用力，有宫缩时用力，无宫缩时放松。如果全程用力不放松，就会因用力过度而疲劳。宫缩来时，如果不能正确地用力，就无法顺利地完成分娩过程。

⊙宫缩时正确的用力方法

第二产程宫缩时，要深吸一口气，然后紧闭双唇，憋住气，开始使劲儿。但是，必须注意的是，用劲的方向是阴部。

⊙要听从助产士的指挥

如果助产士说不要用力，要喘气时，那就不要再用力了，否则很可能会造成会阴裂开。另外，有些准妈妈不会使劲，宫缩时不是把劲儿使在阴部，而是使在脸上和胸部；还有些准妈妈不是紧紧闭住双唇憋气；还有的准妈妈如上文所说，就是一味的喊叫，其实这是最不好的分娩禁忌，喊叫不起任何作用。总之，分娩时一定要听从助产士的指挥，她们会帮助你顺利地完成分娩。

解密助产

⊙什么是助产

助产是在产程末期，胎宝宝要娩出时所采取的辅助措施。助产的方式有两种，一种是使用胎头吸引器，一种是使用产钳。中国各医院选择的助产方式不大相同，有的医院选择产钳助产，有的医院则用胎头吸引器助产。

如果在产程中用力向下推挤了很长时间，而且已经完全筋疲力尽了，或者宝宝虽然就快要出来了，但出现了心跳不可靠图形，这时，医生就不能让宝宝在产道内继续待下去了，可能会建议用胎头吸引器或产钳，帮助宝宝从产道中出来。

助产前，如果准妈妈还没有破水，医生会给做人工破膜，用导尿管把膀胱中的尿液排空。然后，除非已经使用了硬膜外麻醉，否则的话，可能会使用阴部神经阻滞麻醉，也就是向阴道壁注射局部麻药，使准妈妈的整个会阴部麻木。

另外，也许还需要做会阴侧切，在阴道和肛门之间的组织上切开一个小口。如果医生是用产钳助产，就更需要侧切，因为产钳需要足够的空间才能放入。

⊙助产的方法

◎第一种：胎头吸引器助产。胎头吸引器是一个柔软的圆形杯子，这个杯子与一个电动吸引泵或小型手动泵相连，这两种泵产生的真空压力，正好可以安全地使杯子托住宝宝的头。另外，杯子上还有一个把手，当医生轻柔地拉动这个手柄时，它会同时让准妈妈向下用力，帮助宝宝下降，并最终从产道中出来。

经过胎头吸引出生的宝宝头部顶端很可能会出现一个鼓起的包块（称胎头血肿），不过，没有经过真空吸引的宝宝有时也会出现这种情况。这个包块一般会在几周之内消失，有时也许需要稍长一些时间。如果产后宝宝真的出现了包块，会很容易发生黄疸，因为包块内部的红细胞破裂后会释放出胆红素，从而引起黄疸。除此之外，使用胎头吸引器助产，宝宝发生其他较为严重的并发症的情况还是相对罕见的。

◎第二种：产钳助产。产钳是一对略呈弯曲的勺形手术钳。如果采用产钳助产，医生会把产钳放入准妈妈的阴道内，置于宝宝头部的两侧。在准妈妈有宫缩的时候，医生会在准妈妈用力的同时，抓住产钳，轻轻地把宝宝向下拉，并最终把他从产道中拉出来。使用产钳助产，宝宝接触产钳的部位可能会有轻微的擦伤，不过，一般几天之后就会消失。有时候，宝宝被产钳夹住的头部会出现头皮水疱，这些水疱看上去虽然不是很好看，但几天之后都会愈合。宝宝出现其他更为严重问题的风险相对较低。

⊙助产的弊端

除了上面提到的胎头吸引器助产和产钳助产给宝宝带来的影响外，助产对准妈妈也会有一些不利之处。首先，不管是胎头吸引器还是产钳，不管有没有做侧切，助产都会增加阴道、会阴和肛门括约肌发生撕裂的危险，虽然肛门括约肌裂口也可能会发生在任何方式的阴道分娩中，但在阴道助产时更常见。

另外，需要产钳助产或胎头吸引器助产的分娩通常要花较长的时间，产后可能会觉得上厕所比较困难，或者有漏尿现象，这是因为骨盆与会阴部的神经和肌肉出现了短暂的变化。此外，如果会阴侧切处或其他裂口还很疼的话，会因不愿意排便而出现便秘的情况。

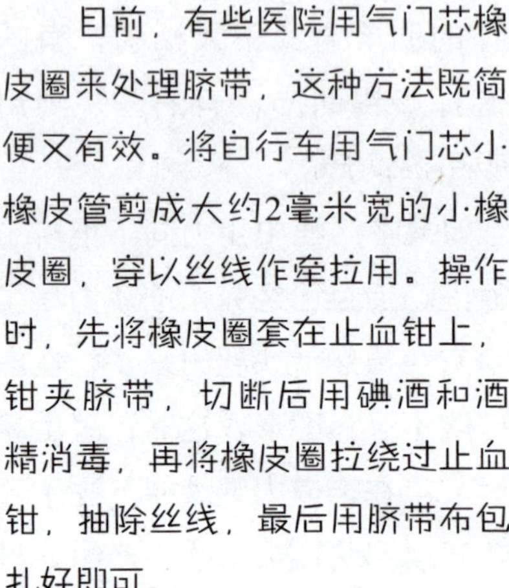
专家告诉你

目前，有些医院用气门芯橡皮圈来处理脐带，这种方法既简便又有效。将自行车用气门芯小橡皮管剪成大约2毫米宽的小橡皮圈，穿以丝线作牵拉用。操作时，先将橡皮圈套在止血钳上，钳夹脐带，切断后用碘酒和酒精消毒，再将橡皮圈拉绕过止血钳，抽除丝线，最后用脐带布包扎好即可。

最后，如果医生试图尝试阴道助产，但还是不能及时让你的宝宝安全娩出，那就需要立即进行剖宫产了。不过，虽然听起来有点儿吓人，但只要宝宝的头部在产道内已经下降得足够低了，而且没有其他阴道分娩可能并发的问题，再加上有经验的医生，助产还是相当安全的。

新生儿处理

⊙呼吸道处理

胎宝宝娩出后，将宝宝放在平台上，及时用新生儿吸痰管清除其口腔及鼻腔的黏液和羊水，以免发生吸入导致新生儿窒息或新生儿肺炎。当呼吸道黏液和羊水确已吸净而仍无啼哭时，可用手轻拍新生儿足底促其啼哭。新生儿大声啼哭，就表示其呼吸道已经畅通。

⊙脐带处理

清理呼吸道后，用两把止血钳夹住脐带，然后在两钳间剪断。接着用75％的酒精在脐根部加以消毒，再用粗丝线在脐轮上0.5厘米处扎两道。但是要注意，一定要扎紧，以防滑脱出血，不过也不可用力过大，否则会勒断脐带。

最后在距结扎0.5厘米处将脐带剪断，并在断面处涂上碘酊及酒精，或高锰酸钾溶液。千万要注意，不要涂到周围皮肤上，以免烧伤。待干后再用纱布覆盖，用脐带布包扎即可。

⊙预防眼结膜炎

一定要注意预防新生儿眼结膜炎，尤其是淋菌性结膜炎。

⊙Apgar氏评分及其意义

做新生儿Apgar氏评分，可以用来判断有无新生儿窒息及窒息的严重程度。这种评分法是以新生儿出生后1分钟时的心率、呼吸、肌张力、喉反射、皮肤颜色5项体征为依据，每项为0～2分。

◎10分。属正常新生儿，无需处理。

◎7～9分。属轻度窒息，需要进行一般性处理。

◎4～7分。属中度窒息，需要进行呼吸道清理、吸氧等治疗。

◎4分以下。属重度窒息，需要紧急抢救。

7分以下，应在出生后5分钟再次进行评分。

⊙新生儿体检

新生儿在入室前，应擦净新生儿足跟打足印及指印于新生儿病历上，系上已经写有新生儿性别、体重、出生时间、母亲姓名和床号的手腕带及包被。然后送新生儿到婴儿室，并进行相应的体格检查。

◎注意有无畸形，如唇裂、多指（趾）、脊柱裂、足内翻等。

◎测量体重、身长及头径，一定要注意新生儿是否成熟，与孕周数是否相符。

◎检查心、肺、肝、脾及四肢活动情况，注意有无损伤等。

◎检查头部。枕先露的胎头，为适应产道形状，常发生胎头变形。若胎头在骨盆内较长时间受压迫，则头皮软组织可发生局部水肿或产瘤，但多在一两天内自然消退。另外，还需检查囟门大小及紧张度。

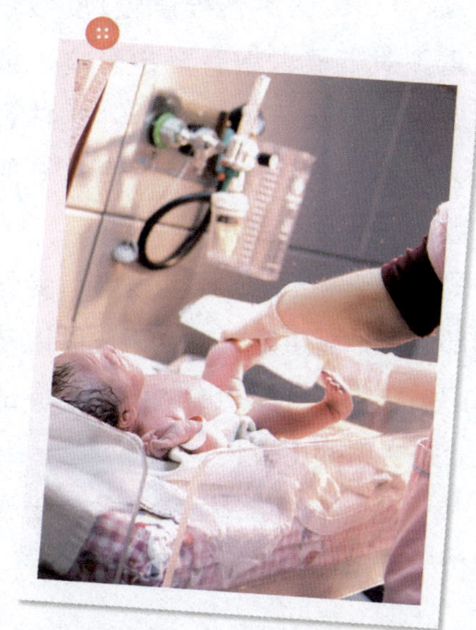

宝宝出生清理干净后，助产士会给宝宝进行初步的测量，如体重、身长等，同时还会打脚印。

会阴撕裂的具体情况

会阴撕裂是自然分娩过程中较为常见的现象，尤其是那些初产妇最容易发生。其实，有时做了会阴切开，最后也有可能出现撕裂。

会阴撕裂的程度

按照会阴裂伤的程度不同，会阴撕裂可以分为4度：

◎1度裂伤。该裂伤程度最轻，受伤的部位主要为会阴表皮、阴道口周围的组织或阴道的最外层。这种裂伤一般都比较小，甚至于不需要缝合，通常都能很快恢复，而且也不会有什么不适感。

◎2度裂伤。该裂伤程度较1度裂伤为重，对下层组织有一定影响，缝合时需要一层一层地进行。这种裂伤会让新妈妈产生一些不适，一般在数周后便会愈合。

◎3度裂伤。该裂伤程度很重，受伤的部位包括阴道组织、会阴皮肤以及肛门括约肌（肛门周围的肌肉）等部位，愈合时间比较长。

◎4度裂伤。该裂伤程度最重，受伤部位为肛门括约肌和下面的组织。

会阴撕裂的部位及应对措施

除了以上撕裂部位之外，裂伤还有可能出现在女性的阴道上端、尿道口附近，不过，这种裂伤通常都很小，无需缝针，但可能在小便时有灼热感。由于会阴撕裂后大小便会比较痛苦，因此有必要的话，让医生开一些软化大便的药物。另外，尽管3度裂伤或4度裂伤较为严重，但疼痛感大都会随着时间的推移而逐渐消除。

会阴切开术大揭秘

很多准妈妈对分娩时医生实施会阴切开术十分排斥，认为分娩过程本来就已很痛苦，医生再给切一刀，无疑是在伤口上撒了一把盐。实际上，产生这样的误解主要是对会阴切开术非常不了解造成的。

怎样避免会阴切开

大体来说，城市女性比农村女性做会阴切开术的比例要高。如果不愿意做会阴切开，可以事先咨询一下医生，看看自己能否不做。

要想避免会阴切开，除了孕期坚持健康饮食和锻炼外，还可以在孕晚期做会阴按摩。在西方国家，从孕34周起，准妈妈就会进行会阴按摩，以增加会阴肌肉的弹性，避免分娩时切开会阴。但是，我国目前还很少有这种做法。如果你有任何疑虑，一定要先咨询医生再决定要不要做。

会阴按摩的做法很简单，先将手指抹上纯植物油，然后在会阴处也抹上纯植物油，接着将大拇指插进阴道内大约3厘米处，再向下方和两侧轻轻按压，直到产生刺痛感为止。

这一动作可保持2分钟左右，然后再来回轻轻按摩阴道下部，时间以3分钟为宜。必须提醒的是，如果确定要做，一定要保证手指的清洁，并在咨询产科医生之后。

会阴切开的后遗症

⊙伤口对生产第二胎的影响

由于会阴部位的血液循环很好，血流量很充足，因此伤口愈合的能力强，不会影响到第二胎的分娩。

⊙对女性产后尿失禁的影响

事实上，不管分娩时会阴是否被切开，宝宝同样都会经过产道，至于会不会出现产后尿失禁的问题，这和准妈妈的骨盆大小、宝宝大小、产程快慢等因素紧密相关。如果分娩过程进行得较长，那么胎宝宝留在产道的时间就长，而阴道被撑开的时间也长，这样就会造成产后尿失禁，所以，这和会阴切开与否并没有绝对的关系。

⊙对日后性生活的影响

通常，如果是分娩时的撕裂伤，伤口乱七八糟，医生又没有修补好，则日后可能会影响夫妻间的性生活质量，这是因为缝合后的疤痕较硬，当过性生活时，彼此牵扯就易导致疼痛。如果会阴切开或撕裂的伤口较为平整，那么缝好后就不会有较硬的疤痕，自然就不会出问题。

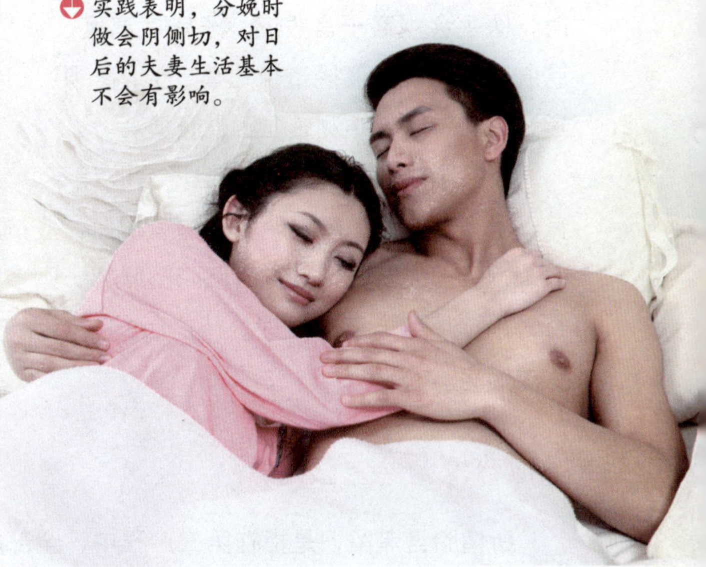

实践表明，分娩时做会阴侧切，对日后的夫妻生活基本不会有影响。

第三产程

第三产程，又称为胎盘娩出期。当胎宝宝娩出后，通常在10～30分钟后，胎盘也会随之娩出，至此，分娩宣告结束。

胎盘如同煎饼状，是胎宝宝的生命支持系统。在妊娠期间，就是通过脐带给胎宝宝供给营养和氧气，并带走废物。

宝宝出生不久，新妈妈体内的宫缩会重新开始，但是强度相对小了很多。这时的宫缩可以使胎盘从子宫壁上剥离下来，然后进入子宫的下方。这时，可能会再次出现向下用力的感觉。就这样，胎盘带着胎膜以及部分羊水会一起排出阴道。

通常，胎盘娩出需要10～30分钟，但有时也可能长达1小时。胎盘娩出的时间，取决于第三产程是自然进行的，还是人工处理的。如果是自然娩出胎盘、胎膜，则需要30分钟左右。如果医生在分娩时注射了催产素，那么这个过程所用的时间会更短。一般来说，经过处理的第三产程，通常在5～10分钟内即可完成。

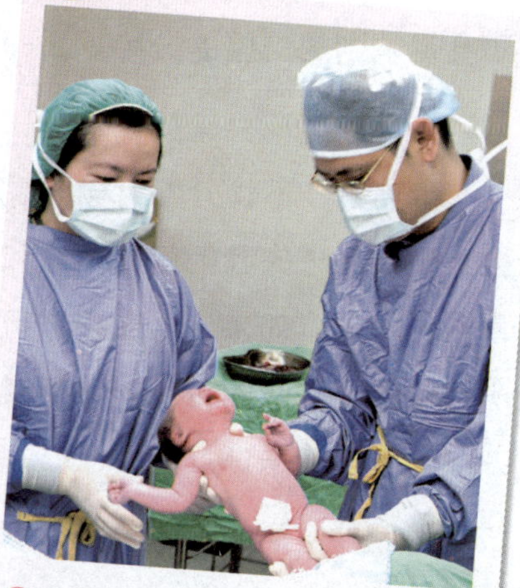

准妈妈娩出宝宝、排出胎盘后，表明分娩全部结束。

新妈妈胎盘娩出后，应在产房观察2小时，医生会观察子宫收缩、子宫底高度、膀胱充盈情况以及阴道流血量、会阴、阴道有无血肿等，并测量血压、脉搏。

如果阴道流血量不多，但子宫收缩不良、子宫底上升，就说明宫腔内有积血，应挤压子宫底排出积血，并给予子宫收缩剂。如果新妈妈自觉有肛门坠胀感，则多提示有阴道后壁血肿，应进行肛查，确诊后给予及时处理。待产后2小时后，医生会将新妈妈和宝宝送至母婴室或病房。

胎盘滞留是怎么回事

所谓胎盘滞留，是指在第三产程中，全部胎盘或部分胎盘、胎膜未能排出体外，留在子宫内的情况。

正常情况下，当胎盘娩出后，子宫就会继续收缩，从而关闭子宫内所有血管的断端，以实现止血的效果。但是，如果胎盘未能彻底从子宫壁上分离，且脐带很细或者牵拉过于用力，就可能导致脐带被扯断，这样就会造成胎盘滞留。当然，胎盘滞留的原因有很多。大体上来说，一旦出现胎盘滞留，就很可能出现以下征象：

◎子宫无法正常收缩，宫内血管持续出血。

◎如果胎盘排出失败，就不得不人工取胎盘。胎盘取出后，新妈妈必须接受一个疗程的抗生素治疗，以预防感染。

◎如果在生完宝宝的数天或数周后，发生持续的严重出血，就需要做一次B超检查，查看一下宫腔内是否有残留物。如果有，就必须马上住院清除残留物。

第三产程的注意事项

大多数准妈妈的第三产程都会很顺利。在胎盘娩出后，医生会仔细检查新妈妈的胎盘和胎膜是否完整，以便确认子宫内没有留下任何残留物。此外，医生还会用手摸摸新妈妈的腹部，以检查子宫收缩的程度，看其是否变得比较硬，因为这样才可以让胎盘剥离的部位止血。

通常，生理性第三产程比经过处理的第三产程的失血要多，因此如果有以下情况，医生便不会让胎盘自然剥离：

◎贫血。

◎胎盘低置。

◎孕期有过严重出血。

◎接受了助产或剖宫产。

◎接受了引产或产程很长。

◎上次分娩时曾有过严重出血或胎盘滞留。

◎双胎妊娠或有其他使子宫过分拉伸的症状。

专家告诉你

不管是胎盘滞留，还是产后出血，抑或是生产后再挨一刀，都是非常小概率的事情。准妈妈千万不要因此而有心理压力。也可以再一次向医生询问医院的急救措施，把心放宽。

向早产说“不”

当准爸爸正甜蜜地憧憬着一个月之后瓜熟蒂落的那一天，胎宝宝却提前来报到了，是不是让你有些惊慌失措呢？这种现象在医学上称为早产。具体来说，早产是指准妈妈在妊娠28～37周之内分娩。

研究表明，早产的新生宝宝存活的概率与胎龄成正比。胎龄越短，体重就越小，器官发育和身体机能就越不完全，成活的概率就低些；反之则成活的概率高一些。

不可忽视的早产征兆

早产和足月分娩相似，在早产前也会出现临产征兆。因此，准妈妈一定要多加留意，保证安全，尽量避免发生早产。

般来说，早产的征兆主要有以下几方面：

◎下腹部有下坠感。

◎胎动过多或过少。

◎阴道分泌物增多或带有血丝；出现阴道流血或点滴出血。

◎忽然破水。

◎1小时内宫缩超过4次。

◎感觉肚子像月经来前的闷痛。

◎腰背部疼痛，特别是在以前没有腰背部疼痛史的情况下。

预防早产，从点点滴滴做起

早期诊断与早期治疗是预防早产的关键。也许我们没有办法彻底杜绝早

专家告诉你

在大多数情况下，如果准妈妈在怀孕34周后出现了早产征兆，医生通常会允许把胎宝宝娩出。在34～37周间出生的宝宝，若没有其他问题，一般都可以健康生存。待宝宝出生后，可能需要在新生儿ICU病房住上一段时间，也可能会发生一些短期的健康问题，但最终都会和足月宝宝一样健康。

产儿的出现，但我们可以在平时的生活中多加预防，从而将早产的概率降到最低。

◎注意口腔卫生。准妈妈患上牙周病，如果未能在胎宝宝较为稳定的4～6个月内进行口腔治疗，则口腔细菌就极有可能导致全身性的感染而诱发早产。

◎避免从事会增加腹压的活动。如提重物、弯腰捡东西等。

◎注意身体的清洁及舒适。搞好个人卫生，避免穿紧身衣物。

◎注意个人健康。准妈妈一定要避免感冒、尿道炎、阴道感染等感染性疾病的发生。

◎避免劳累。在孕7月后，准妈妈要避免从事过度劳累的体力活动，尽量不要做重体力劳动。另外，要学会释放工作压力。

◎释放心理压力。长期的心理压力会导致相关激素的产生，也会刺激其他激素的连锁作用而触发子宫收缩造成早产。

◎要二胎的间隔时间要长些。现代科学研究表明，如果两次分娩的间隔时间太短，就可能会增加早产或新生儿死亡的发生概率。前一胎分娩到下一胎怀孕之间如果相隔不到半年，则与一般胎宝宝相比，则下一胎发生早产、低体重儿的概率就会增加40％左右。如果间隔不到一年，则宝宝早产、低体重儿的出生概率也会增加10％左右。

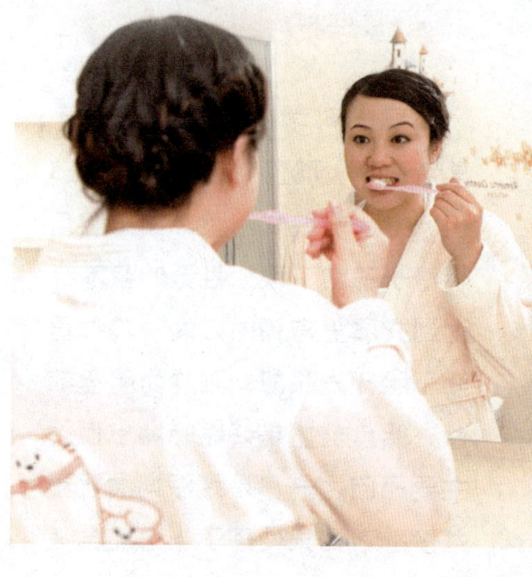

准妈妈一定要重视口腔卫生，因为口腔卫生直接与自身健康及胎宝宝的安全相关联。

专家告诉你

准妈妈腹部膨大，活动不便，操劳过度或剧烈运动都容易使胎宝宝躁动不安，甚至出现早产症状。作为准爸爸，要自觉地多分担一些家务事，不要让妻子做重活儿，让她有充分的睡眠和休息时间。在出门时，要注意保护妻子，避免其腹部受到冲击和挤压。

应对引产早准备

所谓引产，就是指产科医生通过药物或某种技术手段促使子宫收缩，从而使产程开始的一种分娩方式。引产意味着人为启动分娩，但也属于自然分娩的形式。

引产的原因

通常情况下，如果医生认为自然分娩的风险高于让胎宝宝马上出生的风险时，就需要做引产了。

引产的原因有很多，主要有以下几点：

◎羊水过少。

◎胎盘功能异常。

◎有过足月死产史。

◎胎宝宝没有按正常标准增加体重或发育。

◎准妈妈患有糖尿病或其他严重器质性疾病。患这些病症的准妈妈，因为身体较为虚弱、精力不济，继续妊娠时对其本身与胎宝宝都不利，应当考虑引产。另外，以超声波等法检查，发现胎宝宝严重畸形或胎宝宝不能生存者，也需立即引产。

◎破水后，在正常的时间范围内未能自然分娩。

◎预产期1～2周后尚未分娩，通常会在孕41周后做引产。

◎羊水过多的准妈妈。当准妈妈羊水过多时，子宫底会急骤升高，从而压迫胃，甚至使心脏移位，这种情况常会导致心悸、憋气，难以平卧，影响睡眠和饮食。如经医生确诊为羊水过多致使恶性反应及胎宝宝畸形者，应立即引产，终止妊娠。

专家告诉你

现代科学研究表明，在正常情况下，胎盘附着于子宫体部的后壁、前壁或侧壁。如果胎盘附着于子宫下段，甚至胎盘下缘达到或覆盖宫颈内口处，其位置低于胎儿先露部，则称为胎盘前置。胎盘前置是妊娠晚期出血的主要原因之一，是妊娠期的严重并发症，如果处理不当可能会危及母婴生命安全。

引产的方法

如果准妈妈的宫颈口还未张开，医生可能会用药物或其他方式来人工启动这一过程。一旦宫颈打开，就会有自主宫缩。

通常情况下，医生最常用的促使宫颈打开、宫缩开始的引产方法包括以下几个：

◎使用催产素——静脉注射药物，这是比较常用的方法。

◎使用弗利氏导尿管——将导管插入宫颈中。

◎使用前列腺素类药物——在阴道内放入含前列腺素的药物。

◎剥离胎膜——将手指伸进去把羊膜囊从子宫下部做人工分离。

◎人工破膜——插入一个小塑料钩状器具刺破羊膜囊。

引产的风险

由于引产需要借助器具或药物，因此不可避免地存在风险，主要风险有以下几点：

◎假如引产失败，准妈妈就需要进行剖宫产。虽然通过催产素使宫颈打开进行引产的过程需要很长时间，但也有一定的时期，并非可以无限期进行，因此，当超过24～48个小时时，如果还没有分娩，医生就会认为引产失败，就要做剖宫产了。

◎引产失败后再做剖宫产则引发并发症的可能性很高，同时，这样做会延长住院时间。

◎使用催产素、前列腺素或乳头刺激等手段时可能会过度刺激子宫，从而使宫缩过于频繁，而宫缩强度和持续时间高过正常时，又会对胎宝宝形成压力。因此，在这种复杂的情况下，以上方法都很可能会造成比较严重的后果。

不能进行引产的情况

引产与否，不是由自己决定，而且也不是所有准妈妈都可以引产。需要注意的是，如果

引产与否，准妈妈与准爸爸一定要在咨询医生后再作定论！

出现以下情况，就不能做引产。

◎胎宝宝无法承受宫缩的压力，需要立即分娩出来。

◎发生前置胎盘。

◎脐带在宝宝的头前。

◎曾做过纵切口的剖宫产手术或其他子宫手术。

◎患有生殖器疱疹感染。由于引产的风险较大，因此一定要事先多多咨询医生，了解一下究竟有没有引产的必要。

引产后的注意事项

⊙引产后要多加休息

引产后，身体肯定会很虚弱，这时就要注意合理休息，时间以一个月为宜。

⊙引产后要补充营养

对于准妈妈来说，引产会流失很多能量，因此，适当补充营养是相当有必要的。

⊙引产后可以进行适当的锻炼

引产以后，引产女性的身体比较虚弱，因此在身体条件允许的情况下，可以适当锻炼，增强体质，以增强身体免疫力。

⊙引产后要注意卫生

引产后的女性，身体抵抗能力大为下降，极易感染疾病，因此引产后一定要多加注意外阴卫生，保持内裤清洁、干燥。另外，还要加强营养，增强身体的抵抗力。

⊙引产后严禁性生活

准妈妈引产后，在身体尚未恢复前，如果进行性生活，就极有可能引起内生殖器感染，进而引发炎症，因此，在引产后1个月内切勿进行性生活。另外，引产后的短期内不要盆浴或坐浴。

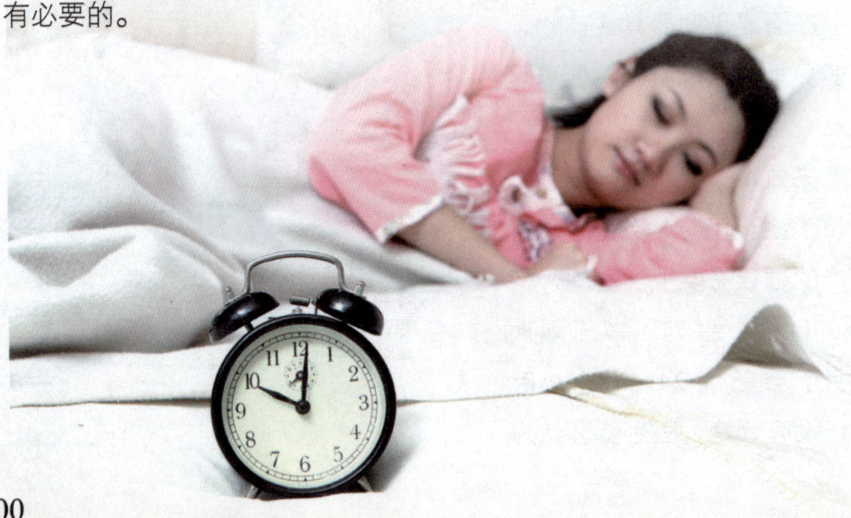

准妈妈引产后，一定要多加休息，不可睡得太晚。

为什么需要催产

催产的原因

通常来说，妊娠期超过42周就属于过期妊娠。过了42周后，胎盘和脐带就开始老化，这对准妈妈和胎宝宝的健康十分不利，而且会增加难产和胎宝宝宫内缺氧的风险。如果准妈妈的身体状况不是很好，就极有可能出现生命危险。鉴于此，就需要进行催产。

催产的时间

一般情况下，如果到了预产期还未分娩，准妈妈就要定期到医院进行产前检查，医生会根据胎动、胎心监护以及B超羊水量决定何时催产。在监测过程中，一旦发现羊水偏少、胎动不好时，医生就会安排入院催产。当然，通常不会超过42周。另外，到了39周时，自己也可以通过运动或饮食等方法来预防分娩延期。一般说来，41周就可开始住院进行催产了。

哪些准妈妈不适合进行催产

对于准妈妈们来说，如果存在下列情况之一就应该禁用催产法，以免引发子宫破裂的严重后果。

◎明显胎头大小与骨盆不称。

◎胎位不正，如横位。

◎有过剖宫产史或做过肌瘤剔除术者。

专家告诉你

催产分为自然催产和药物催产两种方法。其中，药物催产是最为常见的一种催产方法。药物催产通常使用催产针。催产针的主要药物成分为缩宫素（催产素），它的作用是增强宫缩，促使胎宝宝娩出。事实上，究竟是否使用催产针，并非是由准妈妈或家人要求的，而是医生在经过细致的评估后决定的。通常情况下，只有发生过期妊娠或其他必要的情况，医生才会安排进行药物催产。

关于分娩的认识误区

生活中，有许多关于分娩的错误认识，给准备分娩的准妈妈们带去了困扰。这里，我们将详细介绍分娩中存在的误区，以澄清事实，看清分娩的真相。事实上，只要科学地认识分娩，就可以让准妈妈们安心地走上分娩床。

分娩时的疼痛前所未有

很多人一听到分娩，就会想到电影或电视剧中产房里那撕心裂肺的惨叫声。

实际上，自然分娩的疼痛程度并非所有人全部等同，而是因人而异的。的确，有些妈妈认为分娩时的疼痛是她们这辈子所经历过的最痛的痛。但是，也有些妈妈认为分娩时的疼痛并非最痛，这种疼痛远远比不上肾结石或骨折导致的痛。

对于从未经历过分娩的初产妇来说，如果之前没有经历过什么疼痛，那么就会觉得分娩最痛。实际上，自然分娩的疼痛是相对的，每个人对疼痛的耐受力都不尽相同，因此要尽量做好充分的心理准备，多从孕妇学校了解减痛方法。

总之，不管使用何种分娩减痛法，都要提前和医生沟通好，最后看自己适合哪一种。

剖宫产的宝宝比较聪明

实际上，无论哪一种分娩方式，对宝宝的智力都很难说有着非常直接的影响。

现代科学研究表明，宝宝的智力主要受到先天因素的影响，如遗传、营养、分娩异常等，这些都会对胎宝宝的智力产生一定的影响。除此以外，宝宝出生后的营养摄入以及所受的教育对其智力的影响也非常大。

在现实生活中，有一些妈妈认为经过自然分娩的宝宝由于其头部在产道中受到不同程度的挤压，因此会影响其大脑发育。

事实上，产道的这种挤压对宝宝的外周感觉神经确实会产生一定的刺激，但这种刺激对其本位感、触觉及平衡能力都大有益处。而剖宫产的宝宝在出生后则容易发生窒息、湿肺等症状。

剖宫产手术简单、不疼

很多女性认为，剖宫产很简单，很轻松。事实上，剖宫产并没有那么简单。

毋庸置疑，剖宫产是一个大手术，医生要在准妈妈的腹部和子宫上分别切口，而这必然会增加感染的风险。手术完成后，新妈妈依然要和自然分娩的新妈妈一样应对各种产后难题，如乳房胀痛、情绪变化、阴道分泌物等。

此外，剖宫产妈妈还要面对剖宫产所带来的产后疼痛。

从安全性来讲，剖宫产的风险远远大于自然分娩的风险。研究证实，剖宫产的妈妈更容易发生感染、大出血等症状，甚至还会出现膀胱和肠道损伤的状况。

分娩时既不能吃也不能喝

其实，刚开始喝一些流质食物是可以的，比如水、果汁等。进入第一产程早期，进食是可以的，但通常都会由于恶心而吐出去。但是，进入第一产程活跃期后，也就是当宫口开到4指后，进食后就不会再吐了。

不过，有一些专家反对在此阶段进食，他们认为如果这时出现某种并发症需要全麻，进食就很可能会带来危险。

事实确实如此，一旦全麻后，自己将无法自主控制咽反射，那样一来，胃里的食物极有可能上涌入肺中。更为严重的是，进食后全麻，极有可能在手术过程中，食物涌入气管，进而导致无法呼吸。虽然这种状况相当少见，但是为了安全起见，建议准妈妈们最好在全麻前不要进食。

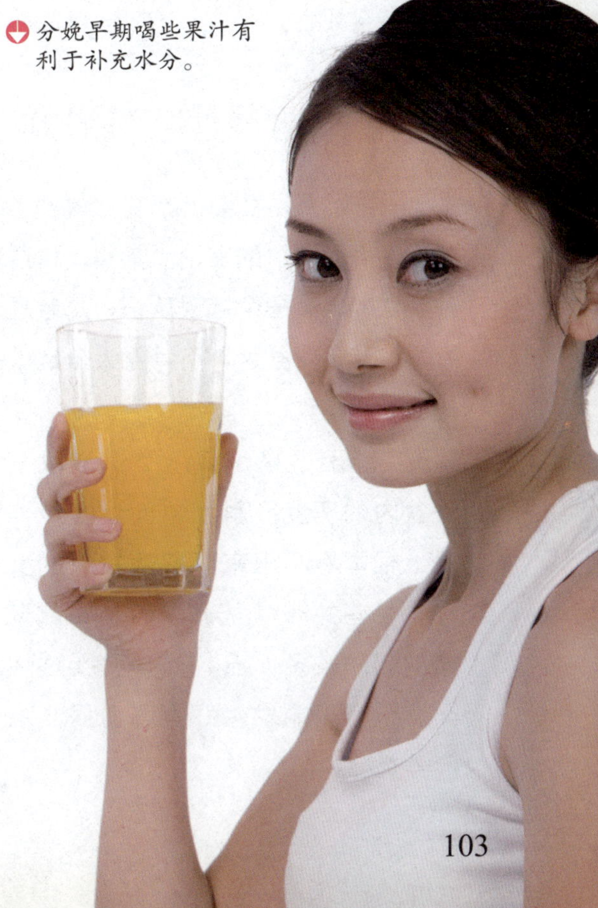

分娩早期喝些果汁有利于补充水分。

挑时辰“剖”吉祥儿

现如今，有一些比较迷信的准妈妈为了讨个好彩头，便私自为宝宝选一个比较好的出生时间，而会要求剖宫产。

众所周知，决定一个人未来成就的高低，虽有遗传等先天因素的影响，但更重要的是教育、成长环境等后天因素的影响。因此准妈妈及其家人在分娩时间的选择上，一定要以科学的态度来对待。

临床实践表明，如果胎宝宝尚未足月便剖宫生产，往往会使其先天不足，甚至死亡。

臀部大的女性生产较顺利

一直以来，社会上都有“臀部大的女性好生养”的言论。其实，持这种说法的人有一个错误认识，那就是臀部大就是骨盆大，而骨盆大自然就好生。

实际上，是否好生关键取决于骨盆内的宽度及斜度，而这些从外观上根本看不出来。臀部较大的女性，有些并非骨盆大，而是臀部聚集的脂肪较多而已，而这种女性怀孕后极有可能发生妊娠高血压、难产等状况。

鉴于此，臀部大的女性并不一定就好生。

顺产会影响身材

在大多数情况下，女性的身材在孕期会变得十分丰满，并且会出现脂肪堆积，面部和四肢也会出现臃肿。其实，这些妊娠期出现的身体变化在产后通常都可以逐渐消除。如果是顺产，那么在分娩过程中还会消耗一部分脂肪，因此顺产通常比剖宫产恢复得更快些。

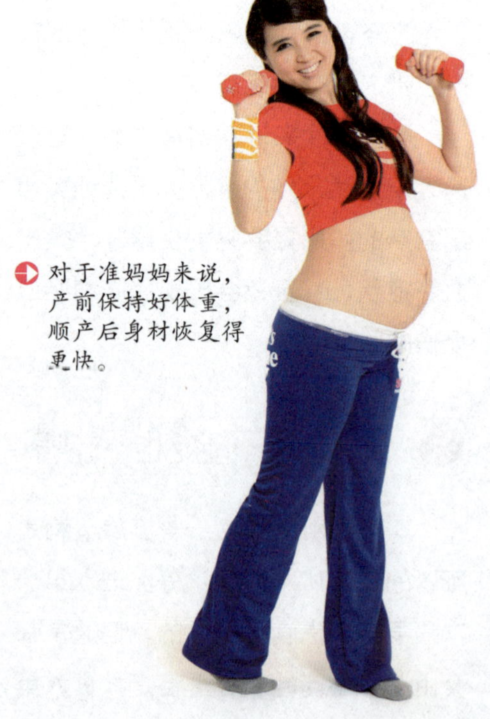

对于准妈妈来说，产前保持好体重，顺产后身材恢复得更快。

Part 3

月子篇

正确调理，健康美丽一辈子

一直以来，坐月子都被视为女性调养体质的最佳时期。对于经历过妊娠分娩的新妈妈们来说，产后要想恢复到孕前般靓丽，就要在坐月子时注意饮食和运动，从而在生理和心理上全面进行恢复和保健，争取早日成为健康、漂亮的新妈妈！

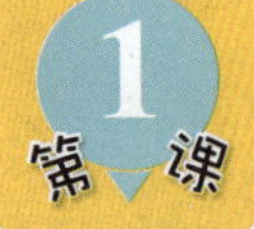

第1课 开胃排毒，利水消肿

在产后第1周，由于在分娩时消耗了巨大的能量，因此大多数新妈妈会感觉到身体十分虚弱，而且胃消化能力较弱，再加上恶露量较多，因此这个时期的食补应以开胃排毒、利水消肿为主。

妈妈留言板

母子变化

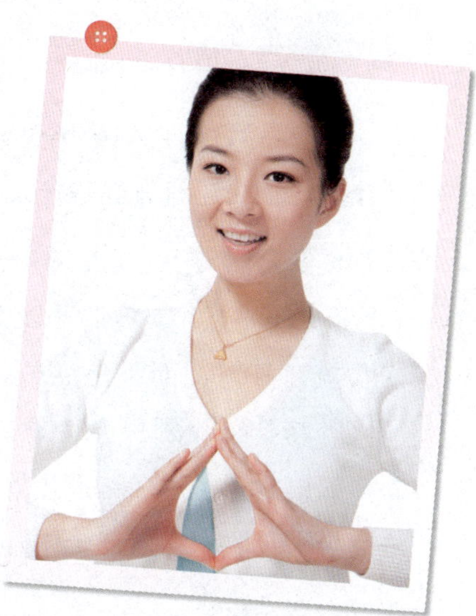

- 在分娩后的2~3天，乳房会增大。
- 分娩后的痛感从第三天开始起有所缓解。
- 恶露在分娩当天和次日较多，以后逐渐减少，一周后与平时的月经量差不多。
- 分娩后，由于雌激素、黄体酮以及黑色素细胞分泌的激素都有所下降，孕期所表现的色素沉着现象，如乳晕、乳头、脸部的褐斑以及腹部的黑中线等都会逐渐消失。
- 分娩后，新妈妈通常食欲较差，由于进食少，水分排泄多，故肠道内容物较为干燥，再加上腹肌及盆底松弛、会阴伤口疼痛，因此极易发生便秘。
- 分娩一周后，子宫开始逐渐缩小。

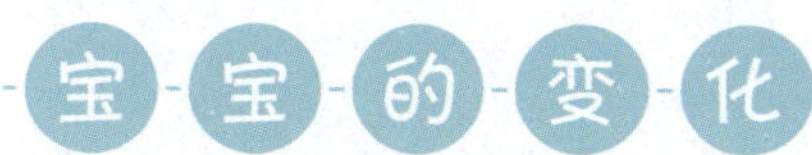

- 这个时期，宝宝几乎一整天都在睡觉。
- 宝宝在出生的第二天会排出黑绿色的胎便，从第四天或第五天开始，胎便会逐渐变成黄色。
- 每天排尿6~10次，排尿次数多但量比较少。
- 在出生一周时体重稍稍有所下降。
- 出生后半小时内就能吮吸和吞咽母乳。
- 新生儿的脐带，一般在出生1周后逐渐干枯，变成黑褐色，自然脱落。
- 在出生时皮肤发红的新生儿过一、两周后，就像洗海水澡时被晒过的那样，脱一层薄皮，这是正常的，不用去管它。
- 从第4~7天，新生儿的乳头常常发肿。不论是男孩、女孩都是如此，甚至流出乳汁。这种现象在两、三周里会自动消失。

饮食调养保健康

产后第1周的饮食要点

在产后第1周，刚经历过分娩的新妈妈们消耗了巨大的体力，因此身体十分虚弱，加之还有恶露等产后不适症状，因此在饮食方面要严格注意。

⊙饮食要开胃

产后第1周，饮食调养以开胃为主，口味要清淡。需要强调的是，现在的饮食重在开胃，而不是滋补。只有胃口好，才会吸收好。如果产后第1周就“大补特补”，那只会使胃口更差，因为太过于油腻的食物会让人反胃。另外，如果食用了过多难消化的食物，超过了胃肠道的消化能力，则食物不仅无法完全被吸收利用，还会增加肠胃的负担，最终导致消化不良。

⊙饮食易消化

产后第1周的饮食在考虑易消化的同时，还要考虑有利于下奶，因此，这个阶段的饮食以半流质、软饭为宜，可选用稀粥、汤面、馄饨、面包、牛奶、豆浆等。在粥的选材上，建议选择小米，因为小米中铁的含量远远高于大米，而且B族维生素的含量也高，所以小米熬粥对新妈妈养血大有益处，可以让新妈妈尽快恢复体力。

⊙饮食要多样

在产后第1周，新妈妈的饮食一定要多样化，以保证膳食营养的摄取平衡。最好是荤菜和素菜搭配起来吃，粗粮和细粮搭配起来吃，植物蛋白和动物蛋白搭配起来吃。另外，新妈妈要少食多餐，除了正餐之外，可在下午和晚上各加餐一次，比如牛奶、小米粥、水果等，但不宜食用过量。

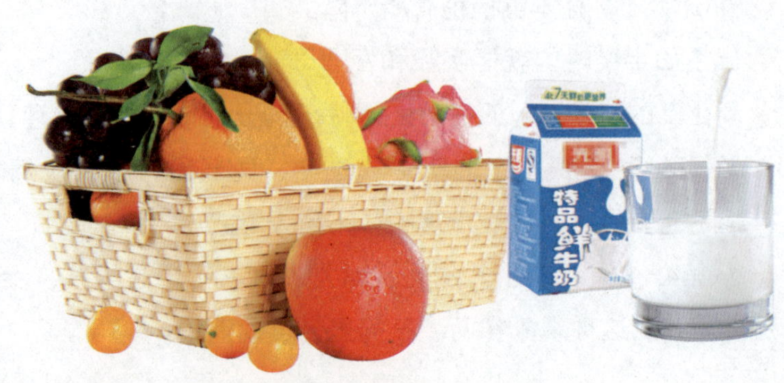

在产后第1周，新妈妈的饮食一定要丰富，这样才能使其营养达到均衡。

新妈妈最宜吃的蔬菜及豆、蛋

食物	作用	营养分析
莲藕	消除瘀血	莲藕中含有大量的淀粉、维生素和无机盐，营养十分丰富，口味清淡，有祛瘀生新的作用。新妈妈多吃莲藕，可以及时清除体内积存的瘀血，从而增进食欲，帮助消化，促进乳汁分泌。
莴笋	通乳活血	莴笋是春季的主要蔬菜之一，其中富含多种营养成分，如钙、磷、铁的含量就较多，可以助长骨髓、坚固牙齿。中医认为，莴笋有清热、利尿、活血、通乳的作用，尤其适合产后少尿和无乳、少乳的新妈妈食用。
黄花菜	缓解产后不适	黄花菜富含蛋白质、磷、铁、维生素A、维生素C等营养素，且味道鲜美，非常适合做汤品。月子里的新妈妈容易出现腹部疼痛、小便不畅、面色苍白、睡眠不安等症状，平时经常适量食用黄花菜可改善和缓解以上症状。
黄豆芽	修复产后损伤	黄豆芽中含有大量的蛋白质、维生素C、膳食纤维等营养成分。其中，蛋白质是组织细胞生长的主要材料，可以修复分娩时损伤的组织；维生素C可以增加血管壁的弹性和韧性。新妈妈经常适量食用黄豆芽可预防产后出血。豆芽中的膳食纤维可以润肠通便，改善新妈妈的便秘症状。
鸡蛋	滋补	鸡蛋是新妈妈坐月子时的必吃之物。在我国，无论南方还是北方，月子期间都少不了鸡蛋。中医认为，鸡蛋可活血行经，散结消肿，适合肾虚腰疼的新妈妈食用。

新妈妈最宜吃的肉类及水产

食物	作用	营养分析
乌鸡	滋补催乳	乌鸡含有氨基酸、维生素B_2、烟酸、维生素E等营养素，而胆固醇和脂肪含量则很少。乌鸡的滋补作用很强，尤其是其富含的黑色素，有滋阴补肾、养血填精、益肝退热、补虚等作用。产后适量喝些味美香浓的清炖乌鸡汤，有助于新妈妈下奶。
黄花鱼	补气	产后适量食用黄花鱼，对改善新妈妈产后贫血、失眠、头晕、食欲不振、产后体虚等都有一定的作用。
鲤鱼	排恶露	食用鲤鱼可益气健脾，通脉下乳。鲤鱼肉细嫩可口，非常适合新妈妈产后食用。如果将鲤鱼用于通乳，只需在鲤鱼汤里放少许盐即可，无需放入其他调料。
鲫鱼	催乳	鲫鱼是新妈妈的催乳佳品，坐月子喝鲫鱼汤一直是中国最古老的传统，一直沿用至今。新妈妈产后常喝鲫鱼汤有助于增加奶源。
猪蹄	通乳	现代科学研究表明，猪蹄中含有大量的胶原蛋白，而胶原蛋白在烹调过程中可转化为明胶，可以增强细胞的生理代谢功能。此外，中医认为猪蹄“助血脉，充乳汁”，因此猪蹄也是新妈妈通乳滋补的佳品。

续表

食物	作用	营养分析
羊肉	增强体质	羊肉富含蛋白质、脂肪，营养非常全面。产后新妈妈食用羊肉可以促进血液循环，增强机体免疫力。
牛肉	滋养脾胃	牛肉可补中益气，滋养脾胃，强健筋骨，化痰息风，止咳止涎。牛肉中的氨基酸比猪肉更接近于人体，经常食用可以提高机体的抗病能力，故非常适合剖宫产新妈妈食用。
海带	补碘、铁	海带中含有丰富的碘和铁，其中，碘是制造甲状腺素的主要材料，铁是制造血细胞的主要材料。新妈妈经常适量食用海带，可以增加乳汁中碘和铁的含量，宝宝吃了含丰富碘和铁的乳汁，有利于身体的生长发育。
猪血	补血	猪血具有利肠通便的作用，可以清除肠腔内的沉渣浊垢，对尘埃及金属微粒等有害物质具有净化作用，可避免人体发生积累性中毒。同时，猪血含铁较高，且容易被人体吸收利用，具有良好的补血功能，适用于产后贫血的新妈妈食用。
猪瘦肉	补铁	猪肉是目前人们餐桌上重要的动物性食品之一。猪肉为人类提供了优质蛋白质和必需的脂肪酸。此外，猪肉可提供血红素（有机铁）和促进铁吸收的半胱氨酸，对改善新妈妈产后缺铁性贫血有一定的辅助作用。因为猪肉纤维较为细软，结缔组织较少，肌肉组织中含有较多的肌间脂肪，因此，经过烹调加工后肉味特别鲜美。
虾	通乳补钙	虾营养丰富，且其肉质松软，易消化，对身体虚弱以及病后需要调养的人非常有益，因此非常适合产后身体虚弱的新妈妈食用。另外，虾的通乳作用较强，并且富含磷、钙等营养素，对宝宝也有一定的补益作用。

新妈妈最宜吃的水果

食物	作用	营养分析
苹果	缓解产后不适	苹果富含糖、苹果酸、鞣酸、维生素、果胶及无机盐等营养，可预防和缓解维生素C缺乏症（坏血病），并能使皮肤滋润光泽。苹果中的果胶和细纤维能吸附并消除细菌和毒素，可以起到涩肠健胃、生津开胃和解暑的作用，有利于患妊娠高血压综合征的新妈妈及早康复。
橘子	补充维生素	橘子富含多种维生素，尤其是维生素C的含量最多，能保护毛细血管的完整性，从而使皮肤变得柔嫩，防止产后面部皱纹形成，可起到美容作用。哺乳期的新妈妈经常适量吃橘子可促进宝宝对钙的吸收，从而防止小儿佝偻病的产生。另外，橘子还能增加新妈妈对严寒的抵抗力，对新妈妈受凉后的伤风咳嗽有一定的辅助治疗作用。
桂圆	补血益脾	桂圆性温、味甘，无毒，为补血益脾之佳果。产后体质虚弱的新妈妈，适当吃些新鲜的桂圆或干的桂圆肉，既能补脾胃，又能补心血不足。
香蕉	通便补血	香蕉性平，味甘，含有大量磷、铁及膳食纤维，有润肺滋肠、利胆降压、通便补血的作用，是防止新妈妈产后便秘的首选水果。另外，香蕉还含有丰富的铁，新妈妈摄入的铁质多，乳汁中的铁质也就会相应增多，故对预防宝宝贫血也有一定的辅助作用。

续表

食物	作用	营养分析
荔枝	补脾益肝	荔枝性温，味甘，有补脾益肝、止咳养神和止渴解乏的作用。食用后能减少新妈妈产后恶露，尤其对产后肝脾虚弱的新妈妈有保健作用。
猕猴桃	通乳利尿	猕猴桃性平、微凉，味甘，维生素C含量极高，有解热、止渴、利尿、通乳的作用。新妈妈常食可强化免疫系统，对于剖宫产新妈妈术后恢复有利。但因其性微凉，故食用前宜用热水烫温，以每日1个为宜。
红枣	补血	红枣性温，味甘。红枣是水果中最好的补药，具有补脾养胃、益气生津、活血通脉和解毒等作用。尤其适合产后脾胃虚弱、气血不足的新妈妈食用。
榴莲	补虚驱寒	榴莲性热，味甘，有水果之王的美誉。因其性热，能壮阳助火，对升高体温、加强血液循环有良好的作用。新妈妈产后虚寒，不妨以此为补品。值得注意的是，榴莲性热，不易消化，多吃易上火，但与山竹伴食，即可平定其热性。同时，易有小肠粘连的剖宫产新妈妈需慎食榴莲。
木瓜	通乳	木瓜性温，不寒不燥。木瓜中含有的木瓜素，有高度分解蛋白质的能力，鱼肉、蛋类等食物在极短时间内便可被它分解成人体很容易吸收的养分，直接刺激母体乳汁的分泌。新妈妈产后乳汁稀少或乳汁不下时，均可用木瓜与鱼同炖后食用。

产后第1周的饮食禁忌

⊙不宜吃老母鸡

老母鸡含有较多的雌激素，新妈妈吃了之后会导致乳汁分泌不足，甚至回奶。这个时候喝公鸡汤比较合适。

⊙不宜吃过硬的食物

过硬的食物对牙齿不好，也不利于消化吸收，所以新妈妈应选择吃一些松软可口的食物。

⊙对海鲜过敏的新妈妈不宜吃虾和贝类食物

海鲜属于高蛋白食物，产后适当食用有利于身体恢复和伤口的愈合，但如果新妈妈对海鲜食物过敏，那么在伤口愈合之前最好不要吃虾和贝类食物。另外，处在哺乳期的新妈妈不宜吃螃蟹等寒性较大的水产品，以避免宝宝出现过敏及腹泻现象。

⊙蔬菜不要吃太多

产后第1周适量食用蔬菜即可，不要一下吃太多，第2周再逐渐添加。一些蔬菜虽然性寒，烹调后较为凉润，如冬瓜、丝瓜、茭白等，都在可吃的范围内。

⊙不宜快速进补

新妈妈大多乳腺管还未完全通畅，产后前两三天不要太急着喝催奶的汤，否则涨奶期可能会很痛，也容易得乳腺炎等疾病。另外，也不宜大鱼大肉地猛补，否则会造成肠胃负担，不利于排出体内恶露和毒素。当然，更不要急着食用人参等滋补品。

产后前两三天，新妈妈不宜吃滋补汤类！

⊙不宜喝浓汤

这里所说的浓汤，是指给新妈妈做的脂肪含量很高的汤，如肥猪肉汤等，有人认为这样的汤营养丰富，最有补养效果。殊不知，新妈妈食用过多高脂肪食物，会使奶水中的脂肪含量增加，而这不利于哺乳。应该给新妈妈多喝一些富含蛋白质、维生素、钙、磷、铁、锌等营养素的清汤。

⊙不能吃容易产气、难消化的食物

如糯米、奶酪、油炸食物、菠萝等食物，不仅难消化，而且还会影响气血的恢复。若肠胃不好，容易胀气的新妈妈这周先不要吃豆类食物。

⊙不宜一味吃粥和鸡蛋

新妈妈的饮食要均衡，多种营养素都要适当摄取。如果每天都吃粥和鸡蛋，就会导致营养摄取单一。

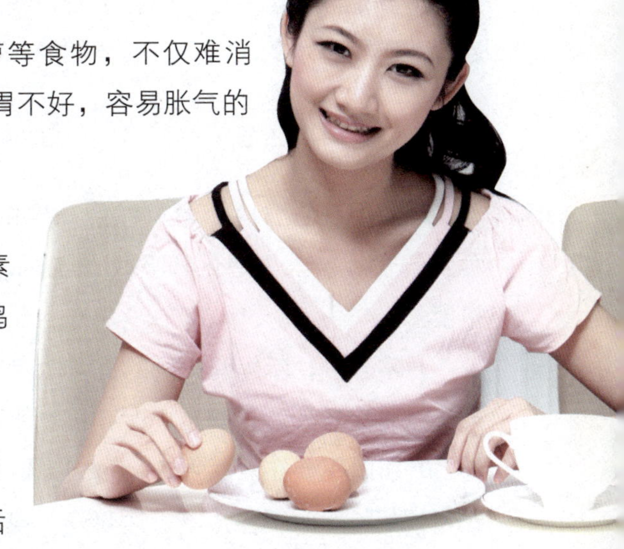

鸡蛋虽然营养丰富，但过量食用对新妈妈身体不利！

忌过量饮用红糖水

按我国的民间习俗，新妈妈分娩后要喝些红糖水，这样做很有道理。只要适量，对新妈妈、宝宝都有好处。

⊙红糖水的作用

新妈妈分娩后，体力消耗很大，失血较多，加上产后又要给宝宝哺乳，故需要丰富的糖类和铁质。而红糖既能补血，又能提供热量，是两全其美的佳品。

⊙过量饮用的后果

有不少新妈妈喝红糖水的时间往往过长，有的要连续喝半个月到1个月。久喝红糖水对新妈妈子宫复原不利。

对于新妈妈来说，如果无限期地喝红糖水，红糖的活血作用会使恶露的血

专家告诉你

老母鸡含有一定量的雌激素，有回奶作用，是不是新妈妈就不能吃了呢？不是的，这里特指新妈妈1～10天以内不宜吃，当然分娩10天以后，在乳汁不足的情况下，可适当吃些老母鸡，这对增加新妈妈营养、增强体质是有好处的。如果产后10天内，想要催乳的话，可选用公鸡，这样有利于新妈妈增加营养，强壮身体，还能使乳汁分泌增加。如果新妈妈分娩后，因各种原因不能哺乳，就可吃炖母鸡，以利身体的恢复。

量增多，造成继续失血，也会使新妈妈身体内热量增加，使身体发胖。因此，新妈妈喝红糖水的时间，一般控制在7～10天为宜。

产后正确的进食顺序

新妈妈在进食时，最好按照一定的顺序进行，因为这样可以更好的促进食物的营养被人体消化和吸收，当然，这样也更加有助于恢复新妈妈的身体机能。

通常来讲，新妈妈正确的进食顺序应该是：先汤，后菜，接着饭，最后是肉，进食完毕后，再等半小时，再吃水果。

之所以不要在饭后喝汤，是因为饭后喝汤会冲淡食物消化所需的胃酸，因此新妈妈吃饭时不要边吃饭边喝汤，或以汤泡饭或吃过饭后再喝汤，这样对正常的消化非常不利。

至于米饭、面食、肉食等淀粉及含蛋白质成分的食物，它们需要在胃里待一到两个小时，甚至更长时间。因此最好放在汤后吃。

在各类食物中，水果的主要成分是果糖，无需通过胃来消化，而是直接进入小肠就被吸收。如果新妈妈进食时先吃饭菜，后吃水果，则消化慢的淀粉、蛋白质就会堵住消化快的水果，这样一来，食物就会在胃里打成一团；如果饭后立即吃水果，就很可能会阻碍体内的消化过程，而且胃内的腐烂食物一旦被细菌分解，就会产生气体，而这极可能导致新妈妈患上肠胃疾病。

总而言之，新妈妈由于身体与孕前相比较为虚弱，因此在产后初期进食食物时千万不能毫无顾忌地胡乱吃喝，而要讲究一定的顺序和搭配，如此才可加快身体的恢复速度。

专家告诉你

新妈妈可根据自身的口味喝一些白糖水，并非只能喝红糖水。白糖纯度高，杂质少，性平，有润肺生津的作用。适合于夏季分娩或产褥中后期的新妈妈食用。如果新妈妈有发热、出汗较多、手足心潮热、阴道流血淋漓不尽、咽干口渴、干咳无痰等症，更应多食用白糖。即使在寒冷的季节分娩的新妈妈，也可以适量食用白糖。

坐月子前7天每日三餐推荐参考表

产后时间	食物配置
第1天	一杯白开水，藕粉。（注：剖宫产的新妈妈在肠道排气后，才能进食。）
第2天	早：小米粥，既有营养，味道也不错。 午：小米粥或者烂面条。 晚：白米粥（加几片生菜叶）、白萝卜汤、醪糟鸡蛋（放点儿红糖，有利于排恶露）。
第3天	早：白米粥（里面加点小米），乌鸡汤。 午：白米粥（里面加点小米），清炒藕片。 晚：白米粥（里面加点红枣），清炒鸡毛菜，益母草粥。
第4天	早：黑米粥（加点枸杞子）。 午：鲫鱼汤，加一个鸡蛋。 晚：黑鱼汤（恢复伤口），鸡毛菜炒蘑菇，银耳汤。
第5天	早：白米粥，一个豆沙包。 午：鲫鱼汤，加青菜和面条。 晚：西红柿鸡蛋汤，小白菜炒木耳，白米粥。
第6天	早：白米粥，一个豆沙包，半个馒头。 午：米饭，鲫鱼汤。 晚：鲫鱼汤，炒青菜，炒小白菜，白米粥。
第7天	早：一个豆沙包，煮鸡蛋（2个）。 午：黑鱼汤，蒸蛋。 晚：鲫鱼汤，清炒白菜，白米粥。

产后护理全扫描

产后第1周，如何安排医院的生活

一般情况下，自然分娩的新妈妈需住院4天，而剖宫产的新妈妈则需住院1周左右。当然，也有些新妈妈在拆线（侧切伤口）后就可出院。至于新妈妈究竟什么时候出院，这要根据其具体情况而定。下面我们以分娩1周后出院者为例，讲讲住院期间如何安排医院的生活。

在产后，新妈妈及家人一定要多多向医生或护士咨询哺乳知识，以便出院后能够科学地喂养宝宝。

⊙产后2小时内的处理

◎护士会严密观察新妈妈的血压情况，并随时关注宫底高度及膀胱是否充盈。

◎护士会将弯盘放在新妈妈的臀下，以收集阴道流血，观察阴道流血量。

◎产后，如果新妈妈的子宫收缩乏力，宫底上升，则说明宫腔内有积血，这时，护士会给新妈妈压宫底以排出积血，同时还会注射宫缩剂。

◎产后初期，多数新妈妈存在阴道后壁血肿的情况，这时，医生会进行肛查，确诊后马上会进行处理。

◎产后初期，护士会定期巡视，并协助新妈妈进行首次哺乳。如果产后2小时内一切正常，护士会将新妈妈与宝宝一同送回病房。

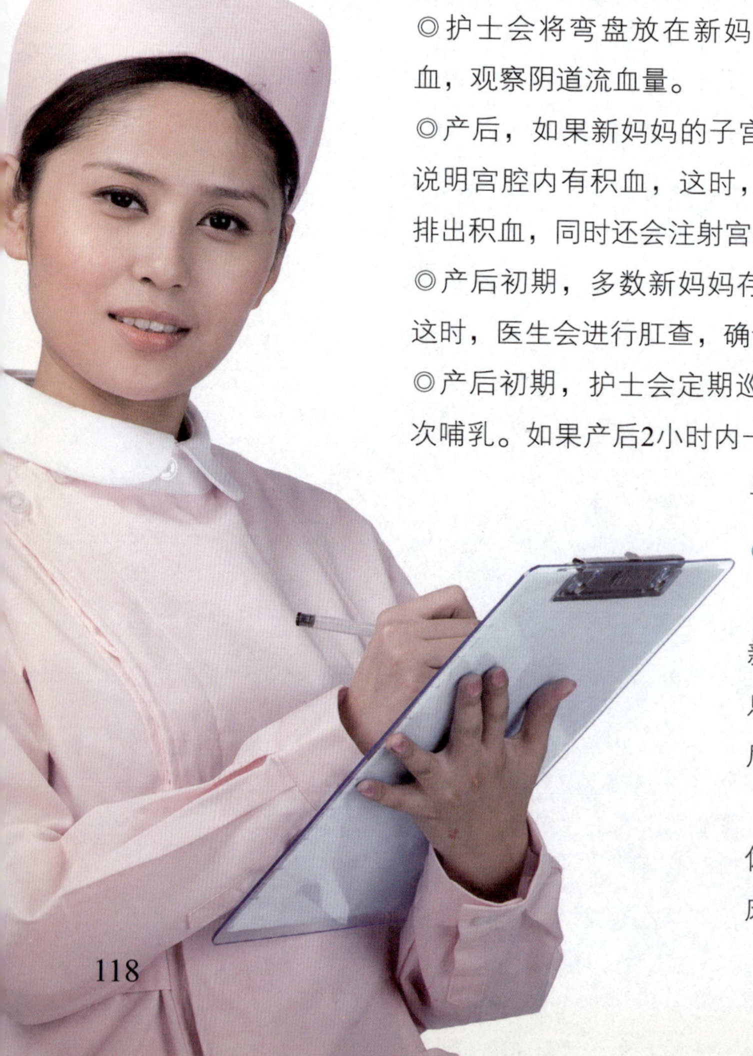

⊙产后8小时的生活安排

通常，在分娩结束后，新妈妈需要安安静静地休息2小时。待医生确定无事后，就会将其送到病房。

一般情况下，新妈妈在休息8小时后就可以自主下床了。这时，护士会陪同新妈妈去洗手间，并指导新妈妈如何更换卫生垫。

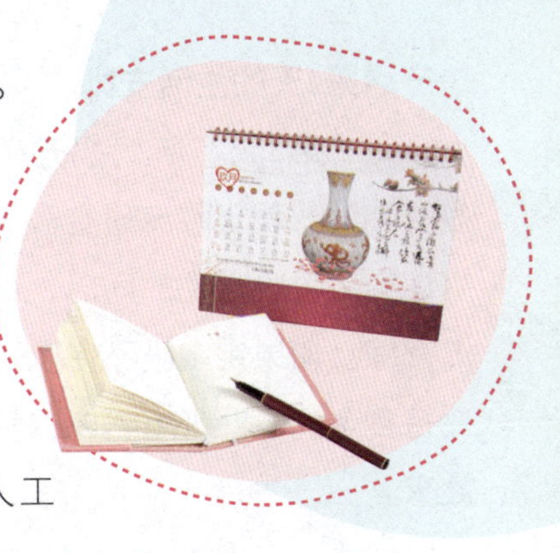

需要注意的是，当新妈妈发生阵痛或侧切伤口疼痛时，医生一般都不会打止痛剂，但是，在疼痛难忍时，可在医生的指导下服药。

在此期间，为了避免新妈妈空腹和口渴，家人可以给新妈妈准备点儿简单的食物。另外，新妈妈一定要及时排尿，如有必要，可进行人工排尿。

⊙产后第1天的生活安排

通常，准妈妈从孕37~38周起，便应进行乳腺管疏通工作，这样的话，在分娩半小时后就可以进行首次喂奶了。

产后，护士会指导新妈妈如何喂奶与按摩乳房，以试验初次哺乳。这时，即使乳房无法分泌乳汁，也要让宝宝含吮乳头。此时，大多数新妈妈的乳房并没有肿胀的感觉，而这只是让宝宝练习吮吸的开始阶段。

在这个时间段内，新妈妈可以擦浴，但不可过度劳累，而排尿、排便都可自行解决。

在分娩后的前3天，护士会帮助新妈妈处理恶露，并清洗、消毒外阴；如果会阴处发生撕裂，护士还会通过光照疗法帮助新妈妈消毒。

在母婴同室的医院，新妈妈的身边留一个亲人即可，当然，这个人选最好是有经验的长辈，因为她可以更加精心地照顾宝宝和新妈妈。至于新爸爸，由于没有丝毫照顾宝宝的经验，因此做一些购买物品和送饭的活就可以了。

⊙产后第2天的生活安排

到了产后第2天，新妈妈的精神状态已经好了许多，这时，一定要注意营养的补充。通常，医院的食堂就可以提供营养丰富的饮食，新妈妈可以放心地食用。当乳房胀痛时，新妈妈可以按照护士的指导方法加以按摩，同时还要注意，不可穿过紧的胸罩，最好选用与乳房相称的乳罩，从而更好地保护乳房。

另外，在此期间，新妈妈是可以洗头的，但一定要注意保暖，洗完后马上擦干头发。不过，多数新妈妈在头一周内不会洗头，这也无可厚非。

⊙产后第3天的生活安排

到了第3天，新妈妈开始分泌更多的乳汁。现代临床研究表明，新妈妈让宝宝吸吮母乳的同时，也可以促进宫缩。如果宝宝吸不完乳汁，一定要将多余的乳汁吸空，以保护乳房的健康。

另外，新妈妈身体条件可以的话，可做产褥操，以紧缩下腹部，使子宫与腹壁快速恢复。这时，新妈妈可在医生的指导下使用束腹带，以压制腹部的脂肪；做过会阴侧切的新妈妈在下床或上卫生间时会有不适感。需要注意的是，新妈妈如果出现便秘，要马上请医生解决。

⊙产后第4天的生活安排

到了第4天，新妈妈的会阴侧切伤口已经基本康复，可以拆线了（需要强调一下，有些医院所用的缝线不必拆除）。

这时，如果母婴同在一室，新妈妈可用笔记本记录宝宝哺乳、排便、排尿的情况。

另外，这时的新妈妈可以自己清理恶露了。

⊙产后第5～6天的生活安排

到了这时，可以给宝宝洗澡、换尿布了，当然，这些育婴常识医务人员会传授。

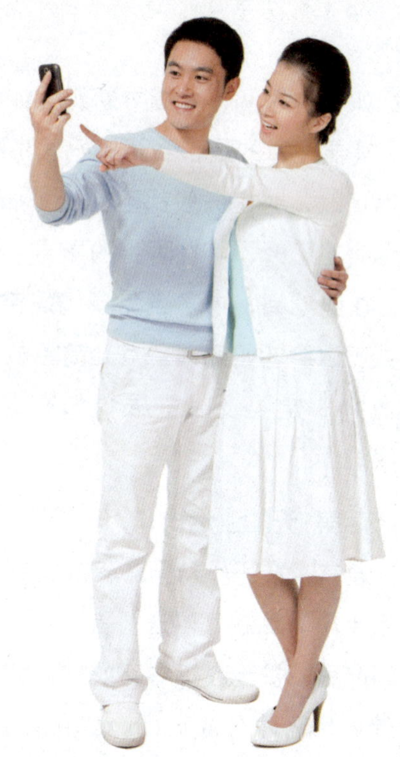

临出院时，准妈妈和准爸爸可以合影以作纪念。

另外，新妈妈和家人平时可以多向医护人员咨询育儿知识，以求出院后顺利地照顾宝宝。

⊙产后第7天的生活安排

到了第7天，新妈妈要出院了。这时，新妈妈及家人要整理好个人物品、办理缴费手续、领母子健康手册、申请出生证明、拍纪念照，等等。总之，出院当天会忙些。

在迎接的家人尚未到来前，准爸爸和准妈妈可以先将衣物整理妥当。这时，新妈妈最好将自己打扮一下，穿戴整齐，然后高高兴兴地带上宝宝回家。

自然分娩后的护理

⊙产后恶露清理

◎产后要经常以环形方式按摩腹部子宫位置，以促进恶露排出。

◎大小便后先用温水冲洗会阴，再用卫生纸或湿巾从前往后擦拭，切勿来回擦拭。

◎冲洗会阴时，水流弱些为好，以免造成保护膜破裂。

◎产后建议采用卫生护垫，不要用棉球，开始时可1小时换1次，之后2～3小时更换即可。

◎新妈妈千万不要用手直接碰触会阴，以免感染。

⊙子宫护理

◎服用益母草时，就不要再服用生化汤，以免引起宫缩，造成产后腹痛。

◎以侧睡为宜，而且要避免长时间站立或久坐，坐时可在臀部垫一个坐垫。

◎在产后10天之内，家人可用手掌为新妈妈作环形按摩，若宫缩疼痛厉害，可暂时停止按摩，马上俯卧以减轻疼痛。

⊙排尿护理

◎产后，要经常做会阴收缩、放松骨盆肌肉运动，以刺激排尿。

◎如果使用导尿管，则要经常更换，3～4小时更换一次，同时要清洗会阴。

◎应多饮些水，适量吃一些蔬菜和水果。

⊙排便护理

◎要多喝水、多吃新鲜水果，以避免排便时用力过度。

◎不要总躺在床上，可适度下床行走，以促进肠胃蠕动。

◎不能忍便，也不要延迟排便的时间，以免引起便秘。

◎不要进食咖啡、茶、辣椒、酒等刺激性食物。

◎不要进食油腻的食物。

◎如果有便秘情况，可使用口服轻泻剂。

◎排便之后，使用温水由前往后清洗会阴。

⊙胀奶的处理与乳房的护理

◎新妈妈胀奶严重，且乳头变硬时，可在每次喂奶前热敷乳头，然后挤出些奶水，使乳晕周围较为柔软。

◎宝宝吮吸情况不佳，有可能是新妈妈哺乳的方法不当所致。哺乳时，新妈妈可让宝宝含住整个乳晕，而不是含乳头的部分。

◎如果新妈妈喂奶后感觉乳房胀痛，可在两次喂奶间隙，冷敷或冰敷乳房，以减轻奶胀引起的疼痛。如果不能直接给宝宝喂奶，可用吸奶器吸出乳汁再喂给宝宝。

◎如果新妈妈的乳头发生破皮或起水泡，可在伤口处涂抹一些乳汁，同时要调整喂奶姿势，以免加重伤势；如果破皮比较严重，可以停喂一两次，但一定要排空乳汁。

◎如果宝宝吃奶次数较多，而新妈妈因有事不在身边，则要经常挤奶，以避免发生胀奶；通常，挤奶的时间间隔以不超过4小时为宜。

◎准备回奶的新妈妈，一定要少吃催奶食物、减少水分摄取，以免出现胀奶的情况。

◎如果新妈妈因身体疾病的原因无法喂奶，则要在医生的指导下，马上采取回奶措施，千万不可按摩乳房。

⊙自然分娩后会阴伤口感染的护理

正常情况下，阴道生长着许多种细菌，但各种细菌维持着平衡，因此不会致病。但是，经过自然分娩时，阴道及会阴部位难免会有裂伤，从而导致阴道内的细菌感染到会阴的伤口，这样一来，会阴伤口被感染的概率就会很高。然而临床经验却发现，自然分娩后，会阴伤口发生感染的概率却很低。为什么会这样呢？原因很简单，就是会阴的血液供应良好，致使会阴伤口能够快速愈合，再加上血液中的抗体也能杀菌，故而不常发生会阴感染。

当然，也有的新妈妈会在产后3～7天出现感染迹象，最初会阴伤口边缘有红肿现象，且疼痛加剧，随后缝线发生断裂致使伤口裂开，这样就会流出血水或脓状分泌物，一旦出现以上情况，新妈妈一定要及时就医，进行处理。

那么，会阴伤口感染后怎么办呢？一般情况下，如果会阴伤口感染面较浅、面积小，则不需要重新缝合，只要多泡温水，按时服药即可很快痊愈。至于泡温水的方法，新妈妈们一定要记住：先准备一个干净的塑料盆，倒入适量温水，再加入少许优碘（5～10毫升），每天最少泡4次，每次15分钟。这样做可以将伤口内的分泌物引流出来，并促进血液循环；当会阴伤口变干净时，碘的用量可以减少。

如果会阴伤口感染面较深、面积较大，则要尽快拆除缝线，打开伤口，将里面的脓液和坏死的组织及时清理出去，然后每天泡温水4次，同

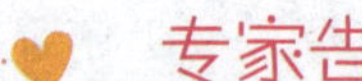

专家告诉你

需要强调的是，新妈妈要养成每天检查会阴伤口的习惯，直到产后2周为止。与此同时，还要加强营养，增强机体抵抗力，以促进身体快速康复。

时使用静脉点滴抗生素。

此外，新妈妈还要注意伤口的清洁，每天用加碘的温水清洗会阴；多下床走动，以促进肠蠕动；产后24小时后要进行热水坐浴（如果发生伤口感染，则切忌坐浴，宜用淋浴方式洗澡），以促进血液循环；如果有尿意，应及时排尿，切勿憋尿，以防感染。

剖宫产术后的护理

⊙剖宫产伤口的养护

◎保持腹部刀口的清洁。新妈妈术后2周内避免使腹部切口沾水，清洁身体宜采取擦浴。在此之后可采取淋浴，但在恶露未排干净之前禁止盆浴。每天冲洗外阴1～2次，不要让脏水进入阴道。如果伤口发生了红、肿、热、疼痛等症，不可随意挤压敷贴，应及时就医。

◎术后多翻身。麻醉药物可抑制肠蠕动，引起不同程度的肠胀气，发生腹胀。新妈妈术后知觉恢复后，就应进行肢体活动，术后12小时，家人为新妈妈泡一些番泻叶水喝，以帮助减轻腹胀。24小时后帮助新妈妈练习翻身、坐起，并下床慢慢活动，这样能增强胃肠蠕动，尽早排气，还可预防肠粘连及血栓形成而引起其他部位的栓塞。另外，还可以按摩足三里、合谷、内关等穴位促进胃肠功能的恢复。

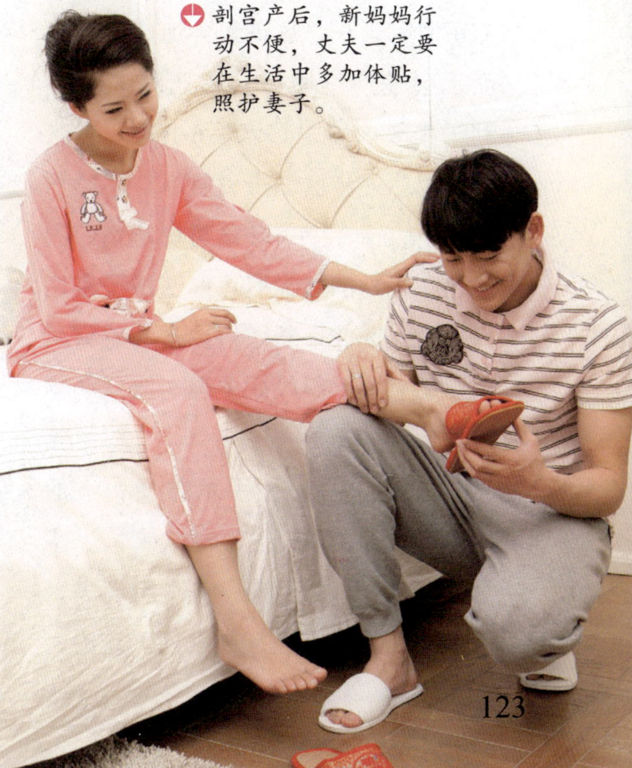

剖宫产后，新妈妈行动不便，丈夫一定要在生活中多加体贴，照护妻子。

◎采取合适的体位。剖宫产术后的新妈妈身体恢复较慢，不像自然分娩的新妈妈，在产后24小时就可起床活动。剖宫产的新妈妈容易发生恶露不易排出的问题。这时，可以采取半卧位，多翻身，有助于促使恶露排出，避免恶露淤积子宫腔引起感染，影响子宫复位，也有利于切口愈合。手术后麻醉药作用消失，新妈妈伤口感到疼痛，而平卧位子宫收缩的疼痛最敏感，这时应协助新妈妈采取侧卧位，使身体和床呈20～30度角，将被子或毛毯垫在背后，以减轻身体移动时对切口的震动和牵拉痛。

◎尽早下床活动。只要体力允许，产后尽量早下床活动，并逐渐增加活动量。这样，不仅可以促进肠蠕动和子宫复位，还可避免发生肠粘连、血栓性静脉炎。

◎少吃鱼。据研究，鱼类含有一种有机酸物质，它有抑制血小板凝集的作用，不利于手术后的止血及伤口的愈合，故新妈妈产后2天内少食鱼类。

◎进食不宜过饱。剖宫手术时肠道不仅会受到刺激，胃肠道的正常功能也被抑制，肠蠕动相对减慢。如果进食过饱会使肠内代谢物增多并在肠道内滞留时间延长，这不仅会造成便秘，而且会使产气增多，腹压增高，不利于康复。所以，术后6小时内应禁食，以后逐步增加摄食量。

◎严防感冒。感冒咳嗽可影响伤口的愈合，剧烈的咳嗽有可能造成子宫切口撕裂。因此，新妈妈要严防感冒。对已患感冒的新妈妈要及时服用药物进行治疗。

◎自行排尿。为了手术方便，一般在剖宫产术前均要安放导尿管。术后24～48小时麻醉药物作用消失，膀胱肌肉才可恢复排尿功能。这时，可拔掉导尿管，新妈妈只要一有尿意就要努力自行排尿，减少导尿管保留时间，避免时间过长引起尿路细菌感染。如果新妈妈第一次自行排尿有困难，可让新妈妈多喝温开水或听流水声或用水壶盛温水冲洗会阴诱导排尿。

◎及时排便。剖宫产后，由于疼痛致使腹部不敢用力，大小便不能及时排泄，易造成尿潴留和大便秘结，故术后新妈妈应按平时习惯及时大小便。

◎尽量少用止痛药。剖宫产术后麻醉药作用逐渐消失，腹部伤口的痛觉开始恢复，一般术后数小时开始剧烈疼痛。为了能够很好地休息，使身体尽快复原，可适当地使用一些镇痛药。但在此之后，新妈妈应尽可能地忍耐，以免影响胃肠功能的恢复。一般而言，伤口的疼痛可在3天左右自行消失。

◎密切观察剖宫产后伤口局部的情况。剖宫产后，要特别注意腹部伤口的愈合及护理。剖宫产伤口分为两种，即直切口与横切口。但不管哪种切口，做手术者在缝合时要特别注意对齐伤口，术后伤口处会压置沙袋6小时。剖宫产的伤口在下腹10厘米左右，愈合约需1周，因为伤口较大，发生感染的概率也相对提高。另外，肥胖的新妈妈由于皮下脂肪较厚，也容易发生伤口感染。产后第2天，伤口换敷料，检查有无渗血及红肿。

一般情况下，术后伤口要换药2次，第7天拆线。如新妈妈患有糖尿病、贫血及其他影响伤口愈合的疾病，则要延迟拆线。术后若新妈妈体温高，而且伤口痛，要及时检查伤口，发现红肿可用75％酒精纱布湿敷，每日2次。若敷后无好转，伤口红肿处有波动感，就确认有感染，要及时拆线引流。每天为伤口换药，观察伤口清洁情况是否新鲜，经过伤口换药，若引流纱条已无分泌物，创面新鲜，可考虑二次缝合。缝线不宜拉得太紧，观察伤口是否有渗出，如果渗出较多，创面不新鲜，则不考虑二次缝合，尽量引流彻底，否则不易于愈合。由于手术伤口范围较大，表皮的伤口在手术后5～7天即可拆线或去除皮肤夹。但是，剖宫产刀口完全愈合的时间需要4～6周。刚刚分娩的新妈妈，身体抵抗力较弱，稍微不注意，就有可能引起伤口感染。因此，一定要悉心呵护伤口，避免给非常忙乱的月子里增添更多麻烦。

⊙剖宫产术后疤痕的养护

疤痕是手术后伤口上留下的痕迹，一般呈白色或灰白色，光滑、质地坚硬。在手术刀口结疤2～3周后，疤痕开始增生，此时局部会发红、发紫、变硬，并突出于皮肤表面。疤痕处有新生的神经末梢，但其是杂乱无章的。疤痕增生期持续3个月至半年，纤维组织增生会逐渐停止，疤痕也逐渐变平变软。当颜色变成暗褐色时，疤痕就会出现痛痒，尤以刺痒最为明显，特别是在大量出汗或天气变化时常常感到刺痒，直到抓破疤痕表皮见血才肯罢休的程度。年轻的新妈妈不要恐惧，疤痕的刺痒会随着时间的推移逐渐自行消失。

⊙护理产后疤痕的注意事项

◎调整饮食结构，多吃水果、鸡蛋、瘦肉、肉皮等富含维生素C、维生素E以及人体必需的氨基酸的食物。这些食物能够促进血液循环，改善表皮代谢功能。

◎保持疤痕处的清洁卫生，及时擦去

剖宫产后，新妈妈的饮食要全面、丰富。

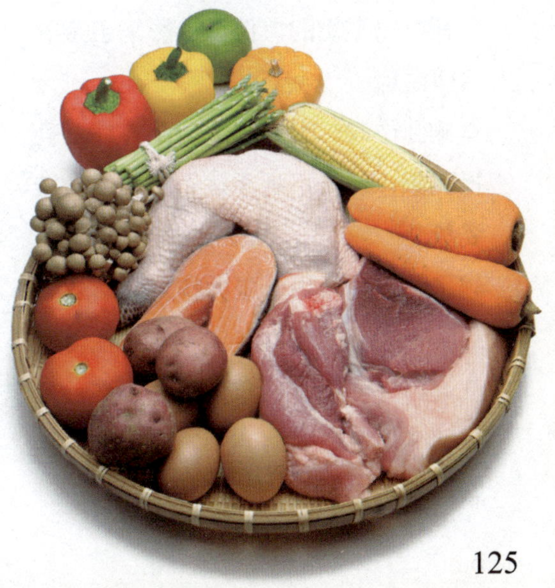

汗液，不要用手搔抓，更不要采取用衣服摩擦疤痕或用水烫洗的方法止痒，以免加重局部刺激，引起进一步的刺痒。

◎手术后刀口的痂不要过早地揭。过早硬行揭痂会把尚停留在修复阶段的表皮细胞带走，甚至撕脱真皮组织，并刺激伤口出现刺痒。

◎可涂抹一些外用药，如肤轻松、去炎松、地塞米松等用于止痒。

◎避免阳光照射，防止紫外线刺激形成色素沉着。

剖宫产后母乳喂养姿势指导

剖宫产的新妈妈由于头几天必须输抗生素防止刀口感染，故只能在床上静卧，这样就会给母乳喂养造成一定的困难。但是，为了宝宝，再麻烦的事情也要学会去做。

⊙新妈妈喂奶的体位直接影响宝宝的含接姿势

◎侧卧位时，容易出现乳头疼痛及乳损现象，这样不利于达到正确的含接姿势。

◎平卧位时，由于重力作用，新妈妈的乳晕不易凸起，宝宝不易含住乳头及大部分乳晕，且宝宝面向母亲，方向朝下，要承受头部的重力，宝宝会感到不适。

◎环抱式坐位喂奶。新妈妈只需抱住宝宝的上半身，就可以减轻新妈妈抱宝宝的负担，消除紧张、恐惧感，并能很好地控制其头部，使宝宝胸部能更好地贴近新妈妈的胸部，这样，宝宝极易含住乳头及大部分乳晕，进行有效吸吮。

◎坐位哺乳并非是哺乳的最佳体位。剖宫产的新妈妈要抱住宝宝的身体，有切口的腹部要承受宝宝体重的压力和摩擦，由于劳累、紧张，可能较难控制宝宝的头部。因此，宝宝的含接姿势也会受到一定的影响。

⊙母乳喂养体位对腹部切口的愈合有一定的影响

采用环抱式坐位喂奶法时，由于宝宝腹部紧贴母亲腹部，会使腹部切口受压。特别是在剖宫术后4～9天，新妈妈切口疼痛缓解，对刺激的敏感度下降，不能及时感受到腹部的刺激，易造成切口感染，影响切口愈合。

专家告诉你

剖宫产新妈妈由于身体的原因，给宝宝哺乳时很不方便，因此，新妈妈的丈夫和家人一定要协助新妈妈。

新妈妈适宜进食的药材

药材	作用	营养分析
当归	调血润肠	《本草纲目》记载："当归调血，为女人要药，有思夫之意，故有当归之名。"当归被视为上乘的药材和营养补品，人们经常把它加进汤水之中以增加营养。当归还可以润肠通便、改善和缓解新妈妈肠燥、便秘等症。
黄芪	补气	黄芪入肺补气，为补气药之最，凡中气不足、脾虚弱、清气下泻者服用后，可起到改善和缓解的作用。黄芪作为一种常用的中药，对新妈妈来说，可改善体虚、气血不足等症。
枸杞子	补肾补气	枸杞子能增强新妈妈的免疫能力，可以补气强体。枸杞子一年四季皆可服用，冬季宜煮粥，夏季宜泡茶。
人参	益气补血	人参能增强身体免疫力，对气血亏虚的新妈妈有良好的补益作用。秋冬季节坐月子服用人参比较好，夏季天气炎热，坐月子的新妈妈不宜食用人参，但是一定要注意，新妈妈产后2周内禁服人参。
益母草	活血调经	顾名思义，益母草是一种对女性很有益处的中药，新妈妈服用益母草可以帮助子宫收缩，更有利排除恶露。益母草还具有祛淤生新、活血调经等作用。
甘草	补脾益气	甘草为常见中药，性平、味甘，甘草可以调和各种药物，缓解药物毒性和烈性，在中药方剂中，绝大部分方子中都含有甘草成分。新妈妈服用甘草，可起到补脾益气、清热解毒、祛痰止咳、缓急止痛的作用。

小调料中的大功效

调料	功效	营养分析
盐	增补气力	盐是身体当中不可或缺的物质之一，少了它，就会浑身乏力，尤其产后的新妈妈会大量出汗，适当补充盐，可帮助身体恢复。
红糖	活血补血	红糖性温，味甘，入脾经，具有益气补血、健脾暖胃、缓中止痛、活血化瘀的作用。红糖中所含的葡萄糖、果糖等多种单糖和多糖类能量物质，可加速皮肤细胞的代谢，为细胞提供能量。产后的新妈妈可以比平时多补充些红糖。
蜂蜜	解乏补气	蜂蜜中的主要成分是果糖和葡萄糖，果糖和葡萄糖均为人体直接吸收的单糖，具有迅速恢复体力、解除疲劳的作用。而且，蜂蜜中的B族维生素较多，能促进体内脂肪转化为能量，是产后新妈妈解除疲劳及瘦身的好选择。
生姜	温中散寒	生姜性温，味辛，具有宣散、发汗解表、温中止咳的功效。生姜用于烹饪，可以去腥味，增加食物的鲜味。温中散寒的生姜，还可以帮助新妈妈预防感冒。
胡椒	增进食欲	胡椒可以增进食欲，并具有解油腻、助消化的作用，胡椒不可高温油炸，应在菜肴或汤羹即将出锅时使用，这样可以使香辣味更加浓郁。在顺产新妈妈的汤品中放一点胡椒面可有利于新 妈妈增进食欲，更好地恢复体力。但是量要控制好。
醪糟	活血行经	醪糟含热量高，富含碳水化合物、蛋白质、B族维生素、无机盐等营养物质，酒精含量较低，滋补性较强。醪糟可活血行经，散结消肿，宜用于新妈妈产后乳汁不畅。

生化汤的做法及喝法

生化汤是家喻户晓的产后第一方，它里面有当归、川芎、桃仁、炮姜、炙甘草等五味药。顾名思义，“生”即“生新血”，化即“化瘀血”，当归补血活血为主药，辅以川芎等行气活血，桃仁专于去瘀，甘草和中，可以加速子宫复旧，促进恶露排出。生化汤对新妈妈虽有好处，但也不必非喝不可。对于产后恶露已净、瘀血排出通畅，而且无小腹疼痛（即子宫收缩）的新妈妈来说，可不必服用生化汤。

⊙做法

材料 当归30克，川芎10克，桃仁、炮姜、炙甘草各5克。

做法

❶ 将所有材料洗净入锅，加500毫升水，加盖以小火熬煮至汤汁剩200毫升左右；过滤药渣，将药汤盛起，备用。

❷ 药渣放入锅中，加400毫升水，煮至剩200毫升左右，沥出汤汁。

❸ 混合并调匀做法❶与做法❷的药汤即可。

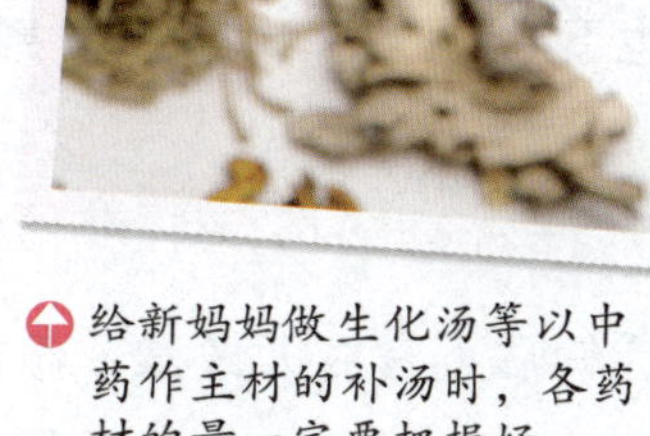

给新妈妈做生化汤等以中药作主材的补汤时，各药材的量一定要把握好。

⊙喝法

虽然大家都知晓生化汤的好处，但却不一定都能够正确服用。一般而言，自然生产的新妈妈，若产后24小时无特殊出血或并发症，并未服子宫收缩剂时，就可以开始服用生化汤。每天服用1剂，连续服用7～14剂，至腹不痛、恶露尽即可。剖宫产者手术时，医生均会将子宫处理干净，使恶露比自然产要少很多，所以应视伤口愈合情形，可等3天后再服用5～7剂即可。此外，若有严重的产后疼痛，服生化汤效果不明显者，可请医生开止痛处方。

 专家告诉你 

如果新妈妈有产后子宫异常出血、胎盘植入、严重腹痛、剖宫伤口疼痛、发烧、子宫发炎、恶露黏稠且有异味、严重感冒等症状，则不可以服用生化汤。如果强行服用，可能会起到相反的作用。

产后健美瘦身A计划

产后塑身首选产后体操

女性怀孕之后，体形会发生很大的变化，身上肉嘟嘟，腹部凸起，妊娠斑也不请自来，更可恨的是乳头也由原来的粉色变成褐色，为了生宝宝付出的代价还真不小啊！如果稍不注意，为了宝宝大补特补，那也只能胖上加胖。虽然这是为了孕育宝宝不得不做的牺牲，但爱美是女人的天性，故找回孕前的体形，恢复美丽，是每个新妈妈都关心的事情。

分娩以后，新妈妈腹壁（肚皮）很松弛，为了帮助恢复、增进新妈妈健康，可以每天做几分钟健康体操。但是，并非说产后第一周就一定可以做此体操，究竟产后能否做，要根据自身的健康状况而定。新妈妈在分娩后的一两周之内，只适合做一些简单的、松松的、不太耗费体力的运动，如缩肛、缩紧阴道、提臀、活动四肢等，当然，也可以适当在家里走动走动，但是绝对不能久站，也不能迫不及待地做恢复身材的体操。此处只是给大家一个参考。

做产后体操时应注意的细则

◎吃完饭后不宜立即做操；做操之前要排空大小便。

◎要循序渐进，从轻微动作开始，逐渐加大运动量。

◎要量力而行，以不过度疲劳为限；室内温度适宜，空气新鲜，心情要愉快，以良好的心态做操。

◎剖宫产者拆线后在医生同意下方能做操；会阴切开的新妈妈，在伤口恢复后应在医生同意下方能做操。

◎在进行产后健身运动时，如果出现恶露增多或疼痛明显，一定要暂停运动，等身体恢复正常后再开始。

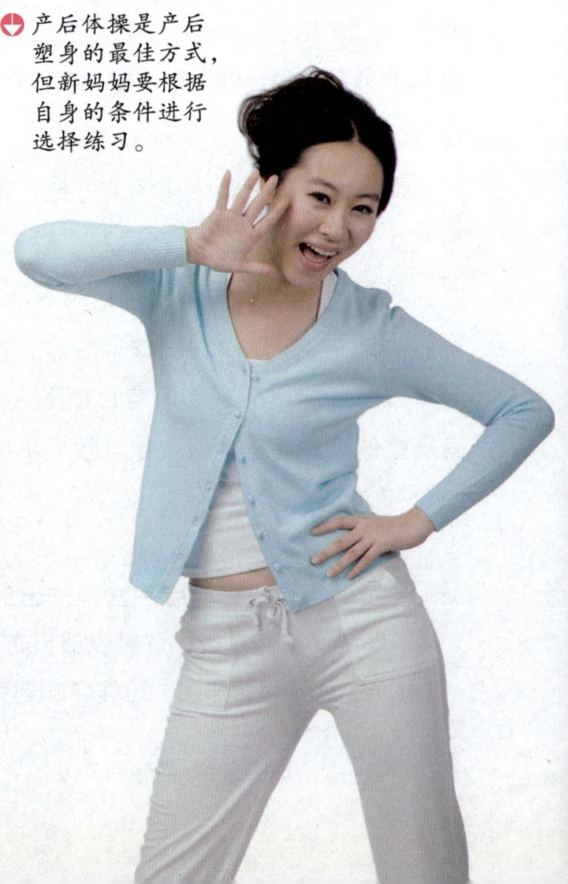

产后体操是产后塑身的最佳方式，但新妈妈要根据自身的条件进行选择练习。

不宜进行体操锻炼的新妈妈

凡有下列情况的新妈妈不宜进行体操锻炼：

◎体虚、发热者。

◎产褥热者。

◎血压持续升高者。

◎会阴严重撕裂者。

◎做剖宫产手术者。

◎有较严重心、肝、肺、肾疾病者。

◎贫血及有其他产后并发症者。

产后体操15式

产后体操15式在清晨起床前和晚上临睡前进行，每次15分钟左右。但前提是身体条件允许。具体做法如下：

⊙腿部运动

仰卧，双手平放。左右足配合呼吸轮流向上举起30°，吸气时左脚上举（图①），吐气时左脚放下，右脚上举（图②）。做时需注意膝与脚尖均需放平，不可弯曲，刚开始时速度宜慢，以后可根据身体状况逐渐加速。

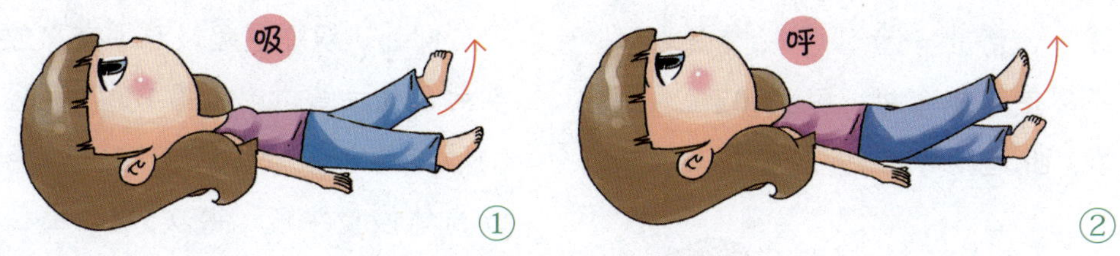

⊙腹部肌肉运动

仰卧，两臂上举合十，吸气时收腹，再将两臂平放在身体的两侧；呼气时腹肌放松，反复做。此运动可以使腹部肌肉得到锻炼。

⊙踝部操

取坐位，左右双脚相互交错做伸屈运动，脚腕左右交替转动，每次各做10遍，每日2～3次。此运动可以加速脚部血液循环，加强腹肌，有助于子宫早日恢复。

⊙仰卧抬臀

仰卧在床上，屈膝，双脚平放，与臀部齐宽，脚趾要尽可能的向上翘，收紧腹部肌肉至感觉有紧绷感，然后脚跟用力蹬，臀部则向上抬起。

⊙脚踩踏板运动

取站位，转动脚踝使脚掌用力向上弯，再向下弯，反复练习。此运动能改善血液循环，防止腿部肿胀。

⊙跪坐直起运动

跪坐在脚跟上，然后跪立，然后再坐下、起来，反复做。这项运动除了可以锻炼骨盆底肌外，还可以锻炼大腿前侧肌肉，收缩臀肌和骨盆底肌，有利于新妈妈收紧臀肌和骨盆底肌。

⊙抬头操

仰卧，吸气慢慢抬起头（图③），静止一会，呼气慢慢放下，不要使膝盖弯曲，每次10遍，每日3次。此运动可以使头脑清醒。

③

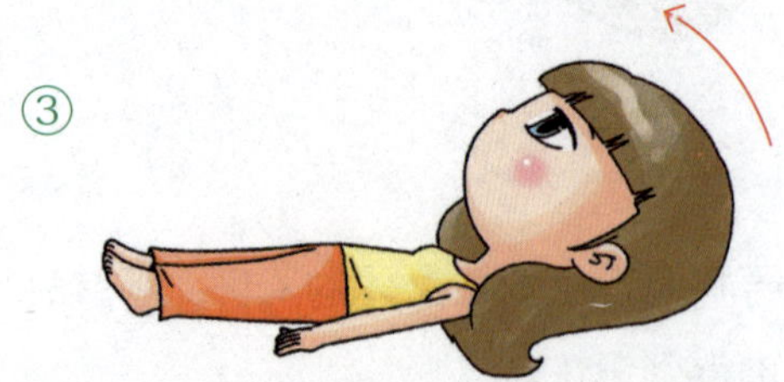

⊙弓背挺胸运动

跪立，两手撑地，然后收腹弓背，低头，收缩骨盆底肌，再抬头，挺胸塌腰，反复做。此运动可以收缩骨盆底肌，有利于产道的恢复。

⊙骨盆倾斜操

仰卧，脊背贴紧床面，双手放在腰上。右侧腰向上抬起，停顿2秒钟后再恢复初始状态，然后抬起左侧腰，左右交替进行，每次5遍，每日3次，注意不能屈膝。此运动可以使腰部变得苗条。

⊙双臂操

仰卧，手掌向上，双臂水平展开，两肩成一线。双掌向上抬，在胸前稍用力，两手掌合起，不能屈肘，保持3秒放下，恢复到双臂水平展开的姿势。每天3次，每次10遍。此运动可以促进血液循环，解除肩膀疲劳。

⊙腹肌操

仰卧，双腿屈起，双手交叉放在头后，使后背拱起（图④）。轻轻用力收缩腹部肌肉，不要憋气，用力使身体恢复平直，每次5遍，每日数次。此运动可以收缩腹部肌肉。

④

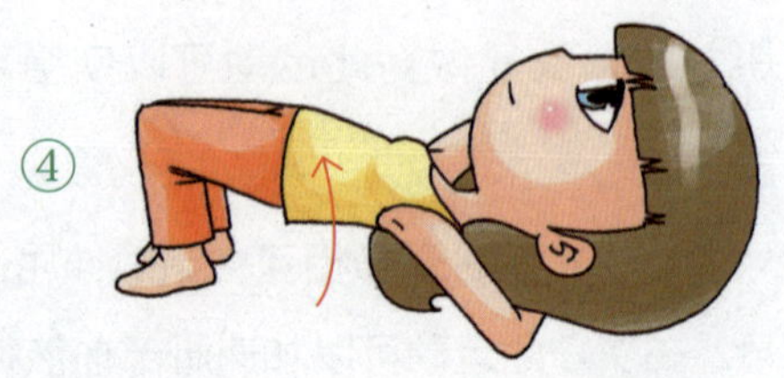

⊙盆底肌运动

双臂先伸展，然后于胸前合十（图⑤），练习缓慢蹲下和站起，可以根据自己身体的具体情况，每天尽量多做几次。这项运动可增强盆底肌的收缩功能。

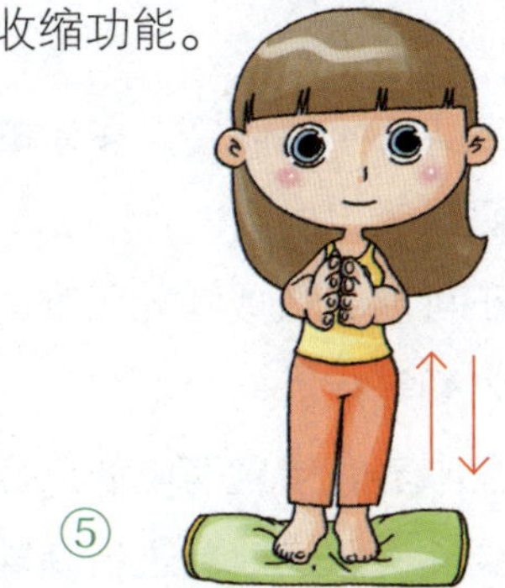

⑤

⊙压紧腹部运动

仰卧在床，用枕头撑住头和两肩，两腿弯曲，与肩同宽，两臂交叉放于腹部。在抬起头部与两肩时，呼气，同时用手掌轻压腹部两侧，将腹部两侧往一块儿压。此姿势保持数秒，然后吸气，放松。每天重复做3次。

⊙向后弯曲运动

取坐位，腰挺直，两腿弯曲，与肩同宽，两臂合拢于胸前。然后呼气，同时骨盆稍前倾，把身体缓缓向后弯，弯到腹部肌肉被拉紧为止。保持这种姿势数秒，以后逐渐增长时间。当然，做此运动是在感到舒适的情况下进行的，如果不舒服，就不宜做此运动。

需要注意的是，在保持阶段，可采取正常的呼吸方式。然后放松，吸气坐直，准备下一次练习。

⊙向前弯曲运动

仰卧在床，两腿弯曲，两脚分开，与肩同宽，两手放在大腿上。然后呼气，抬头和两肩，身体前倾，让两手尽量触到双膝，如果双手刚开始无法触碰到双膝，可以继续做下去。做完后，吸气放松，准备下一次练习。

专家告诉你

产后究竟应该什么时候开始进行身体锻炼呢？这是很多新妈妈的疑问。很多妇产科医生都建议，新妈妈应该等到产后6周检查身体后再开始进行适宜的运动，但是美国妇产科医师学会（ACOG）认为，不应给产后锻炼设定时限，如果新妈妈觉得自己的身体可以，那么她就可以在分娩后的短时间内进行锻炼。不过，对于剖宫产的新妈妈来说，最好还是先休息4～6周左右再做锻炼。总而言之，新妈妈锻炼与否，不需要看分娩时间，而是要看自己身体的情况。

常见问题速解决

产后新妈妈由于在分娩时消耗了大量的体力，身体免疫力下降，更容易受到各种疾病的侵扰。产后第一周，新妈妈需注意恶露的颜色，因为根据恶露的流量、颜色可以判断子宫的恢复情况。

产后最重要的课题就是解决宝宝的口粮问题，母乳喂养并不像我们平时看见的那样，将乳头放入宝宝口中，宝宝就能“啪啪”地吸，母乳喂养就成功了。

实际上，母乳喂养包含了很多细节，只要有一个环节处理不当都会造成诸多麻烦。初产妇由于是第一次喂养宝宝，会出现各种各样的问题，如乳腺堵塞、乳汁流不出等。下面就给新妈妈们详细介绍一下产后经常出现的问题。

乳汁淤积

⊙乳汁淤积的原因

◎乳汁分泌过多。

◎产后未能及时哺乳。

◎喂养姿势不正确导致乳头皲裂，不敢喂奶。乳房就更膨胀，乳汁蓄积在乳房中。

◎每次让宝宝吃完奶后，乳房仍有许多的存奶，使乳房不能经常排空。

◎不按需喂养，而是盲目按时喂养，使乳房蓄奶过多。

⊙预防乳汁淤积的办法

◎产后宜及早喂奶。

◎掌握好催奶食物（如鲫鱼汤等）的进食量。

◎如果宝宝实在不能吃空，多余的奶可以用吸奶器吸出。

◎尽早纠正可能会造成哺乳困难的乳头内陷、内翻等症。

◎提倡按需喂养，宝宝有吃奶反应和新妈妈感到乳房胀满时就进行哺乳，不要规定喂奶次数和时间。

◎喂养姿势要正确，使宝宝“含接”良好，这在能使宝宝吃到更多奶的同时，又解决了乳房胀痛的问题。

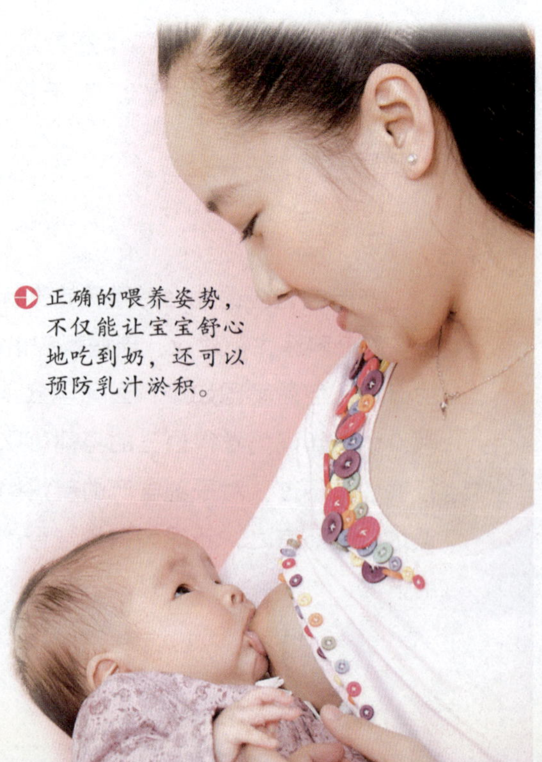

正确的喂养姿势，不仅能让宝宝舒心地吃到奶，还可以预防乳汁淤积。

乳头皲裂

⊙乳头皲裂的原因及危害

一般来说，乳头皲裂主要是喂养姿势不正确造成的。宝宝未把乳晕都含到嘴内，仅把乳头放到口中，即所谓含接不好。而宝宝含接不好，用嘴摩擦乳头的皮肤，持续以这种不正确的姿势哺喂就会使乳头皮肤皲裂。由于乳头破损，每次哺乳后母亲都会感到乳头疼痛，以致不敢哺乳。此外，细菌由乳头裂口进入乳房，又会导致乳腺炎。

⊙乳头皲裂的预防

预防乳头皲裂，应当在孕期就开始做起。一般在妊娠5个月左右，就要经常给乳头涂上橄榄油。这样不仅能保持乳头的清洁，更主要的是使乳头皮肤受到锻炼而长得结实，以免哺乳时皲裂。

新妈妈喂奶时，如果奶头尚未皲裂，就感到十分疼痛，这就要引起注意了。发生轻微皲裂时，不要终止哺乳，每次喂奶前先做乳房按摩，先喂乳头没有皲裂的一侧，再喂乳头有皲裂的一侧，保持正确的哺乳姿势。如果皲裂太严重，就应暂停用乳头皲裂的乳房喂奶。

⊙乳头皲裂的治疗

乳头皲裂严重，则必须及时加以治疗。先在乳头上涂上复方安息香酸酊，再搽上己烯雌酚磺胺油膏，每间隔2～3个小时擦1次，效果要比单纯用抗生素油膏好。

哺乳后，可用乳汁涂抹皲裂部位，局部可用1％浓度的复方安息香酸酊或10％浓度的鱼肝油剂涂抹，下次哺乳前要洗净。另外，还可用乳头罩间接哺乳，或将奶挤出用奶瓶喂给宝宝吃。

⊙改善乳头皲裂的小妙方

◎将适量珠黄散敷皲裂处。

◎莲房（莲蓬外皮）适量，洗净，炒熟研为细末，外敷乳头。

◎鲜荸荠适量，洗净捣汁频涂患处。

◎橄榄核仁适量，烧成炭灰状，研成细末用香油调匀，涂敷患处。

◎红萝卜叶、籽适量，焙黄后研成细末，用香油调敷患处。

◎南瓜蒂适量，晒干，烧成炭灰状，研成细末，用香油调敷患处。

◎南瓜藤须1把、盐少许，将南瓜须同盐捣烂，加少许水煎汤顿服。

◎茄子花（经霜打）、香油各适量，先将茄子花焙干，研成细末，再用香油调成糊状涂于患处。

◎荸荠5个、冰片0.3克，将荸荠捣烂，用纱布挤汁，汁内放入冰片调匀，涂搽患处。

乳腺炎

乳腺炎是困扰女性健康的一个重要问题，而第一次生宝宝的新妈妈则最容易在产后患上急性乳腺炎。

⊙乳腺炎的致病原因

导致新妈妈患乳腺炎的一个主要原因是乳汁分泌多，宝宝吮吸少，乳房不能一次排空。其次是因为新妈妈的乳头皮肤娇嫩，耐受不了宝宝吸奶时对乳头的刺激，常造成乳头组织损伤。尤其是乳头短、乳头状况不良的，更容易出现乳头裂口。裂口后因宝宝吸吮乳头时引起剧痛，所以喂奶时间就短，甚至不敢再让宝宝吸吮乳头，这便使大量乳汁淤积在乳腺内，以致乳汁在乳腺内逐渐分解，分解后的产物最适合细菌的生长。此时，假如外面的化脓性细菌从乳头裂口侵入，将会在乳腺内迅速大量繁殖，便会引起乳腺炎。

⊙乳腺炎的处理方法

◎暂时停止喂奶。用吸奶器或手挤出乳汁，避免乳汁残存引起新的感染。

◎红外线理疗。红外线可促进局部血液循环，有利于炎症的吸收消散。

◎西药治疗。可注射或口服青霉素、红霉素等，但必须在医生指导下用药。如已化脓，应到医院治疗。

◎热敷。当发现有乳腺炎时，将干净毛巾在热开水中泡过，试着热敷，无论乳腺炎发展到何种程度，此法都有消炎去肿的效果。

◎采取有效的验方治疗。这里介绍几个经过临床试验证明疗效较好的验方：

1.蒲公英鲜草50克，煎水内服，一剂煎3次，开始每天服2次，从第3天起每天服1次。同时用鲜蒲公英鲜草捣烂外敷。

2.干蒲公英20～25克（或鲜蒲公英50克），瓜蒌、没药、连翘、青皮各15克，共煎水内服，发高热时第1天服两剂，从第2天起，每天1剂。同时将鲜蒲公英捣烂成泥，外敷硬块处，每隔12小时换1次。

3.如果已发生跳痛，说明已经开始化脓。这时可用党参、黄芪各20克，穿山甲、白芷、升麻各10克，当归15克，甘草、皂角刺、青皮（炒）各5克，煎水内服，每天1剂。

4.当乳房出现硬块时，可用青皮、甘草（半生半炙）、陈皮、穿山甲各10克，瓜蒌仁7克，金银花、连翘各15克，煎水内服，每天1剂。同时外敷鱼石脂软膏。

5.刚开始畏寒发热时，可用瓜蒌仁、陈皮、花粉、黄芩、生栀子、连翘（去心）、皂角刺、金银花、甘草（生）各10克，青皮、柴胡各5克，共煎水，服时加白酒或黄酒1小杯，饭后1次服用，1日1剂。

⊙有效预防乳腺炎的方法

◎防止乳头皲裂。乳头皮嫩、内陷、扁平和不洁是造成乳头皲裂的主要诱因。女性妊娠后一定要每天用温水擦洗乳头，使乳头皮肤变厚。这样，可增强乳头皮肤的耐力，使乳头外突，保持乳头清洁。产后每次喂奶前，用温开水擦洗乳房及乳头，要采用正确的哺乳姿势，宝宝应将乳头及大部分乳晕含入口中；每次喂完奶后，将乳汁涂于乳头上。此外，不要让宝宝含着乳头睡觉，否则乳头被浸软而易破。

◎防止乳汁淤积。每次哺乳时，最好让宝宝吸尽乳汁。如果宝宝食量小，乳汁吸不完，应用吸奶器吸尽或挤掉。如果乳房有硬块，就要做局部热敷，促使软化，再用吸奶器将乳汁吸出。断乳前先逐步减少哺乳次数，再行断乳，防止乳汁淤积而发炎。

新妈妈不便亲自哺乳时，可将乳汁挤到奶瓶里喂宝宝。

产后漏奶

有许多新妈妈身上散发出一股奶味，这是产后漏奶造成的。漏奶是指乳房不能储存乳汁，随产随流，医学上称为产后乳汁自出。

⊙产后漏奶的分类

◎病理性漏奶。必须明确的是，病理性漏奶需要治疗。这种漏奶不但无法让宝宝吃到母乳，而且还会给新妈妈带来诸多苦恼。由于经常漏奶，新妈妈经常穿不上干净的衣服，而且还容易发生感冒。

◎生理性漏奶。生理性漏奶，主要是由于新妈妈气血旺盛，乳汁生化有余，故乳满自溢，这种漏奶不属病态。新妈妈只要在乳罩上加两个乳垫，乳汁就不会浸出衣服了。

⊙产后漏奶的应对方法

◎由于情志不畅而漏奶时，新妈妈应注意调理情志，宜慎怒、少忧思、断欲望，避免各种刺激因素等。

◎由于气虚不固而漏奶时，新妈妈应加强食疗，可选用补气、益血、固摄的药膳。如芡实粥、扁豆粥、山药乌鸡汤、黄芪羊肉粥、黄芪当归乌鸡汤等。

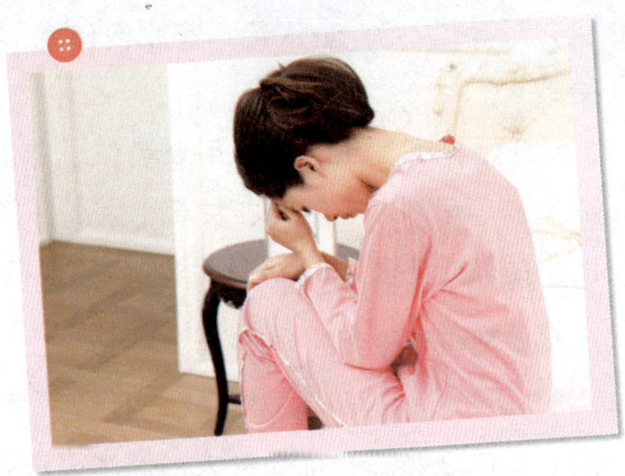

情志不畅也是新妈妈漏奶的原因之一，因此，新妈妈保持愉悦的心情对预防漏奶也有益处。

◎产后漏奶的新妈妈应当勤换衣服，避免奶湿浸渍。冬天可用2～3层厚毛巾包扎乳房；或将煅牡蛎粉均匀地撒在两层毛巾中间，当药粉厚如硬币时用其包扎乳房，以加强吸湿作用。

产褥热

产褥热，是由于病菌侵入生殖器官，引起局部或全身的炎症变化，是新妈妈产后较易患的比较严重的疾病。新妈妈发生产褥热后，由于感染部位不同，表现出来的症状也各有差异。

⊙产褥的形式

◎会阴裂伤和缝线伤口感染。这是一种常见的感染，表现为伤口红肿，缝线针头处化脓，患者自觉会阴伤处热痛，出现小便困难，但一般不会发热，只要及时治疗，炎症会很快消退。

◎阴道感染。阴道黏膜表现为红肿、溃烂，且带有脓液，而且还常伴有低热的症状。

◎子宫内膜感染。新妈妈一般会自觉下腹疼痛，白带增多，且多为脓性，有臭味，同时体温升高，可达38℃以上，此时应及时治疗，防止炎症扩散。

⊙产褥热的预防措施

◎预防产褥热应从怀孕期间开始。怀孕期间要注意清洁卫生，积极治疗原有的感染病症。在怀孕的最后3个月及产后42天中，一定要禁止性生活，且不要洗盆浴。

◎分娩时，如果发生胎膜早破、产程延长、产道损伤、产后出血，应及时进行抗感染治疗。新妈妈在分娩时，要尽量多吃东西、多饮水、多休息，以增加身体抵抗力。

◎分娩后，新妈妈要注意饮食营养，尽量早下床活动，及时小便，以避免膀胱内尿液潴留，影响子宫的收缩及恶露的排出。

月子里眼睛的保护

大家都知道，眼睛与其他身体器官一样，随着年龄的增长或疾病的影响会逐渐退化和衰弱。对于新妈妈来说，由于身体虚弱，如果用眼不当，也会导致眼睛受到损害。因此，新妈妈在坐月子时，对眼睛的护理非常重要。一旦眼睛受到损害，不仅影响其生理功能，还会失去眼睛昔日的美丽。那么，新妈妈在月子里应该怎样保养眼睛呢？

⊙经常闭目养神

在产褥期间，新妈妈一定要做好眼睛的保护工作，白天在照顾宝宝之余可以经常地闭目养神，缓解一下眼睛的疲劳。

⊙合理补充营养

新妈妈可多吃一些富含维生素A的食物，如胡萝卜、扁豆等。可防止角膜干燥、退化和增强眼睛在无光的环境中视物的能力。不要吃辛辣、辛热食物，如韭菜等食物要尽量少吃。

⊙用眼要科学

新妈妈在看书时眼睛与书要保持一定的距离，身体要离桌子有一拳头的距离，不要在光线昏暗和阳光直射下看书、写字。

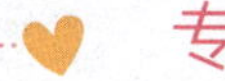

专家告诉你

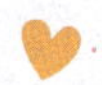

发生产褥感染后，一定要及时进行治疗，以防炎症扩大和留下后遗症。产褥感染的治疗原则是抗感染，辅以整体护理、局部病灶处理、手术或中药等治疗，以及增强新妈妈的抵抗力。

⊙不要长时间看物

新妈妈长时间看东西，会损伤眼睛，一般目视1小时左右，就应该闭目休息片刻，或远眺一下，以缓解眼睛的疲劳，从而使眼睛的血气通畅。

哺乳期的用药问题

⊙哺乳期用药的危害

在哺乳期内，新妈妈用药时应该十分慎重。大多数药物可以通过血液循环进入乳汁，从而使乳汁量减少，或是使宝宝中毒，影响宝宝健康，甚至可能损伤宝宝的肝功能、抑制骨髓生长等。

⊙哺乳期用药原则

处于哺乳期的新妈妈，如果在此期间必须用药，则必须按照医嘱服用，要严格遵守以下几条原则：

◎能用物理疗法的不用化学疗法。

◎能用食物疗法的，不用药物疗法。

◎产褥期应减少不必要的用药，以避免药物毒副作用影响母婴健康。

⊙哺乳期用药注意事项

◎密切观察宝宝吃奶后的反应。

◎避免在乳汁中药物浓度较高时哺乳，服药前哺乳比服药后哺乳好。

◎避免应用哺乳期禁用药物，如果必须服用，则应停止哺乳，宝宝改为人工喂养。

◎用药方式以局部或口服用药最好。尽可能应用最小有效剂量，不要随意加大剂量。

◎若哺乳妈妈必须用药，但该药对宝宝的安全性又未能证实时，应暂停哺乳或改为人工喂养。

◎确定哺乳妈妈用药指征，并选择疗效好、半衰期短的药物。使用剂量大或疗程长的药物时，应检测宝宝的血药浓度。

新妈妈高烧时，如果用物理疗法不起作用，则要及时送医院治疗。

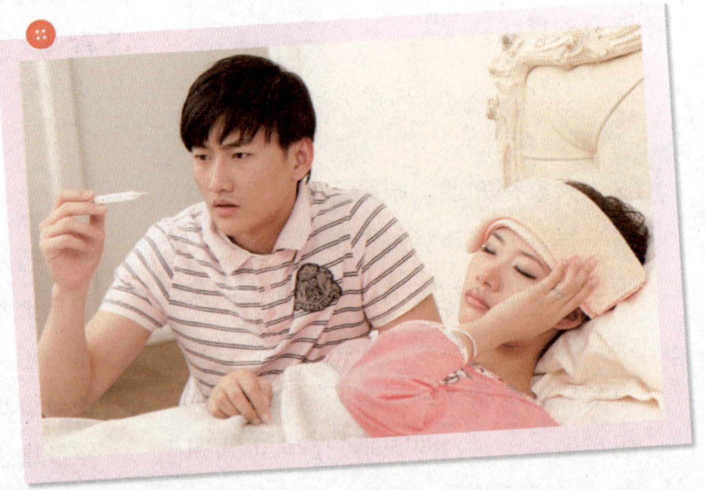

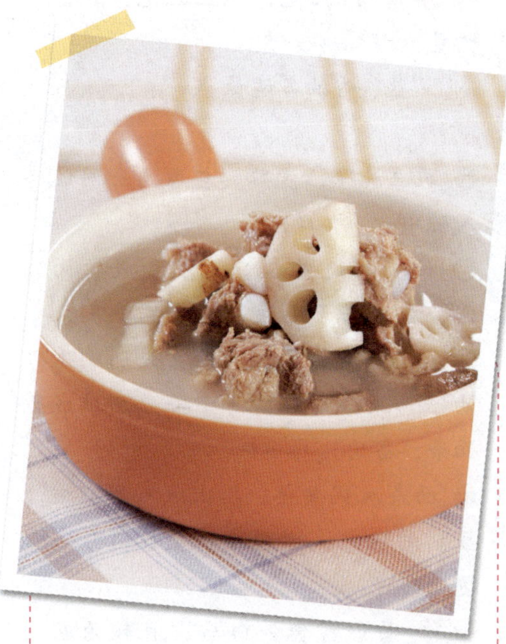

莲藕排骨汤

材料 莲藕、排骨各150克，姜3片。

调料 盐适量。

做法

❶ 莲藕洗净，去皮，切厚片；排骨洗净，切块，放入滚水中汆烫，捞出沥干，备用。

❷ 锅中倒入适量清水煮滚，放入莲藕片、排骨块和姜片，大火煮滚后，再转小火煮约35～40分钟，煮至排骨软烂，加入调料调味后即可盛出。

萝卜丝鲫鱼汤

材料 鲫鱼1条，白萝卜1根，枸杞子、香菇、姜片、葱各适量。

调料 盐适量。

做法

❶ 鲫鱼去鳞、鳃后洗净沥干；白萝卜洗净，去皮切丝；香菇洗净切丝；葱洗净，切丝。

❷ 锅置火上，放油烧热，放入姜片、葱丝爆香，将鲫鱼下锅，两面稍煎黄，注入适量水，烧开后加入白萝卜丝、香菇丝，待汤开后捞去浮油泡沫，煮至白萝卜丝软透，再加调料调味，撒上枸杞子即可。

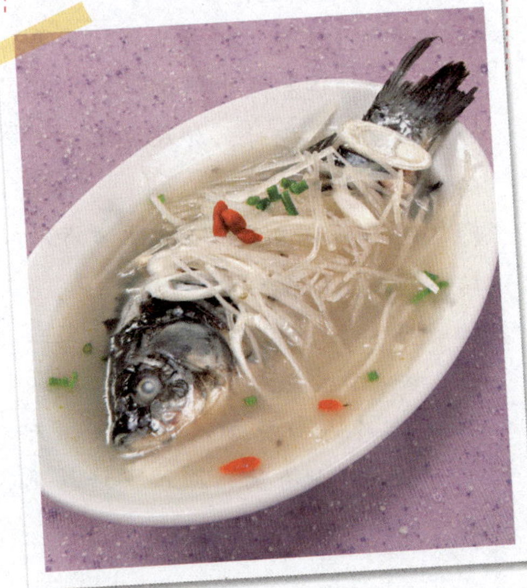

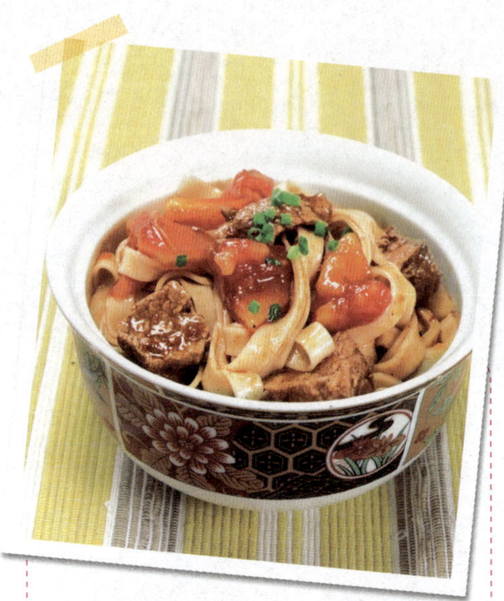

西红柿牛肉面

材料 熟牛肉1块，新鲜西红柿2个，挂面100克，葱花少许。

调料 盐、香油各适量。

做法

❶ 将熟牛肉切成若干小块；西红柿洗净，去皮，切块，备用。

❷ 锅置火上，倒入适量油烧热，再倒入西红柿块和熟牛肉块，大火翻炒至西红柿成糊时，加入适量盐，翻炒均匀。

❸ 锅中倒入适量开水，大火煮沸后转小火，盖上锅盖焖煮15分钟。

❹ 打开锅盖，下入挂面，用大火煮开，转中小火煮至面熟。

❺ 根据个人口味加入适量盐，关火，调入适量香油，撒入少许葱花即可出锅装碗。

豌豆扯面

材料 面粉200克，豌豆50克，葱花适量。

调料 盐、香油各适量。

做法

❶ 豌豆洗净，煮熟，与原汤一同装入碗中。

❷ 面粉加适量盐、清水和成软面团，揪成若干小块，并在两端刷上油，揉成小条，然后再次分别刷上油，饧20分钟后，将小条分别扯成面条，备用。

❸ 面条入锅煮熟，捞出装入盛有豌豆汤的碗内，撒葱花、盐拌匀，滴香油即可。

功效 面条富含蛋白质，且较为软烂，适合肠胃功能欠佳的新妈妈食用，而且还有利于新妈妈补充营养。

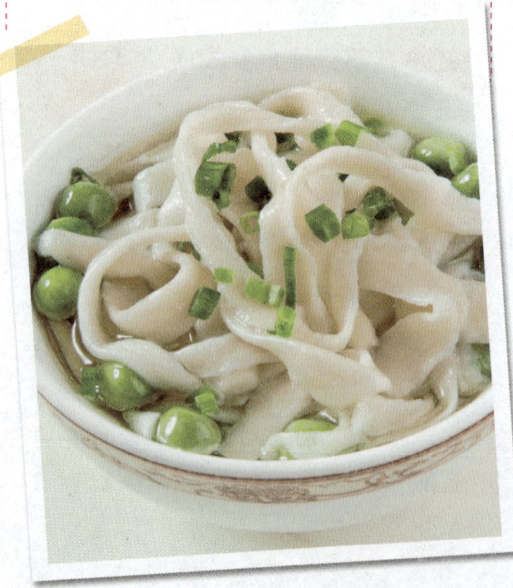

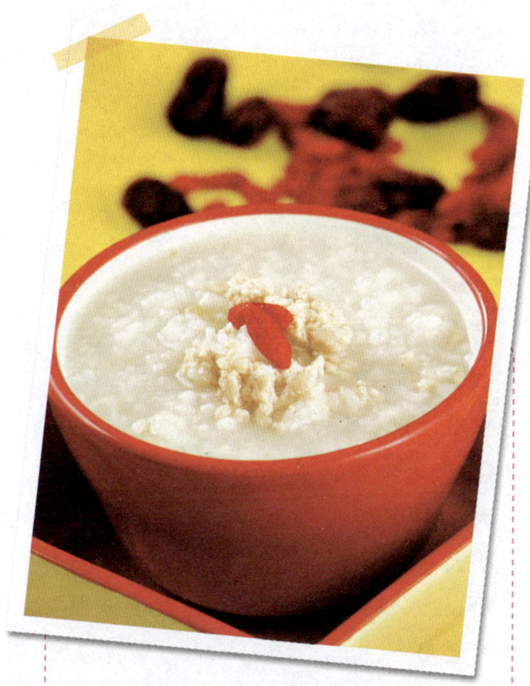

百合山药鸡汤

材料 鸡肉块400克，山药150克，百合80克，银耳10克，葱适量。

调料 盐、白糖各少许，鸡高汤1000毫升。

做法

❶ 鸡肉块洗净，放入沸水中汆烫一下，去除血水，捞出并用凉水冲洗干净，沥干，备用。

❷ 山药去皮，洗净，切成块；银耳洗净，去蒂，泡软；百合剥开花瓣洗净，沥干；葱洗净，切花。

❸ 锅中倒入鸡高汤煮沸，放入鸡肉块、银耳、山药块煮20分钟，再加入百合花瓣，加盐、白糖调味，再撒入葱花即可出锅装碗食用。

鸽杞黄芪粥

材料 大米200克，乳鸽肉100克，枸杞子、黄芪各30克。

调料 盐、香油各适量。

做法

❶ 锅中放入适量水，放入黄芪煎煮取汁。

❷ 鸽肉洗净，剁成肉泥；大米、枸杞子洗净，备用。

❸ 在锅中加入适量清水，放入大米、黄芪汁、鸽肉泥、枸杞子，用大火烧开后转小火煮至米烂粥稠，再加入盐调味，淋入香油拌匀即可装碗食用。

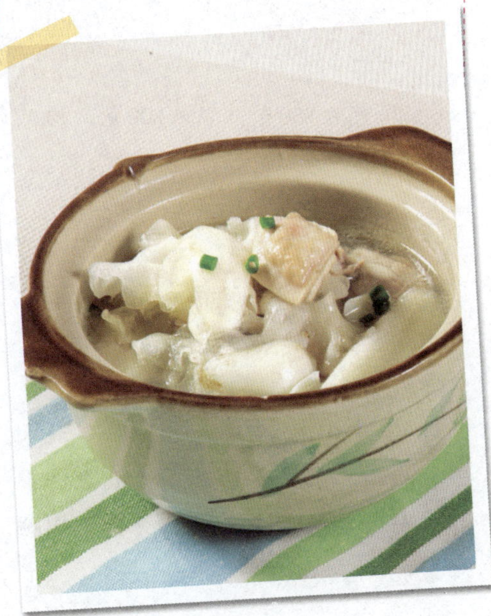

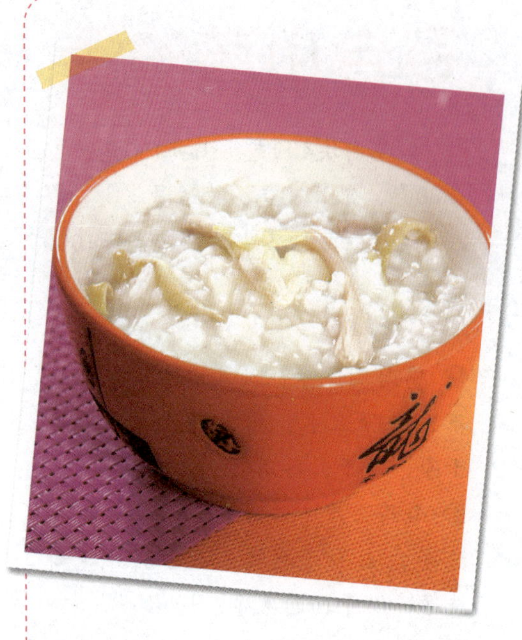

鸡丝粥

材料 大米100克，鸡胸肉150克。

调料 盐少许。

做法

❶ 鸡胸肉煮熟，待凉后捞出，挑去鸡骨，以手撕成细丝，鸡骨放回锅中继续以小火熬成高汤。

❷ 大米洗净，浸泡30分钟，捞出，放入锅中加入高汤，大火煮开，改小火熬成白粥。

❸ 放入鸡丝稍煮，加少许盐调味即可食用。

双黑粥

材料 黑豆150克，黑米100克，枸杞子少许。

调料 白糖适量。

做法

❶ 将黑豆洗净，去除杂质，入水浸泡约4小时；黑米去杂质，淘洗干净，备用。

❷ 将浸泡好的黑豆和黑米一齐放入铝锅内，加清水适量，大火煮沸，再加入白糖用小火煮50分钟，出锅装碗即可。

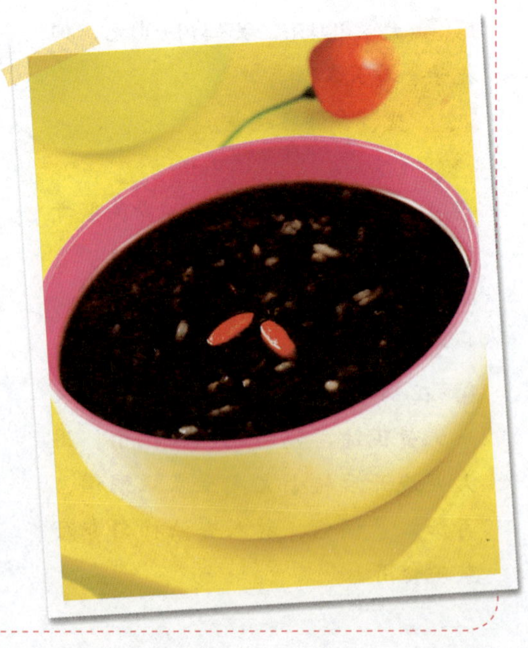

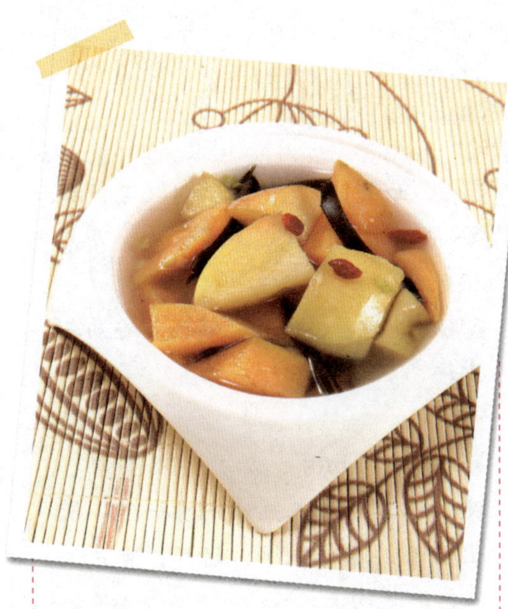

甘薯益气汤

材料 甘薯200克， 苹果1个，海带10克，枸杞子适量。

调料 盐少许。

做法

❶ 苹果洗净后切成块；甘薯去皮后洗净，切成小块；海带用清水浸泡约5～10分钟，捞起拧干后切成丝；枸杞子洗净，泡水1分钟，捞出，沥干，备用。

❷ 将甘薯块、苹果块放入电饭锅内，加入适量水，按下开关。

❸ 待开关跳起后焖5分钟，再加入海带丝、枸杞子，再次按下开关。

❹ 等开关再次跳起后，加盐调匀即可盛盘食用。

什锦汤面

材料 面条100克，鲤鱼肉50克，虾仁、蛤蜊、胡萝卜、香菇、姜片各适量，葱末少许。

调料 A.猪骨高汤3碗，盐少许；B.水淀粉3大匙；C.香油1小匙。

做法

❶ 鲤鱼肉洗净，切成片；胡萝卜洗净，去皮，切成片；虾仁洗净，去肠泥；蛤蜊泡水吐沙；香菇洗净。

❷ 将鲤鱼肉片、胡萝卜片、虾仁、蛤蜊、香菇分别入沸水中汆烫，捞起。

❸ 锅中倒入半锅水煮开，放入面条煮熟，捞出，盛入碗中。

❹ 油锅烧热，爆香葱末、姜片，放入调料A煮沸，放入鲤鱼肉片、虾仁、蛤蜊、香菇煮熟，再加入调料B勾芡，注入面碗中，淋上调料C。

功效 此面有助于新妈妈恢复体力。但对海鲜过敏的新妈妈不宜吃此面。

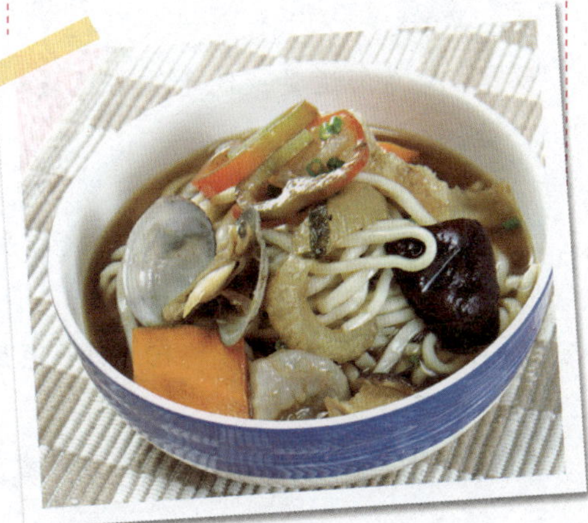

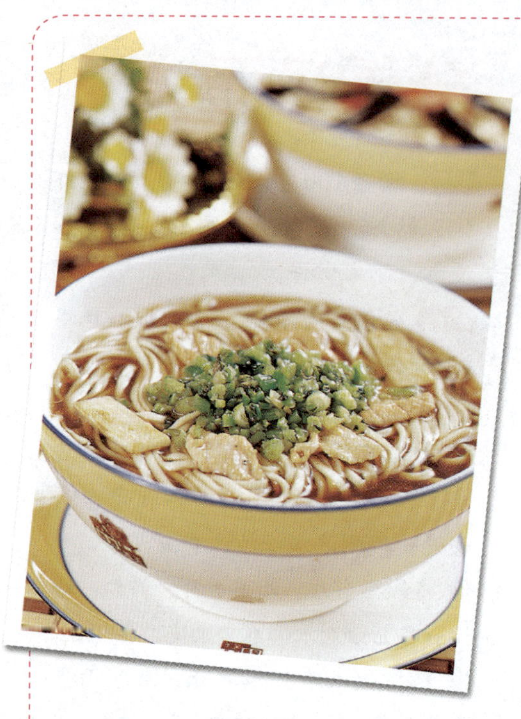

阳春面

材料 面条150克，鸡胸肉80克，鸡蛋1个（取蛋清），春笋50克，芹菜30克。

调料 盐适量，淀粉、鸡汤、香油各少许。

做法

1. 鸡胸肉切片，加盐、鸡蛋清、淀粉抓匀，放入热油中滑一下，捞出沥油；春笋洗净，切片；香芹洗净，取茎切末。
2. 烧开鸡汤，放入面条、春笋片、香芹末、鸡胸肉片煮至熟，加盐调匀，淋香油即可。

滑蛋牛肉粥

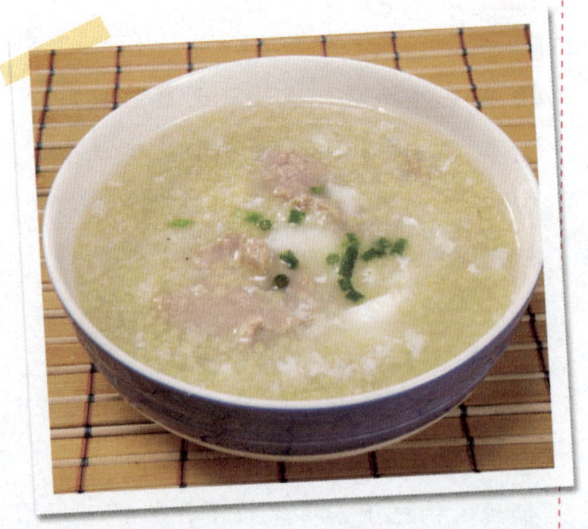

材料 大米100克，牛肉200克，鸡蛋3个，葱2根。

调料 A.高汤适量；B.干淀粉适量；C.盐、香油各适量。

做法

1. 大米洗净，浸泡约30分钟，入锅加调料A熬煮。
2. 牛肉切片，拌调料B腌10分钟；葱切末；鸡蛋打散。
3. 大米粥将要煮好时，放牛肉片续煮，淋入鸡蛋液，加调料C，撒葱末即可。

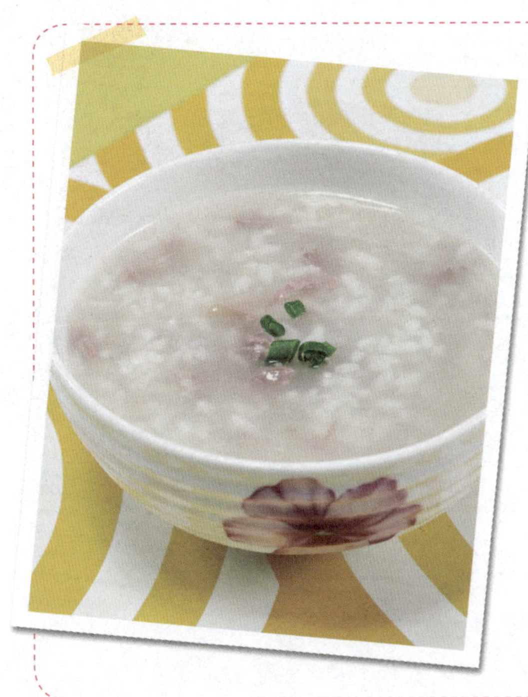

羊肉粥

材料 鲜羊肉80克，大米100克，葱末适量。

调料 高汤10杯，盐少许。

做法

1. 大米淘洗干净，入水浸泡约30分钟；羊肉洗净，切小块，放入沸水中氽烫，捞出沥干。
2. 大米、羊肉块放入煲内，加高汤，用大火烧开，再改小火温煮40分钟左右，最后放入少许盐调味，撒上葱末拌匀即可。

红枣枸杞子煲鸡汤

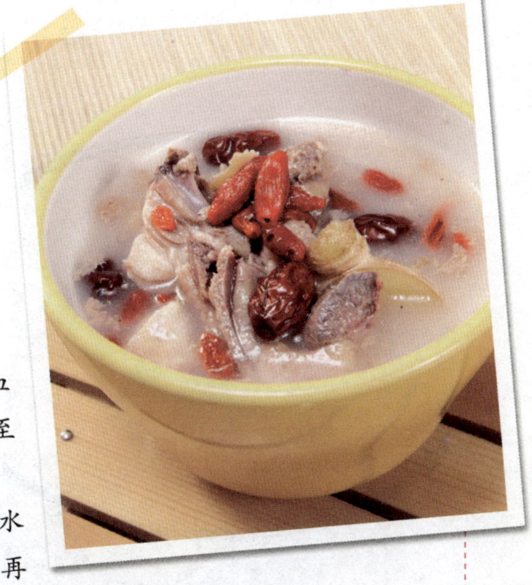

材料 土鸡腿500克，枸杞子10克，红枣20克，姜4片。

调料 鸡高汤2500毫升，醪糟50毫升，盐、白糖各少许。

做法

1. 土鸡腿洗净，放入沸水中氽烫，去除血水，捞出冲净，切块；红枣、枸杞子均泡至发胀。
2. 锅中倒入鸡高汤，加入红枣、姜片煮至水沸，再加入鸡腿块，用大火煮5分钟左右，再转小火煮约20分钟，最后加入枸杞子，再煮约10分钟即可。

西蓝花木瓜汤

材料 木瓜200克，西蓝花150克，西红柿60克，姜10克。

调料 盐少许，水淀粉1大匙。

做法

1. 将西蓝花洗净，切小块；西红柿洗净，去皮（用热水汆烫一下可去皮），切块；木瓜去皮，洗净，切小块。
2. 姜去皮，洗净后切片，备用。
3. 锅内倒油烧热，爆香姜片，再放入西蓝花块和西红柿块一起翻炒片刻。
4. 倒入适量水煮沸，加入木瓜块以小火煮30分钟，用水淀粉勾芡，加盐调味即可盛出。

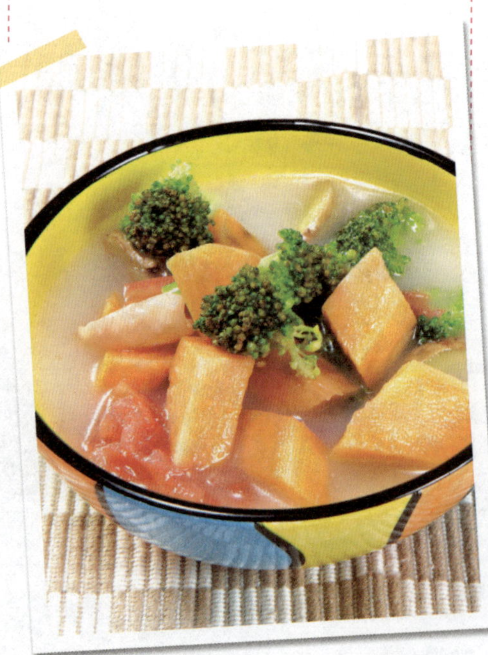

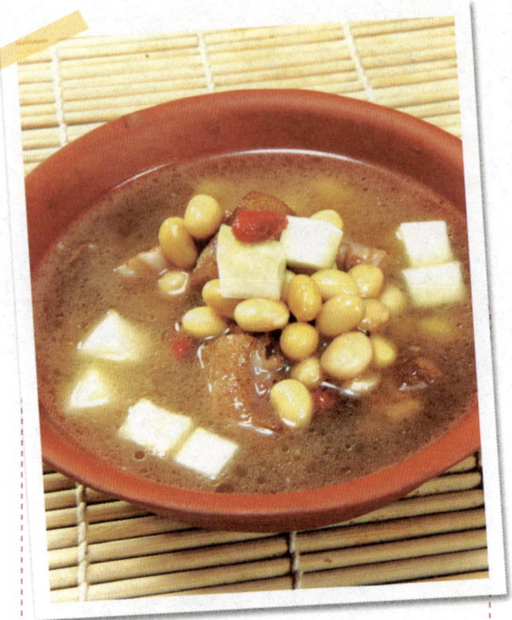

豆腐黄豆炖猪蹄

材料 猪蹄350克，豆腐200克，黄豆100克，枸杞子、姜片各适量。

调料 白糖、盐各少许，醪糟20毫升，高汤900毫升。

做法

1. 猪蹄洗净，切块，放入沸水中汆烫去除血水，捞出洗净。
2. 豆腐洗净，切小方块；黄豆泡水1小时至发胀；枸杞子泡水，洗净，备用。
3. 炖盅内依次放入猪蹄块、豆腐块、黄豆、姜片，加入高汤，隔水蒸1小时，熄火前加入白糖、盐、醪糟煮沸即可盛出。

产后1周内适合做的体操

对于新妈妈来说，做产后运动时，应循序渐进。下面为新妈妈们介绍一套简便易行的体操，具体作法可按产后日期来进行。

产后第1天

◎胸式呼吸运动。仰卧在床上，弯曲膝盖，脚心平放，双手缓缓放在胸口，慢慢地做深呼吸。吸气时，双手要自然离开胸口。每个小时做两三次即可。

◎脚部运动。仰卧在床上，双手放在两侧，腿伸直，后脚跟挨床，脚尖伸直。脚尖向内侧弯曲，双脚脚心对齐。保持对齐的姿势，脚尖要向外翘。每天早、中、晚各做1次，每次做10下。

产后第2天

◎腹式呼吸运动。仰卧在床上，双手放在腹部。做深呼吸。让腹部鼓起来，稍憋气，然后再慢慢地呼出，让腹部瘪下去。每天的运动次数与胸式呼吸相同。

◎脚部运动。双腿并拢，脚尖伸直。弯曲脚踝，绷紧腿部肌肉，不要突起膝盖。然后呼吸两次，恢复原状。每天早、中、晚各做1次，每次做10下。接着做产后第一天的脚部运动。

产后第3天和第4天

◎腹肌运动。仰卧在床上，双手放在背后，在身体和床之间留下缝隙。继续呼吸，绷紧肌肉（使身体和床的缝隙缓缓变小）。一天数回，每回5次。

◎手部运动。手腕保持自然状态，上下晃动。每天做几次，每次10下。

产后第5天和第6天

◎扭动骨盆运动。仰卧在床上，膝盖直立，脚心平放，手掌平放在身体两侧。双腿并拢，先向右倒，再向左倒。再做举腿运动。每天早、晚两回，每回做5次。

◎举落手臂运动。做法很简单，就是举起手臂，再落下手臂。次数不限。该项运动主要为刺激胸肌，使母乳流淌通畅。

坐月子所需的营养素

坐月子期间，新妈妈的饮食宜全面、均衡，以促进身体复原，改善体质，并给宝宝提供最具营养的乳汁。鉴于此，坐月子期间每日的膳食应尽量包含不同养分，其中必需的有七大营养素，即碳水化合物、蛋白质、脂肪、维生素、矿物质、膳食纤维及水分。

碳水化合物

◎碳水化合物又称糖类化合物，是为身体提供热量的主要元素，人体每天约超过一半的能量都是从碳水化合物而来的。

◎碳水化合物主要存在于谷类、土豆、甘薯、莲藕、莲子、香蕉、蜂蜜等食物中。

蛋白质

◎蛋白质的主要功能是修补细胞，维持免疫力，促进伤口愈合，消除身体疲劳，同时还可以促进新妈妈乳汁分泌，对于哺乳的新妈妈来说尤其重要。

◎瘦肉、蛋类、肉类、猪肝、猪腰、海鲜都含有大量的动物性蛋白质，花生、豆类及其制品等均含有大量的植物性蛋白质。

脂肪

◎很多急于恢复身材的新妈妈都闻“脂”色变，在饮食中极力排斥含脂肪的食物。其实没有这个必要。脂肪对新妈妈来说非常重要，它最主要的作用就是储备能量，保护内脏，滋润肌肤及头发，让人容光焕发，同时也维持着免疫系统的正常运行。哺乳的新妈妈应进食含优质脂肪的食物。

◎肉类和动物油含有动物脂肪；豆类、花生仁、核桃仁、瓜子仁和黑芝麻中均含有植物脂肪。

维生素

◎维生素B_1。可以促进新陈代谢，同时还可消除产后疲劳，并能改善食欲不振的症状。富含维生素B_1的食物有动物内脏（肝、心及肾）、肉类、豆类、坚果及粮谷类食物。

◎维生素C。可以增强机体抵抗力，加速伤口愈合，促进铁吸收。产后摄入足量的维生素C，可以促进身体快速恢复。另外，维生素C在高温下容易受到破坏，因此要注意烹调方式。富含维生素C的食物主要有深绿色蔬菜，如菠菜、芥菜、青椒等；另外，柑橘、橙子、草莓、柠檬、葡萄、苹果、西红柿等也富含维生素C。

◎维生素D。可以调节钙与磷的吸收与利用，促进骨骼和牙齿的健康生长。新妈妈产后应摄取足够的维生素D，以增加钙质储备。人体可以在阳光照射下自然产生维生素D。

矿物质

◎钙。钙可以强化骨骼和牙齿，具有调节心跳及肌肉收缩的效果，如果不想将来身高缩水，那么产后就需要多摄取钙质。富含钙的食物主要有黑芝麻、虾仁、牡蛎、干贝、海带、乳制品、排骨、豆类及其制品等。

◎铁。铁是组成红血球细胞的主要元素，如果孕期摄取不足或者分娩时流血过多，产后补充铁质则可以起到补血益气，使脸色恢复红润的作用。富含铁质的食物有猪肝、菠菜、芹菜、莴笋、小白菜、黑芝麻、红枣等。

◎硒。硒能够防止不饱和脂肪酸和脂肪酸氧化，同时还可以维持免疫系统正常运行。新妈妈在产后摄取充足的硒，可以改善肌肉疲劳的现象。富含硒的食物有鱼类、虾类等水产品，动物内脏及荠菜、大蒜、蘑菇、豌豆、白菜、南瓜等蔬菜也含有硒。

◎锌。锌可以促进伤口痊愈，同时还可维持免疫系统正常运行，并能保持味觉及嗅觉的灵敏性。富含锌的食物主要有牡蛎、动物肝脏、花生、核桃、鱼类、豆类、蛋类、奶类、肉类及苹果等。

膳食纤维

◎膳食纤维有助于促进肠胃蠕动，缓解产后便秘，防治痔疮。

◎富含膳食纤维的食物主要有全麦面包、卷心菜、土豆、胡萝卜、苹果、莴笋、菜花、芹菜等。

水分

◎充足的水分有利于新妈妈的血液循环、运送营养及带走废物，还可以促进乳汁分泌。

◎新妈妈应根据自己的身体状况适量多饮水或其他富含水分的饮品。

根据季节变化调理月子期饮食

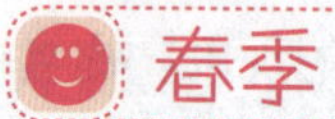

春季

饮食调养要领1 不吃燥热、辛辣、油腻的食物

◎春天正值菠菜、白菜、苋菜等时令蔬菜生长的季节，新妈妈可通过食用这些时令蔬菜来补充维生素、膳食纤维、叶酸及钙、铁元素等机体所需的营养物质。

◎南方春天较潮湿，日常饮食宜清淡，汤水不宜太浓，可适量放点姜，以帮助体内祛湿。

饮食调养要领2 春季坐月子的新妈妈应多饮水、多喝汤

春季里，空气较为干燥，特别是北方，室内外的湿度较低，因此，新妈妈如果在这个季节坐月子，则要注意多饮水，而母乳喂养的新妈妈则更要保证摄入充足的水分，这样不仅能够补充由于空气干燥而丢失的水分，还可以促进乳汁的分泌。

夏季

饮食调养要领1 多喝蔬果汁

◎平时应多喝果蔬汁等，以免奶水不足。也可以喝一些薄荷茶，不但可以补充水分，还有助于缓解闷热的感觉。

◎多吃新鲜的应季瓜果，既可补充水分，又可以补充膳食纤维和维生素。

饮食调养要领2 避免辛辣和容易产生胀气的食物

产后容易出现便秘的问题，饮食要丰富、多食用富含植物纤维的蔬菜和水果。

饮食调养要领3 多喝一些温白开水

饮料和酒精类饮品不适合月子里的新妈妈饮用，应该多喝一些温热的白开水，补充大量出汗时体内丢失的水分。千万不要因为天气炎热或怕出汗而喝冰水或是大量食用冷饮。

饮食调养要领4 不要进食生冷、寒凉的食物

产后身体气血亏虚，应多食用温补食物，以利气血恢复。如果产后进食生冷或寒凉食物，会不利气血的充实，容易导致脾胃消化吸收功能障碍，并且不利于恶露的排出和瘀血的去除。而且，生冷食品未经高温消毒，可能带有细菌，进食后易导致新妈妈患上肠胃炎。在夏季坐月子时，新妈妈如果出汗多、口渴，可以食用绿豆汤、西红柿，也可吃些水果消暑，对雪糕、冰淇淋、冰冻饮料等还是该敬而远之。

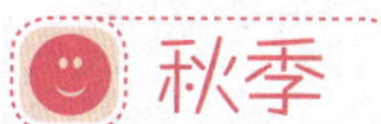

秋季

饮食调养要领 进补为主

◎秋天早晚温差较大，正是进补的季节。秋季盛产的绿叶蔬菜中，最著名的要属菠菜和甘蓝了。菠菜含有丰富的叶酸和锌，甘蓝则是很好的钙源。月子期，每天如能保证吃上一大盘蔬菜沙拉，那就最好不过了。另外，还可以吃些滋阴润燥的果仁、梨、百合、银耳、薏米等食物。

甘蓝。

菠菜。

◎秋天正是大量海鲜供应的好时节，可以借机多吃海鲜以摄入丰富的锌和优质脂肪。

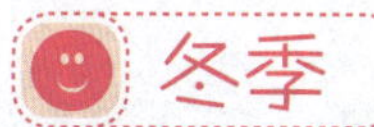

冬季

饮食调养要领 多吃富含维生素C的食物

◎对于新妈妈来说，应吃些营养高、热量高且易消化的食物，同时要多喝水，以促使身体迅速恢复及保证乳量充足。

◎新妈妈在冬季除了注意防寒之外，还需注意增加维生素C的摄取量，以预防流感。如果想吃水果可以将水果加热食用。

◎在冬季分娩的新妈妈由于身体较为虚弱，再加上气温低，空气干燥，很容易出现皮肤瘙痒、静电骚扰、口角炎、鼻子痒痛等困扰，所以冬季里新妈妈应该注意居室保湿，多吃维生素含量丰富的食物，并且要注意室内的卫生。

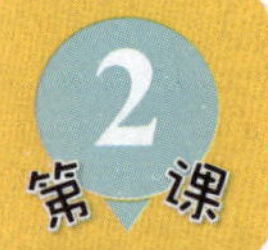

第2课 滋阴补血，促进机体组织修复

到了第2周，大多数新妈妈都已出院了。从此时起，家人应该为新妈妈提供营养丰富的饮食，以滋阴补血，促进机体组织修复。至于饮食的选择，以选用富含蛋白质、铁、维生素C、叶酸等营养素的食物为主。

妈妈留言板

母子变化

妈妈的变化

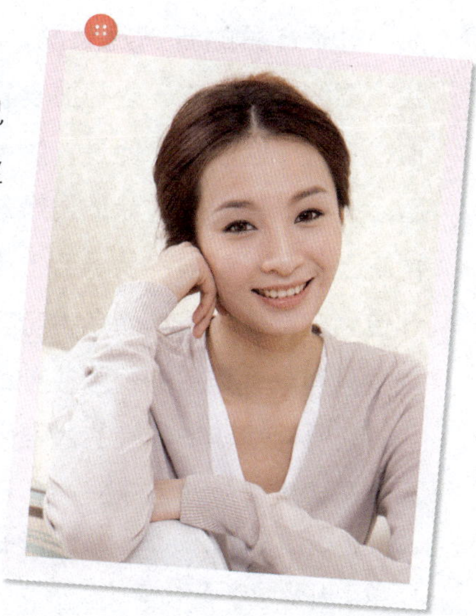

★ 在这一周中，新妈妈们还要继续注意自己的身体变化。很多新妈妈感觉自己还是非常虚弱，事实上的确如此，这时身体上的很多疼痛还没有摆脱。

★ 会阴疼痛有所减轻，此时一定要注意观察会阴缝合线的情况。一旦出现伤口裂开就要及时就医。

★ 恶露的颜色由暗红逐渐变浅，量也会减少。在此期间要注意适当运动，这将有利于恶露的排出。

★ 有些新妈妈会出现严重的便秘。由于产后大补的原因，往往会忽略了维生素及高纤维食品的摄取而造成便秘，所以最好多吃一些蔬菜。

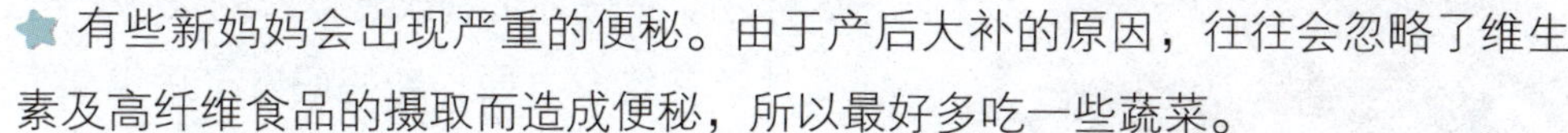

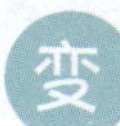

宝宝的变化

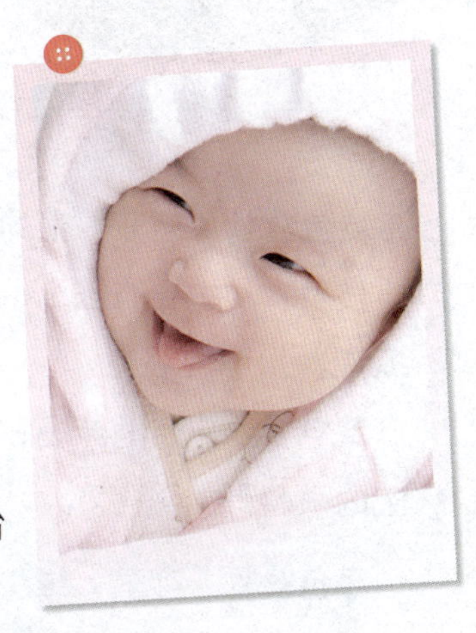

★ 对人声有反应。

★ 会哭着寻找帮助。

★ 出生两周左右，会出现第一次微笑。

★ 寻找乳房，即使不在喂食母乳时。

★ 注视20～45厘米远的物品。

★ 随着吃奶量的增加，宝宝的体重从第4、第5天开始回升，这一周即可恢复到出生时的体重。

★ 被抱或看到人脸时会安静。

★ 对光线很敏感，而且能够分辨立体的东西。

饮食调养保健康

根据体质补气血

对于产后的新妈妈来说，补气养血是滋补的一大重点，因此从第2周开始，要经常适量吃一些补血食物，如红枣、花生、猪心、枸杞子等，以调理气血，促进子宫收缩。但是，滋补不可过度，不能大量食用性质燥热的补品与药膳。有的新妈妈之前就体质燥热，如果患上高血压、高胆固醇、痔疮等病症，再吃上补品，就很容易导致上火或加重病情，甚至还可能将燥热的药性通过乳汁传到宝宝体内，从而危害宝宝的健康。所以说，并不是所有的新妈妈都适合进食具有热补作用的药膳或补品。

众所周知，在分娩的过程中，新妈妈会消耗大量的体液，再加上奶水的来源也需要大量的津液来维持，因此新妈妈很有必要进食具有清凉滋阴作用的药膳或补品。建议在坐月子前，请医生依据新妈妈的体质，量身打造合适的月子药膳，有选择性地进补，这样才能更好地达到改善体质的效果。

进食适宜的药膳，有助于新妈妈改善体质。

此外，在饮食方面，新妈妈在产后第二周就应摄入优质蛋白质食物，如瘦肉类。但是，由于此时新妈妈的消化系统功能还尚未完全恢复，因此每餐的用量不可过多。

多摄取以下几种五色食物

⊙黄色食物：胡萝卜素的大本营

◎代表食物主要有玉米、大豆、小米、南瓜、胡萝卜、橙子、柠檬、菠萝、木瓜等。

◎黄色食物中含有丰富的胡萝卜素，可以在人体内转化成维生素A，从而使宝宝的眼睛更加明亮。

⊙绿色食物：叶酸、维生素的源泉

◎代表食物主要有菠菜、荠菜、油菜、莴笋、芥蓝、西蓝花、青椒、苦瓜、猕猴桃等。

◎绿色食物中含有丰富的叶酸，有助于人体红血球的增长和更新；绿色食物中所含的维生素K则可以帮助骨骼更好地发育。

⊙红色食物：铁、花青素的家园

◎代表食物主要有牛肉、西红柿、枸杞子、红枣、山楂、西瓜、草莓、樱桃等。

◎红色食物中含有丰富的番茄素、花青素以及铁质，能够补铁补血，改善面色。

⊙白色食物：蛋白质、钙的基地

◎代表食物主要有酸奶、牛奶、面粉、大米、白芝麻、鱼、虾、菜花、莲藕、豆腐等。

◎白色食物含有丰富的蛋白质和钙质，能够增强机体的免疫力，是人们生长、活动的重要能量来源。

⊙黑色食物：微量元素的仓库

◎代表食物主要有黑豆、黑米、黑芝麻、黑木耳、核桃等。

◎黑色食物含有丰富的蛋白质及铁、钙、锌等微量元素，经常适量食用，有助于提高新妈妈的机体免疫力，从而加快身体的康复速度。

产后不挑食，胜过常滋补

从营养学的角度来看，产后新妈妈每天大约需要热量为2700～2800卡、蛋白质80克。虽然每个人的情况并不完全相同，但还是应比怀孕前的饮食量增加30％左右为好。因此，完全没有必要“大补特补”，只要饮食合理、营养丰富就可以了。要考虑菜谱营养的均衡性。主食要比怀孕晚期

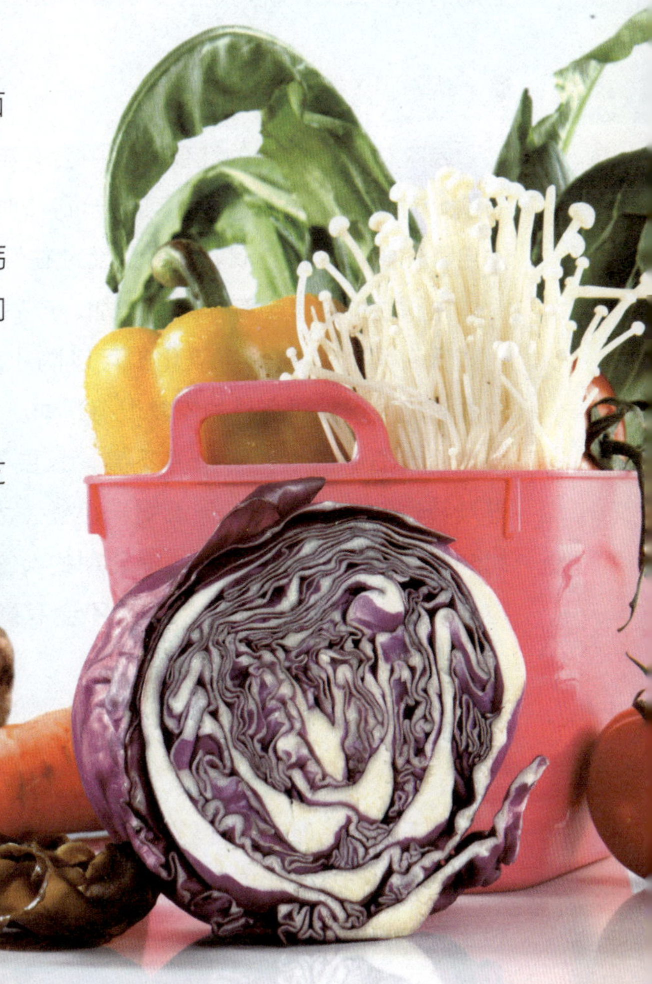

新妈妈产后不挑食，有助于补足身体所需的营养素。

增加一些，还要多吃富含蛋白质的食物。过度的加强营养只会造成体重的增加，太多的补品不仅新妈妈身体承受不了，大量的营养还会进入乳汁中，影响宝宝的身体健康。

常喝麦乳精影响乳汁分泌

有些新妈妈认为麦乳精是滋补饮料，便大量饮用，结果往往适得其反。麦乳精虽然含有高糖、高蛋白，但它也含有丰富的麦芽糖和少量的麦芽酚。以可可粉麦乳精和强化麦乳精为例，前者每500克含麦芽糖90克、麦芽酚2毫克；后者每500克含麦芽糖110克、麦芽酚2毫克。这两种物质一般都是从麦芽中提取的，而麦芽有消食、健胃、舒肝和退奶等作用，中医历来都把它作为退奶的药。因此，新妈妈宜少饮或不饮麦乳精，以免影响乳汁分泌。

产后可以喝点葡萄酒

专家认为，优质的红葡萄酒中含有丰富的铁，对女性非常有好处，可以起到补血的作用，使脸色变得红润。同时，女性在怀孕时体内脂肪的含量会有很大的增加，产后喝一些葡萄酒，其中的抗氧化剂可以防止脂肪的氧化堆积，对身材的恢复很有帮助。

葡萄酒中的酒精含量并不高，只要不是酒精过敏体质的人，一天喝一小杯（大约50毫升）是没有问题的。哺乳期的女性应尽量在每次哺乳后喝，对宝宝不会有影响，但注意千万不要多喝。

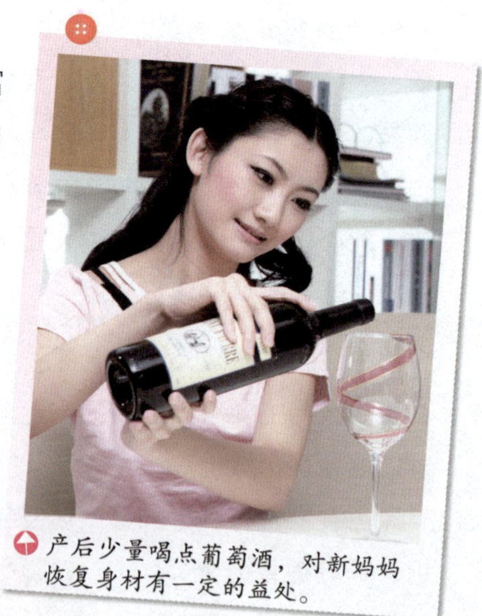

产后少量喝点葡萄酒，对新妈妈恢复身材有一定的益处。

不同体质的新妈妈应选择不同的食物

对于新妈妈而言，营养的补充，要因人而异，新妈妈的体质各有不同，对营养的需求也不尽相同。只有针对自身的体质，有针对性地补充营养，才有利于身体的恢复。

⊙寒性体质者进补法

◎寒性体质的特点。面色苍白，怕冷或四肢冰冷，口淡不渴，大便稀软，尿频且量多、色淡，痰与涕多呈清稀状，舌苔白，且容易感冒。

◎寒性体质宜吃的食物。寒性体质的新妈妈肠胃虚寒、手脚冰冷、气血循环不良，应该吃较为温补的食物，如麻油鸡、四物汤或十全大补汤等，但原则上不能太油腻，以免发生腹泻。也可以吃一些荔枝、桂圆、草莓、樱桃、葡萄等水果。下面特别推荐一些食物给寒性体质的新妈妈：

1.海参。中医认为海参性温，味甘、咸，具有生津止渴、益气补肾、强筋壮骨、滋润降火等功效。海参为高蛋白、高微量元素、低脂肪的温补海鲜，功用与人参相似。除了体质虚冷的新妈妈适合食用，体质又冷又热的新妈妈也可适量食用。

海参。

2.牛肉。牛肉富含人体必需的优质氨基酸，且脂肪含量较低，中医认为牛肉性温，味甘，具有补气血、强筋骨等功效，体质虚冷的新妈妈食用，可以温暖四肢，减少掉发，并强化骨骼。

胡萝卜。

3.胡萝卜。胡萝卜营养价值丰富，含有胡萝卜素、多种维生素及微量元素等营养物质，可滋润皮肤，保护肠道，护眼明目，增强人体免疫力，素有“平民人参”的美誉。对新妈妈来说，胡萝卜中的胡萝卜素是脂溶性物质，用来煲汤是最好的食用方式，其营养物质可以充分被吸收。所以建议新妈妈多吃一些胡萝卜。

4.桃子。桃子的含铁量较高，是产程失血的新妈妈的理想辅助食物；另外，桃子含钾多，含钠少，适合新妈妈食用。中医认为桃子性温，味甘、酸，具有健胃整肠、补益气血、养阴生津、利尿消肿的作用，新妈妈食用有助于温补气血、营养头发、改善疲劳及美颜润肤。

◎忌吃的食物。寒凉的蔬果，如苦瓜、萝卜缨、西红柿、西瓜、柚子、橘子等。

⊙ 一般体质者进补法

◎一般体质者的特点。舌头红润，舌苔淡薄。

◎宜吃的食物。饮搭配上可以采用食补与药补交替食用，若出现口干、嘴唇破皮、长痘等症状，建议暂停药补，改用食补的方式。适合吃平和甘润的食物。以下食物特别值得食用：

1.花生。中医认为，花生性平，味甘，具有健脾开胃、补气养血、丰胸通乳、润肺化痰及益智健脑等功效，适用于母乳不足、胃口欠佳、容易咳嗽的新妈妈食用。现代营养学认为，花生营养全面，其所含蛋白质容易被人体所吸收。需要注意的是，容易上火的新妈妈不宜吃炒花生，可改成水煮或蒸熟。

花生。

2.小米。中医认为小米性微寒，味甘、咸，具有健脾和胃、滋补安神的功效。需要注意的是，小米粥不宜煮太稀，也不可完全以小米作为月子里的主食，否则容易造成营养不均衡。现代科学研究表明，小米中富含维生素B_1、维生素B_2，膳食纤维含量也很高，可以帮助新妈妈恢复体力，并刺激肠胃蠕动，增进食欲。

小米。

⊙热性体质者宜如何进补

◎热性体质者的特点。面红目赤，怕热，四肢或手足心热；口干口苦，大便干硬或便秘；痰涕黄稠，小便量少、颜色黄、味道难闻；舌苔黄或干，舌质红赤，容易长痤疮。

◎宜吃的食物。宜用食物滋补，例如山药鸡、黑糯米、鱼汤、排骨汤等，蔬菜类可以选丝瓜、冬瓜等凉润降火的食物，青菜豆腐汤也可以降火。另外，不宜多吃麻油鸡，煮麻油鸡时，姜及麻油用量要减少，酒也要少用。

冬瓜。

丝瓜。

◎不宜多吃的食物。荔枝、桂圆、苹果。

◎可以少量吃些的食物。橙子、草莓、樱桃、葡萄。

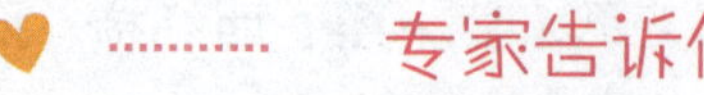

大多数女性在分娩后，为了补充营养和让奶汁分泌充足，都非常重视产后的滋补，经常每日不离鸡肉，餐餐有鱼肉。其实，这样不仅浪费钱财，还可引起麻烦，因为滋补过量可导致肥胖，而肥胖会使新妈妈的体内积聚大量的糖和脂肪，进而导致代谢失调，最终引起各种疾病。因此，产后滋补不宜过量。

产后护理全扫描

月子休养环境要求高

⊙清洁卫生

◎居室的卫生条件对于新妈妈能否做好月子至关重要。之所以这样说，是因为新妈妈在月子里几乎整天都在居室中度过，因此室内一定要打扫得干干净净。

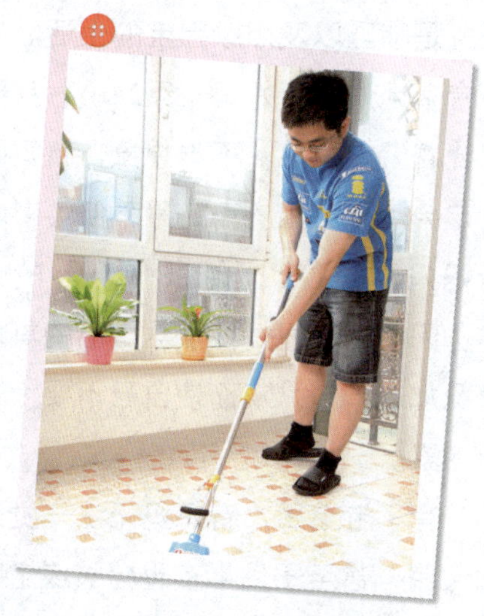

为了新妈妈和宝宝的健康，新爸爸要清洁好居室哦！

◎在新妈妈出院前，家人最好将室内的家具、地板以及墙壁擦拭干净。此外，被褥、枕头等卧具要统一消毒。

⊙温度和湿度要适宜

◎分娩后，新妈妈的体质和抵抗力都比较低，因此居室内一定要保温、舒适。冬天的室内温度最好保持在18～25℃，湿度保持在30％～80％；夏天的室温保持在23～28℃，湿度保持在30％～60％。夏天可以使用空调，但温度不可过低。如果使用电风扇，则不能直吹。

◎新妈妈的居室要明暗适中，以阳光照射和坐向好的房间为宜。这样的话，夏天能避免过热，冬天能保证居室温暖。

⊙保持室内空气清新

◎空气清新可以使新妈妈精神愉悦，而且有利于休息。不要紧闭门窗，要定时开窗换气，保持空气新鲜。虽说新妈妈要避风寒和潮湿，但避风寒和潮湿，并非就是紧闭门窗，尤其是在炎热的盛夏，紧闭门窗很可能会使新妈妈中暑。

◎无论什么季节，新妈妈居住的房间都应适时开窗，保持空气流通，但是新妈妈绝对不能直接受凉风吹。

⊙保持室内安静

◎家人要消除噪声，不要大声喧哗。

◎家人要和亲友说明原因，避免过多亲友入室探望，以免导致空气污染，影响新妈妈的休息。

⊙适当摆放花草

新妈妈的居室内可以摆放鲜花、盆景，但数量不可太多，最为重要的是，千万不要选择会散发出有毒、有害气体的花草。

注意生活细节，继续谨防产褥热

前文已经提到，在产后，新妈妈的抵抗力及免疫力会下降，而这很可能会导致伤口感染和子宫发炎，从而引起产褥热，因此在这周里，新妈妈一定要继续积极预防产褥热的发生，做到以下几点要求：

◎注意补充营养，从而提高自己的抵抗力，以预防产褥热的发生。

◎对于新妈妈来说，如果分娩时做过会阴缝合，那么回到家里后仍然要注意局部清洁。如果感觉会阴缝合处有些疼痛，可用高锰酸钾水清洗患处。

◎在产后第2周，新妈妈的阴道分泌物比上周明显减少，色泽也会变得更浓，如果分泌物很多，或有鲜血和血块，就要咨询一下医生，看看是否需要处理。这时，新妈妈还不能坐在浴缸中洗澡，可以淋浴，但时间不宜长，以几分钟为宜。如果会阴切口或腹部刀口还尚未完全愈合，那么在淋浴时千万要注意，别让肥皂或浴液流到那里。

◎在这周，如果新妈妈有发热、腹痛、阴道分泌物增多等现象，一定要及时就医，千万不要自行服药，这样很可能会耽误治疗的时间。

与宝宝同步睡眠

到了这周，休息对于新妈妈来说仍然很重要。在本周，新妈妈的主要任务是哺乳以及照顾宝宝的生活。毫不夸张地说，新妈妈一天24小时都要围绕着宝宝做事。不难想象，新妈妈肯定会十分劳累。而劳累不但会影响新妈妈的恢复，也会影响乳汁的分泌。因此，新妈妈要根据自己的具体情况加以调节，从而使自己不要太过于劳累。

有了宝宝后，新妈妈无法一觉睡到天明，甚至于后半夜也会被宝宝吵醒几次。因此，新妈妈一定要根据宝宝的睡眠时间和吃奶时间适当调整自己的作息时间，否则就会使自己过度

专家告诉你

有些新妈妈在突然起床下地时常会出现头晕的现象，这是由于头部一时缺血所致。新妈妈的身体通常都比较虚弱，再加上长时间卧床，很不适应突然的直立状态，于是便会出现头晕。相比较而言，产后出血较多的新妈妈，更易出现头晕的症状。鉴于此，新妈妈在下床活动前，最好有个适应的过程，可先在床上坐一会儿，稍后再下地活动，而且家人要随时伴在身旁。

劳累。

当宝宝入睡后，新妈妈要抓紧时间休息。只有这样，当宝宝醒来后，新妈妈才有充足的乳汁喂养宝宝，也才有充足的精力照顾宝宝。

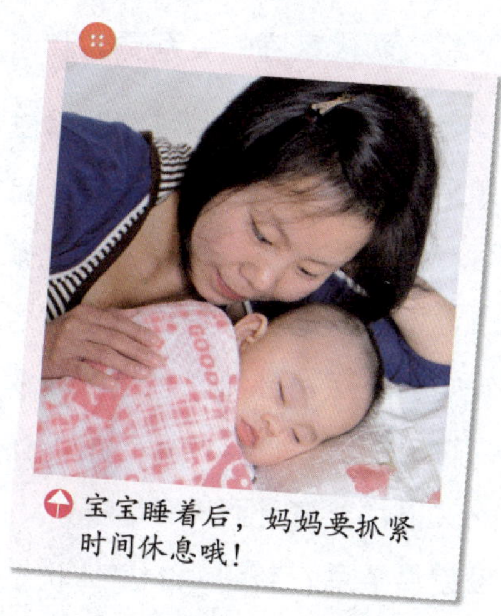

宝宝睡着后，妈妈要抓紧时间休息哦！

通常，新妈妈只要不过于劳累，心情就会相对较好，而新妈妈的心情对宝宝的影响非常大。如果新妈妈整天愁容满面，抱怨不断，那么宝宝就会从新妈妈那里得到不良信息，而这会影响宝宝的生长发育和智力发展。

贴身衣物有讲究

新妈妈的衣着很有讲究。具体来说，新妈妈坐月子时的衣着应注意以下几方面：

⊙宽大舒适

新妈妈的衣服以宽大舒适为宜。

⊙质地柔软

新妈妈的衣着以选择棉、麻、丝、羽绒等制品为宜，这些纯天然材料质地的衣物不仅柔软、透气性好，而且还可以吸湿、保暖。

⊙厚薄适中

通常，产后新妈妈的身体都比较虚弱，身体抵抗力较差，鉴于此，新妈妈的衣着应根据季节变化注意增减，以免患病。

⊙衣着要常换、常洗、常晒

新妈妈的贴身内衣要经常换洗，而短裤在产后头10天应一天一换，内衣也要一天一换，以保持卫生。

⊙佩戴适宜的胸罩

在哺乳期，新妈妈应佩戴舒适合身的棉制吸水胸罩，以支托乳房，便于哺乳。

⊙鞋子要软一些

新妈妈以穿布鞋为宜，不要穿硬底鞋，更不要长时间穿高跟鞋，以防产后足底、足跟痛。

月子期间的最佳护理人

对于小家庭来说，添人增口会让夫妻双方的父母高兴异常，并放下手里的事情，全身心去照顾儿媳或闺女。就目前来看，大多数家庭都会让老人来帮忙照顾新妈妈，这也是流传了数千年之久的“坐月子”习惯。

事实上，对于初为父母的小夫妻来说，面对刚出世的宝宝难免会手足无措，不知道该如何应对。在这种情况下，让家里有过育儿经验的老人照顾新妈妈和宝宝，就会非常的顺手。当然，请老人照顾新妈妈和宝宝还有一个好处，那就是可以节省人工费。

⊙让妈妈照顾的好处

通常来讲，由家人照顾新妈妈坐月子是最好的，其中最佳的护理人非妈妈莫属。新妈妈在经历分娩后，身心都处在一个急需调整的时期，如果由自己的妈妈来照顾，母女贴心，就可以让新妈妈保持心情愉快，这对其身体恢复和宝宝的健康成长都具有十分重要的作用。

⊙让婆婆照顾的好处

当然，请婆婆来照顾也可以，今时今日的婆婆，大都有工作、有文化，观念与时俱进，绝非封建社会那种“家长式”旧脑筋，为了孙辈，通常都可以和“坐月子”的儿媳较好地沟通，并享受含饴弄孙的天伦之乐。虽说照顾新妈妈和宝宝比较辛苦，但整个月子下来，会使两代人的亲情更加融洽，两代家庭的关系更为和谐。

专家告诉你

需要强调的是，在月子期间，新妈妈不要整天睡在床上，先闭目养神，稍坐片刻，这样可以安定神志，解除疲劳，消除紧张情绪。然后再上床背靠被褥，竖足屈膝，呈半坐卧状态，千万不要突然躺倒平卧。

⊙请老人照顾新妈妈和宝宝时需注意

◎如果家有老人，且身体健康，自己又有产假，最好事先与双方老人多加沟通，请老人们决定是否愿意来照顾新妈妈和宝宝，当然，也可以让双方老人轮流照顾，这样的话，就能让双方的父母都能享受到天伦之乐。

◎坐完月子后，新妈妈的身体状态逐渐恢复如初，再加上一天一变化的小宝宝，这些都会给家庭增添幸福感。但是，在享受快乐温馨之余，千万别忘记真诚地对老人表示谢意，多赞许老人，外出时也不要忘记给老人带一份礼物，如此这般，整个家庭就会处于和谐快乐的氛围中。

产后洗澡好处多

⊙产后洗澡的重要性

按照老传统，产后新妈妈“一个月不能洗头、洗澡”。事实上，这种做法是错误的。在月子期间，新妈妈是可以洗澡、洗头、洗脚的。对于新妈妈来说，只有及时洗澡、洗头、洗脚，才能使身体清洁卫生，并促进血液循环，加速新陈代谢，恢复体力，解除肌肉和精神疲劳。

⊙产后洗澡的注意事项

◎自然分娩24小时后，如果身体恢复良好，即可擦洗身体；产后1周可以淋浴，但不能进行盆浴，以免脏水进入生殖道引起感染。

◎洗澡时水温要保持在37℃左右，室温保持在25℃左右，洗澡时间则以5～10分钟为宜。

◎对于剖宫产和会阴侧切的新妈妈，在伤口尚未愈合之前，不能淋浴；如果擦洗身体，要防止脏水感染伤口。

◎浴后要马上擦干身体，穿好衣服后再出浴室。

◎洗后要将头发用干毛巾包起来，不要使头部受风着凉，否则，头部的血管遇冷会收缩，而这可能会引起头痛。

告知亲友最好月子后再探访

当新妈妈分娩后，一定会有很多亲朋好友前来探望。亲友的探望会给新妈妈带来欣慰，但也有可能给新妈妈带来不利。

⊙亲友集中探访对新妈妈不利

新妈妈分娩后，身体的免疫力较差，而此时的宝宝也是非常娇嫩的。宝宝从依赖母亲胚胎生活，到出生后的独立生活，这期间需要一个适应过程。宝宝对外界的适应能力与抵抗力较差，很容易患病。

在这种情况下，如果探望的亲友太多，且声音嘈杂，就会导致室内空气变得污浊。如果患病的亲友进入居室内探望宝宝，那么细菌和病毒很可能会传染给新妈妈和宝宝，进而引发疾病。

⊙亲友探访的注意事项

为了预防疾病的发生，为了新妈妈和宝宝的健康，家人一定要控制好亲友前来探望的次数和人数。另外，家人自己在照料和护理新妈妈时，也要注意个人卫生，必要时可戴上口罩。

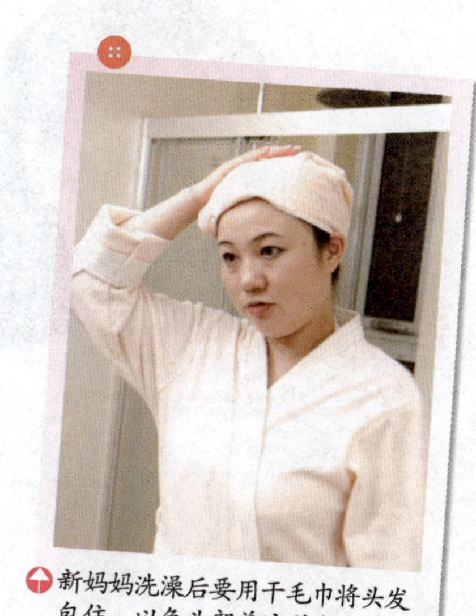

新妈妈洗澡后要用干毛巾将头发包住，以免头部着凉引发头痛。

产后健美瘦身A计划

产后塑身的黄金法则

女性的月子不完全是“坐”，也需要动。有规律地动，可以使新妈妈身材更快地恢复。但需要注意的是，运动后半小时不要喂奶。以下是产后塑身减重的几个黄金法则，与大家分享。

⊙科学睡眠

◎从怀孕到宝宝1岁前的这段时间里，新妈妈的睡眠成了一件大事。宝宝睡着的时候，新妈妈没有睡意，等新妈妈特别想睡觉了，这个顽皮的小家伙又醒了。久而久之，新妈妈的睡眠成了一个大问题。要想解决这一大难题，提高睡眠质量，新妈妈就要做到科学睡眠，按时睡眠，掌握正确的睡眠姿势，选择良好的睡眠环境。

◎据研究，产褥期新妈妈只要夜晚睡8小时，白天午睡1小时，就能保证一天都有良好的精神状态。而睡眠过多则可导致产后发胖，过少则会影响身体健康。合理科学的睡眠，是塑造苗条身材的保障。

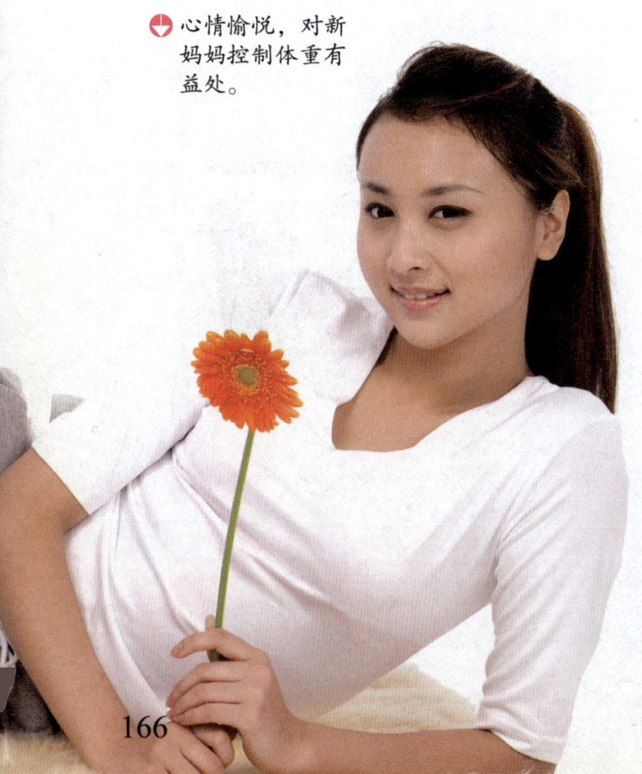
心情愉悦，对新妈妈控制体重有益处。

⊙心情舒畅

◎月子期间是新妈妈从妊娠到恢复的重要生理过渡期，也是角色转换的关键期，新妈妈有时会感到迷茫、无助，情绪异常低落，闷闷不乐。研究表明，女性情绪不好会引起发胖，再加上女性心情不好时往往会用零食当作发泄途径，从而导致内分泌失调。

◎新妈妈应学会自我调节，做些自己平常喜欢做的事，如画画、唱歌、弹琴或给宝宝讲故事……这样对保持良好的情绪更有帮助。而良好的情绪对新妈妈恢复身体是有益的。

⊙母乳喂养

母爱的伟大之处就是会为了宝宝而牺牲很多东西。既然已生儿育女，那么就坦然面对这种体形上的变化吧！女孩有女孩的青春气息，少妇有少妇的成熟韵味。作为母亲，真的没有理由因为怕影响身材而拒绝哺喂宝宝。研究表明，胸部下垂并非是哺乳所造成的，而是妊娠期孕激素造成的。因为孕激素刺激乳腺增长，随之又加速乳腺衰退，从而导致胸部下垂。要防止这种衰退，哺乳是有益的。同时，新妈妈哺乳还可以消耗妊娠期所积聚的脂肪，减少皮下脂肪贮存，有效地防止肥胖。

⊙切勿滋补过度

事实上，新妈妈在妊娠期间，体内已经积聚了2000～3000克的脂肪，这为产后哺乳等消耗做好了准备。因此，产后不用过度滋补。其实，不是吃得越多，乳汁分泌就越多。乳汁的分泌关键取决于宝宝的吸吮，吸吮越早、次数越多、越有力，则分泌的乳汁就越多。至于乳汁的成分，只要保证科学合理的营养，乳汁的成分是不会减少的，因此新妈妈在产后适量进补即可，没有必要大补特补。

⊙经常练习瘦身小妙招

◎新妈妈在家里站立时，不要只是一味地站着，可以随时随地做紧缩臀部的动作。

◎新妈妈打电话时，用脚尖站立，可以使腿部和臀部的肌肉绷紧。

◎宝宝睡着时，为避免发出声响，新妈妈也可以踮着脚尖走路。

◎新妈妈在换尿布及抱宝宝时，会经常弯腰，这时要深呼吸，伸直背，挺直腰杆。

专家告诉你

新妈妈要想产后瘦身，恢复孕前身材，最好从饮食与运动着手，要循序渐进，不要总想着要快速减肥。哺乳的新妈妈以一星期减少0.5～1千克最为适宜，6个月内减低10%的体重是最理想的情况，但不建议使用减肥药减肥，因为减肥药的成分很可能会通过母乳被宝宝吸收，进而对宝宝的健康产生不利的影响。

♥ 产后塑身操

产后可进行适当锻炼，但要掌握好度，不宜快速瘦身。

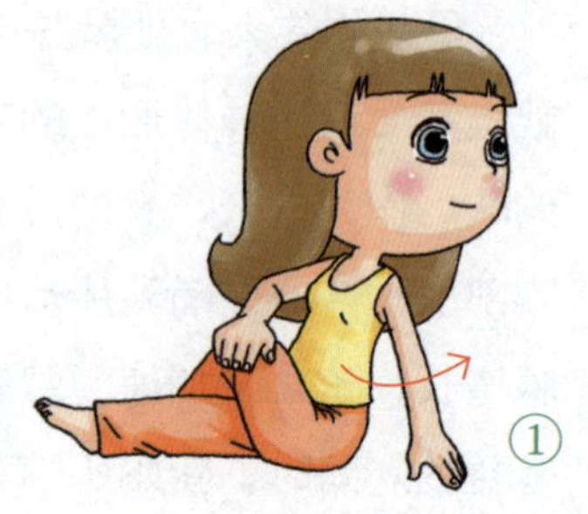

①

⊙扭动上身

一条腿伸直，另一条腿弯屈并向上跨过另一条腿。上身向腿弯曲的一侧扭转。用同弯曲腿对侧的手抓住弯曲腿的膝盖进行拉扯（图①）。两侧交替进行。此运动可强化腰部肌肉的柔韧性，缓解产后腰痛。

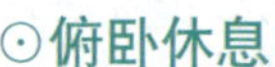

⊙俯卧休息

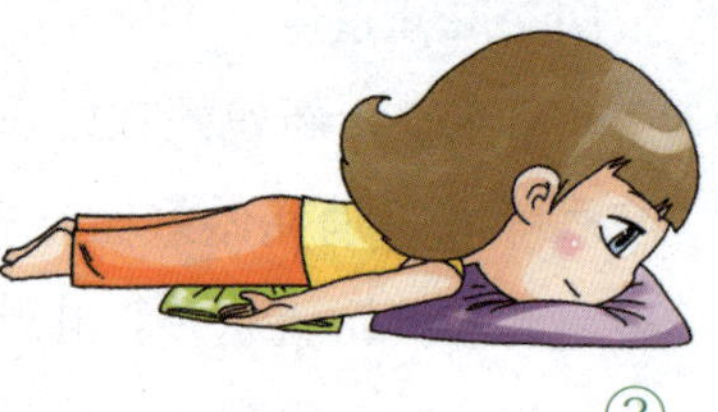

②

在颌下垫上一个矮枕头，骨盆和肚子下方垫上 个稍微高一点的枕头。在此状态下进行凯格尔会阴收缩运动（图②）。此运动可防止子宫后驱，使骨盆恢复原位。

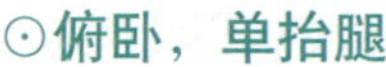

⊙俯卧，单抬腿

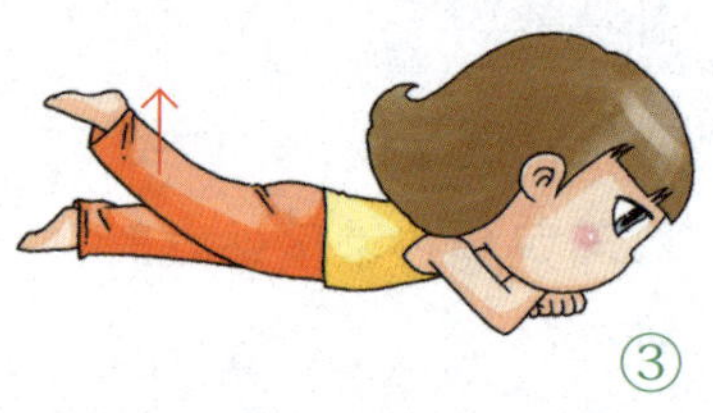

③

用手托住下颌，俯卧在地板上。抬起一侧的大腿维持5分钟。换腿反复进行此动作（图③）。注意地板不要太凉，如果太凉可垫一层被褥。此运动可增强腹部肌肉的弹力，缓解产后腰痛。

⊙伸懒腰

十指交叉，掌心向外（图④），上臂伸直（图⑤），然后向前后左右摇摆，反复进行。此运动可促进血液循环，有利于腰部和肩关节的灵活（图⑥）。

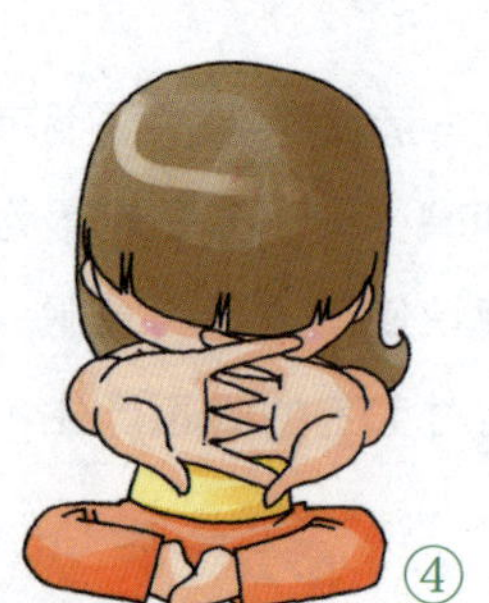

④

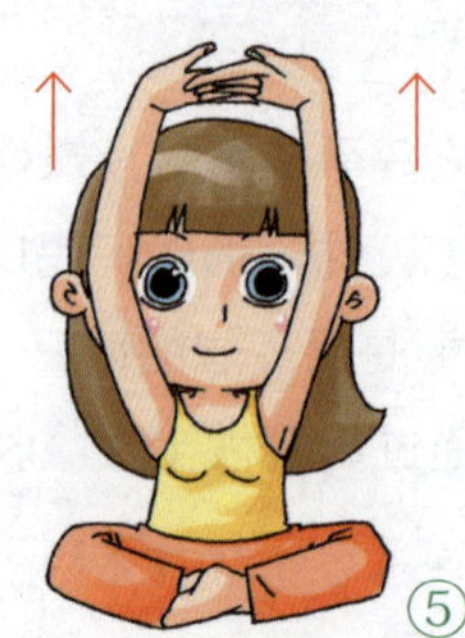

⑤

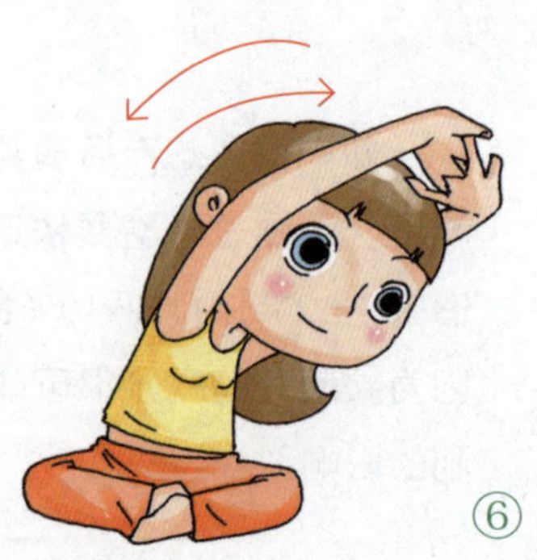

⑥

消除腋下赘肉有妙招

⊙穿着合适的内衣

选择适合自己的内衣是预防副乳产生的首要步骤。已经有副乳的女性选择内衣时更应该注意以下事项：选择内衣要以侧边加高及加宽且可以完整包住整个胸部为原则，或是专门购买具有矫正乳房效果的调整型内衣，以使压力分布均匀，不再产生赘肉。

⊙胸部按摩

新妈妈要勤于按摩胸部，并要注重捏与推的技巧。身体直立，即可看见腋下到胸部之间内凹及突出部分，在内凹部分，左胸用右手中指和大拇指以适当的力量反复捏，右胸则反之，每天做数次即可。对于突出部分，可用左手握拳以指关节的力量将左胸突出的副乳由外向内推，右胸则反之。

⊙哑铃运动

将身体立正站直，正握哑铃于腹部前方，与身体平行后拉起哑铃至下巴处，然后吸气，再恢复原位，吐气，每一轮做15～25次。每天做3～5轮，每轮之间可以休息1～2分钟。

产后运动减肥的注意事项

产后运动是预防生育性肥胖的重要措施。适当的运动可促进新陈代谢，避免体内脂肪蓄积，但是切忌盲目运动，应该注意以下四点：

⊙避免剧烈运动

为了快速瘦身，许多新妈妈采取剧烈的运动计划，这很容易造成疲劳，不仅如此，还会损害健康。产后立即进行剧烈运动减肥，很可能影响子宫的康复并引起出血，严重时还会使生产时的手术创面或外阴切口再次遭受损伤。故进行运动之前一定要衡量一下自己的身体能否承受。

⊙选择轻、中等强度的有氧运动

有氧运动有利于减重，并能有效防止减重后体重出现反弹。有氧运动指的是使用到全身肌肉的运动，包括

专家告诉你

产后瘦身是每个新妈妈的心愿，但是新妈妈在身体条件允许的情况下可以适度进行运动，但不能进行器械、跳操等运动量较大的运动，可以选择抬臂、举腿等比较缓和的健身方式，从内而外地消耗脂肪。过大的运动量会使新妈妈本来就很虚弱的身体更加虚弱。

慢跑、快走、游泳、有氧舞蹈等，且进行的时间至少要持续12分钟以上，若要有效燃烧脂肪，应持续进行30分钟以上，或是一天之内累积到30分钟以上才有效果。新妈妈的产后运动应注意循序渐进，如能坚持在分娩后进行5个月左右的身体锻炼，不仅对形体的恢复有益，还可将全身的肌肉练得结实，增强体质，消除腹部、臀部、大腿等处多余的脂肪，恢复怀孕前的健美身姿。

⊙切忌急功近利心态和懒惰好逸心态

产后健身的信念一旦树立，就应该坚持，不要轻易打乱规律。一方面不能因贪吃贪睡造成半途而废；另一方面也不要急于求成，有时候扎进健身房一待就是几小时。要心态平和地面对产后减肥。

⊙产后不宜采用的减肥方式

新妈妈不宜采用的减肥措施主要有：通过服减肥药或减肥茶来减肥；通过过分节食来减肥；通过手术抽脂来减肥。

产后慎做的动作

⊙颈部过于向后仰

这种动作的运动量比较大，容易给颈部关节造成很大的压力，会给身体带来不良的影响。

⊙膝盖弯曲的角度过大

膝盖弯曲的角度过大，会造成膝部关节的压力过大，影响身体健康。

⊙在练习身体柔软度的运动时，增加运动强度的弹跳运动

增加运动强度的弹跳运动，对锻炼身体的柔软性毫无助益。

⊙做仰卧起坐时，伸直双腿

做仰卧起坐时伸直双腿，可能会使背部肌肉受伤，故要保持膝盖的弯曲。

新妈妈在产后身体条件允许的情况下，进行适度的锻炼，可以有效地恢复孕前的健美身材。

常见问题速解决

产后外阴发炎

⊙外阴发炎的原因及危害

新妈妈外阴部常因局部皮肤损伤或产后调养失宜，引起细菌感染而发炎。急性外阴发炎时，严重的会引起发热、腹股沟淋巴结肿大、压痛等。如果急性期发作较轻，未能引起重视，可能会转为慢性，造成局部皮肤粗糙。

⊙预防产后外阴发炎的方法

◎尽早下床活动。新妈妈在月子里一定要尽早下床活动，这样不但可以加强子宫收缩，促进恶露排出，还可以预防和减少产后发炎。

◎恶露未净时应勤换卫生巾和内裤。新妈妈要穿舒适透气的棉质内裤。另外，还应勤换卫生巾，这对保持外阴清洁非常重要。若局部有创伤、擦损，可用金霉素油膏（或眼膏）、红霉素油膏涂擦局部。

◎月子里的卧姿。月子里的卧姿对新妈妈的健康很重要。对于有外阴部裂伤或有外阴部切口的新妈妈来说，躺卧时，要尽量卧在没有伤口的一侧，这样可以减少因恶露流入伤口而引起感染的机会。

◎保持外阴皮肤清洁。对于新妈妈来说，保护外阴皮肤清洁非常重要。尤为重要的是，新妈妈一定要做好大小便后外阴的卫生问题。而且大便后最好用温开水冲洗外阴，同时，每天最好用1：5000的高锰酸钾液冲洗1次。

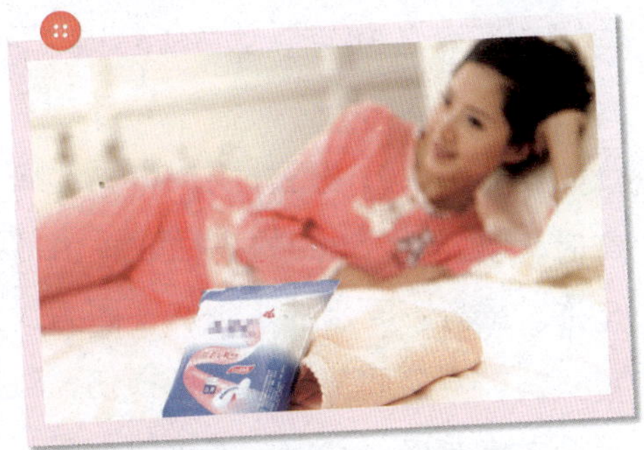

新妈妈勤换卫生巾和内裤，对预防外阴发炎非常有效。

 专家告诉你 

新妈妈清洗外阴时，一定要按照顺序而为。由于手是病菌传播的主要媒介之一，因此清洗阴部前应先洗净双手，然后从前向后清洗外阴，再洗大、小阴唇，最后洗肛门周围及肛门。另外，需要强调的是，在正常情况下尽量少用阴道清洗液，只要用清水冲洗就行，也不要进行阴道内清洗，否则可能会导致感染。

⊙外阴发炎的应对措施

◎如果发现外阴部有红色小点凸起，可在局部涂些2％浓度的碘酒。注意只能涂在凸起的部位，不要涂在旁边的皮肤上。少数人对碘酒过敏，不能涂擦。如果是脓点，可用消毒针头挑破，用消毒棉擦去脓液，再涂上抗生素油膏。

◎如果新妈妈外阴部出现红、肿、热、痛的症状，局部可用热敷。用蒲公英、野菊花各50克，黄柏30克，大黄10克，煎水，洗涤外阴。也可口服磺胺、螺旋霉素等抗生素。如果局部化脓，除进行上述处理外，可用蒲公英、煅石膏各30克，大黄15克，煎水，坐浴。

◎如果新妈妈患慢性外阴炎，局部瘙痒时，可用1∶5000的高锰酸钾溶液坐浴。最好不要用热水烫洗，因为反复烫洗，会使局部皮肤受到损伤，过后会越来越痒，其实，发生以上症状时，最好的应对措施是，进行有针对性的治疗。

子宫复原不良

在漫长的40周孕期里，也许新妈妈想象不到，胎宝宝从一棵小种子长到几千克重，子宫会比原来大10多倍，从原来的约50克一直增长到妊娠足月的约1000克，功能和外貌都变得大不相同，变得温厚、柔软、血液充足。待到分娩完成之后，子宫一下子变成了一个空房间，要恢复到最初的状态需要一定的时间，需要新妈妈悉心呵护。

那么，如何才能让子宫复原良好呢？具体来说，可以通过以下方法来帮助子宫快速恢复。

⊙及时排尿

产后，医生常常会嘱咐新妈妈要尽早排尿，一般要在产后2小时内小便。因为在分娩过程中，新妈妈由于膀胱受压、黏膜充血、肌肉张力降低、会阴伤口疼痛、不习惯于卧床姿势排尿等原因，都容易发生尿潴留，从而使膀胱胀大，妨碍子宫收缩。更为严重的是，可能引起产后出血或膀胱炎。

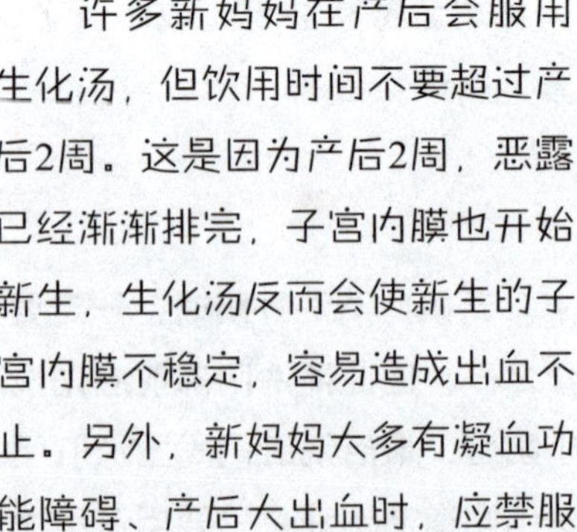

专家告诉你

许多新妈妈在产后会服用生化汤，但饮用时间不要超过产后2周。这是因为产后2周，恶露已经渐渐排完，子宫内膜也开始新生，生化汤反而会使新生的子宫内膜不稳定，容易造成出血不止。另外，新妈妈大多有凝血功能障碍、产后大出血时，应禁服生化汤。

⊙产褥期别“赖床”

传统说法认为，分娩后要卧床静养。不过，自然分娩后6～8小时，新妈妈在疲劳消除后最好别“赖床”，第2天应尽量下床活动，这样有利于生理机能和体力的恢复，帮助子宫复原和恶露的排出。

⊙哺乳刺激法

刺激乳头也能帮助子宫收缩。因此，不妨在产后让宝宝尽早吃母乳，只要宝宝一吸吮，就会产生反射刺激，使子宫收缩。宝宝频繁地吸吮，可促进子宫的恢复。没有喂奶的新妈妈也可以采取按摩乳房或是热敷乳房的方式刺激乳头。

产后子宫脱垂

新妈妈如发生子宫脱垂，常有下腹、外阴及阴道向下坠胀感，并伴有腰酸背痛，若久立、活动量大时，这种感觉会更加明显，严重时会影响新妈妈的正常活动。

⊙子宫脱垂的程度

◎如果新妈妈属于早期子宫脱垂或症状较轻，可取平卧位，休息一会儿或稍坐一会儿，以使子宫恢复常态。

◎如果新妈妈属于重症子宫脱垂则不易恢复，即使用手帮助子宫回位，起立后子宫仍有向外脱出的可能。

◎如果新妈妈子宫脱垂并兼有膀胱膨胀，往往会有尿频、排尿困难或尿失禁等症；新妈妈若子宫脱垂兼有直肠膨出，还可能会出现排便困难。

⊙造成新妈妈子宫脱垂的原因

◎急产。即从子宫阵痛到胎宝宝娩出的过程中，由于骨盆底组织和阴道肌肉没有经过渐进的扩张过程，而被强大胎头突然的压迫撕裂，又未能及时修补，就会造成子宫脱垂。

◎滞产。滞产极易导致子宫脱垂。

⊙改善子宫脱垂的方法

◎新妈妈要充分休息，在床上时多换卧床体位。

◎多吃含膳食纤维的食物，养成定时排便的习惯，以防便秘使腹压变大，影响身体复原。

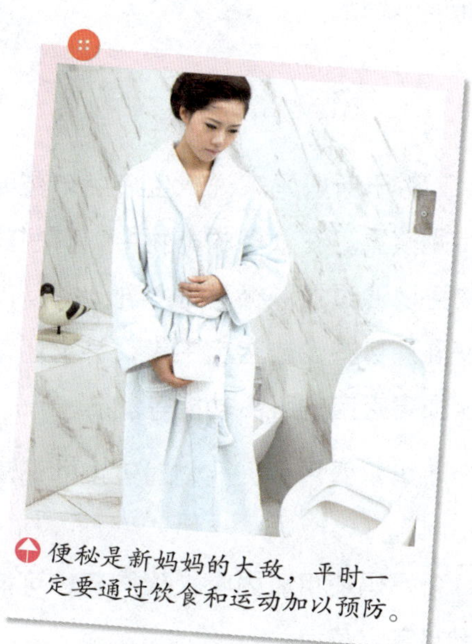

便秘是新妈妈的大敌，平时一定要通过饮食和运动加以预防。

◎新妈妈下地后不要长时间地站立，尽量避免下蹲动作，提重的东西请家人帮忙，不要过早跑步、走远路。

◎不要急于恢复形体而过早地进行高强度的形体锻炼。

⊙子宫脱垂的治疗

◎中医疗法。服用补气升提药物，如补中益气汤或采用针灸法，灸针关元、三阴交、太冲等穴位，以增强提升作用。

◎运动疗法。运动疗法一，将肛门向上收缩，如同排完便收缩肛门一般。每天做数次，每次收缩10～20下；运动疗法二，平卧床上，两脚踏起，两手臂平放于身体两侧，然后用腰部力量将臀部抬高再放下。每天2次，每次20下。运动次数可随着时间的推移而逐步增加。

新妈妈忌服的西药

对于新妈妈来说，生病后用药要特别慎重。在众多的药物中，有些药物可以通过血液循环进入乳汁，从而使乳汁量减少或宝宝中毒，甚至还可能损害宝宝的脏器功能等。

⊙新妈妈服用下列药物对宝宝的健康不利

◎新妈妈使用氯丙嗪、磺胺药，可能引起宝宝黄疸。

◎新妈妈使用利舍平，可使宝宝鼻塞、昏睡。

◎新妈妈使用四环素，可使宝宝牙齿发黄。

◎新妈妈使用避孕药，可使女宝宝阴道上皮细胞增生。

◎新妈妈使用链霉素、卡那霉素，可引起宝宝听力障碍。

◎新妈妈使用灭滴灵，则可能使宝宝出血、厌食、呕吐。

◎新妈妈长时间使用巴比妥，可引起宝宝高铁血红蛋白症。

◎新妈妈使用麦角生物碱，会使宝宝恶心、呕吐、腹泻、虚弱。

◎新妈妈服用氯霉素后，可使宝宝腹泻、呕吐、呼吸功能不良、循环衰竭及皮肤发灰，还可能会影响宝宝的造血功能。

⊙对宝宝影响较大的药物

◎抗肿瘤药。如5－氟脲嘧啶等。

◎抗甲状腺药。如他巴唑、碘剂等。

◎镇静、催眠药。例如阿米托、氯丙嗪等。

◎镇痛药。例如可待因、吗啡、美沙酮等。

◎抗生素。如四环素、氯霉素、卡那霉素等。

◎其他药物。如泻药、磺胺药、麦角生物碱、阿司匹林、利血平等。

本周食谱大汇总

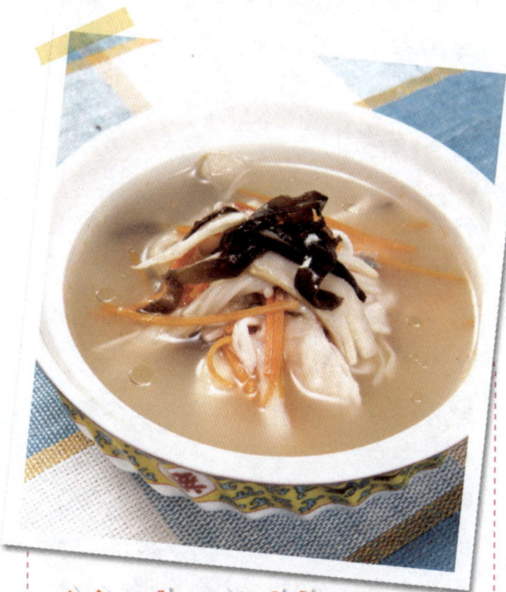

美味鲜菇汤

材料 香菇15克，金针菇200克，黑木耳丝10克，蘑菇5克，胡萝卜丝适量。

调料 盐、香油各少许，高汤、柴鱼粉各适量。

做法

❶ 香菇洗净，切丝；金针菇洗净，切段；蘑菇洗净，切片。

❷ 烧开高汤，将黑木耳丝、胡萝卜丝及香菇丝、金针菇段、蘑菇片全放入汤里，汤滚后加入除香油之外的其他调料调味，然后再除去浮沫，再滴几滴香油即可装碗食用。

黄瓜鸡汤

材料 净老母鸡1只，黄瓜（腌黄瓜）罐头半罐，黄瓜罐头汁3大匙，葱末适量。

调料 盐少许。

做法

❶ 将净老母鸡宰杀后去除毛及内脏，清洗干净后放入沸水中汆烫，捞出，沥干；黄瓜洗净，切成片，备用。

❷ 老母鸡入锅，加适量水，先用大火烧开，再转小火煮30分钟，然后加入黄瓜片、黄瓜罐头汁、盐同煮至熟，熄火后撒上葱末即可。

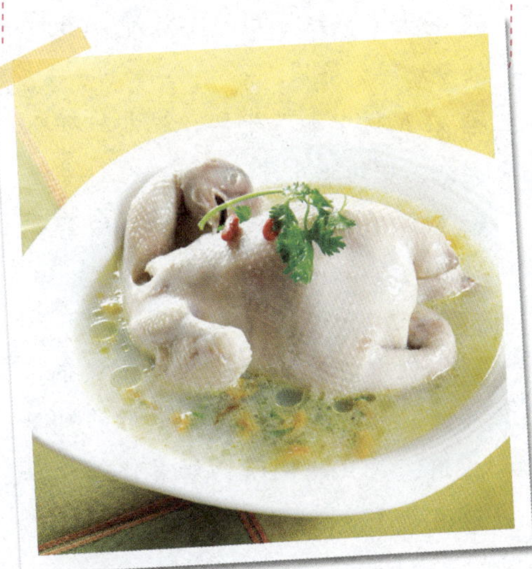

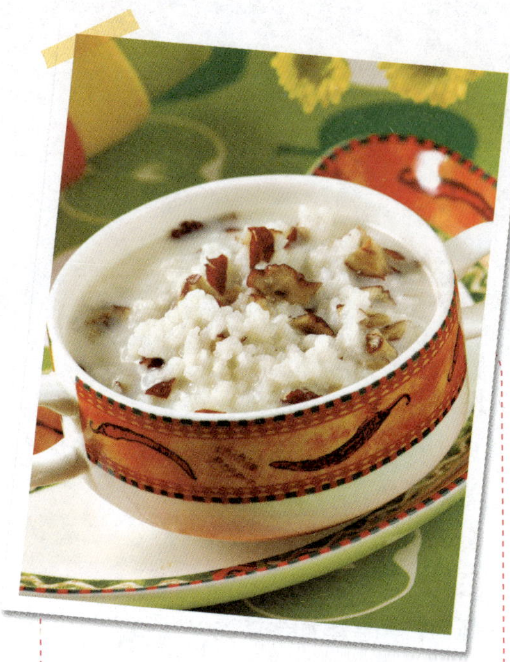

牛奶红枣粥

材料 大米100克，红枣50克，牛奶1000毫升。

调料 白糖适量。

做法

❶ 将大米、红枣用清水洗净，再将红枣切碎，备用。

❷ 在瓦煲中加入牛奶，烧开后加入大米，煲约30分钟。

❸ 然后再加入红枣末，调入白糖，继续煲约12分钟即可食用。

功效 这款粥营养十分丰富，对在分娩过程中消耗了大量体力和营养物质的新妈妈来说，具有很好的补益作用，并且能使新妈妈身体的恢复速度加快。

枸杞子鲤鱼汤

材料 活鲤鱼1条（约450克），枸杞子30克，白果15克，姜片、葱段各10克。

调料 盐少许。

做法

❶ 将鲤鱼处理干净，在鱼脊上剞上几刀。

❷ 枸杞子用温水泡软后，再用清水冲洗干净，备用。

❸ 锅置火上，倒油烧热，放入鲤鱼用小火煎透。

❹ 倒入姜片、适量清水及枸杞子，用大火煮开后转中火煮至汤浓，再加入白果、葱段，放入盐调味，然后继续煮约8分钟至鲤鱼熟透即可装盘食用。

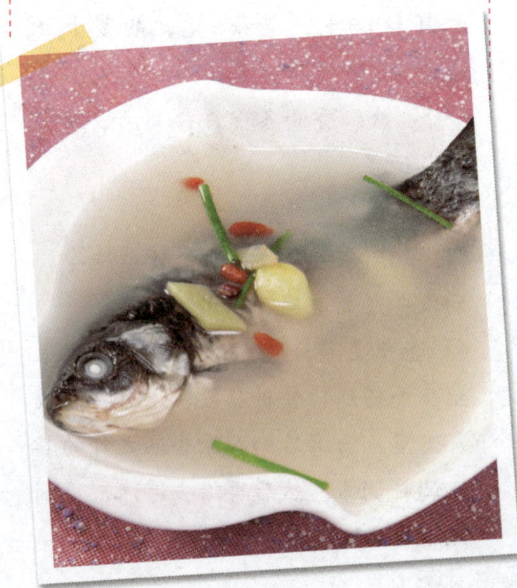

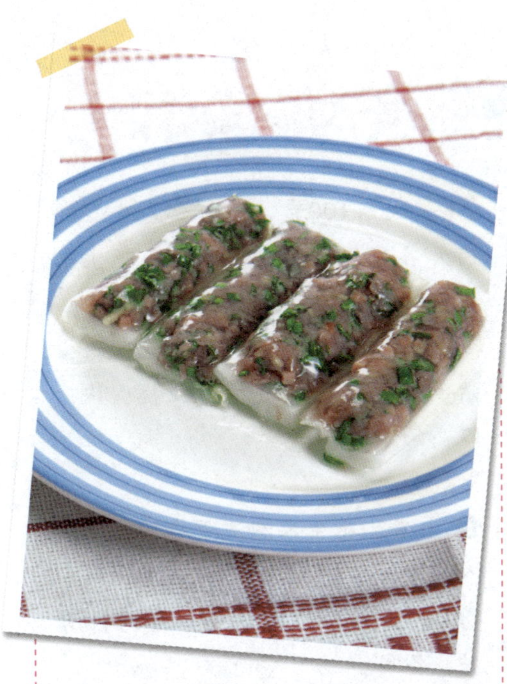

牛肉酿白菜

材料 牛肉泥100克，大白菜200克，火腿粒10克，姜末5克。

调料 盐、白糖各少许，高汤、干淀粉各适量。

做法

❶ 大白菜去叶留帮，切块。

❷ 在锅内加水，待水开时，投入白菜帮块氽烫，捞起，拍上干淀粉；牛肉泥、姜末、火腿粒入盆，调入部分盐、干淀粉搅成馅，然后酿在大白菜帮块上，蒸约8分钟，取出摆盘。

❸ 另起锅热油，注入高汤，调入盐、白糖烧开，浇在大白菜帮上。

香葱焖海参

材料 大葱50克，水发海参250克，姜15克，香菇20克，葱花少许。

调料 盐少许，蚝油、水淀粉、香油、鸡汤各适量。

做法

❶ 将大葱洗净，切段；海参切片，洗净；香菇洗净后切片；姜去皮，切片。

❷ 锅内加入适量清水，待水开后放入海参片，大火煮约3分钟后捞起，备用。

❸ 炒锅入油，放入姜片、葱段炝香，加入海参片、香菇片，调入盐、蚝油，注入鸡汤，用小火焖熟，以水淀粉勾芡，淋香油，撒葱花即可。

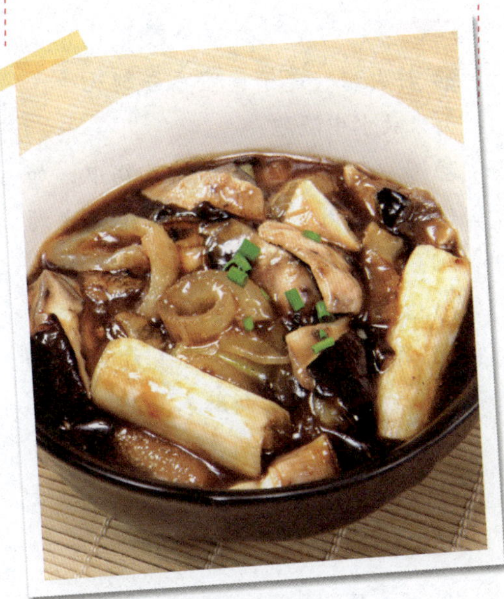

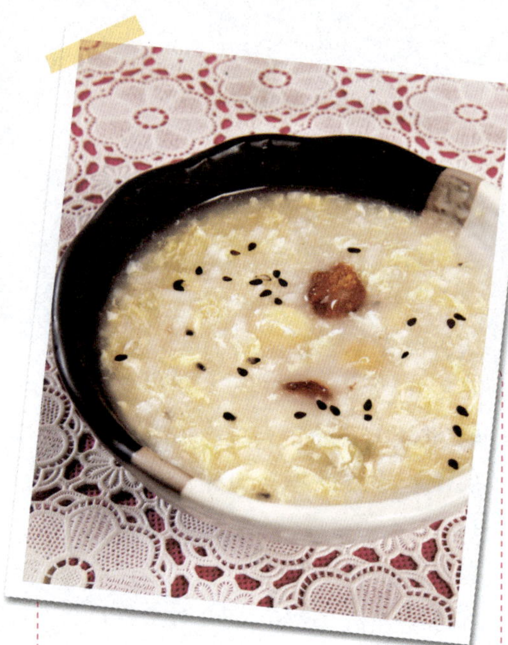

蜜枣莲子粥

材料 大米100克，莲子30克，蜜枣2颗，鸡蛋1个，熟黑芝麻少许。

调料 冰糖1大匙。

做法

❶ 将大米、莲子、蜜枣分别洗净，大米放水中浸泡。

❷ 大米连同泡米的水倒入锅中，加适量水，用大火煮开，转小火煮约20分钟，再放入莲子、蜜枣，改中小火煮5分钟至莲子变熟软。

❸ 再将鸡蛋打散，将蛋汁沿着锅边，以顺时针方向淋入锅中，约10秒钟后用汤勺搅动，再加入冰糖，待冰糖煮溶后，撒上黑芝麻即可装碗食用。

牛肉虾球粥

材料 大米100克，鲜虾仁、牛里脊肉片各150克，葱末适量，花生米少许。

调料 A.米酒、淀粉各适量；B.蛋清、盐、淀粉各适量；C.盐少许；D.高汤12杯。

做法

❶ 大米、花生米淘洗干净后，均放入锅中，再加入调料D，熬成白粥。

❷ 牛里脊肉片加调料A腌制10分钟，备用。

❸ 虾仁去虾线，加调料B腌10分钟。

❹ 白粥煮开，放入牛肉片及虾仁煮熟，加入调料C调匀，撒上葱末即可食用。

功效 该粥具有补身健体的作用，有助于新妈妈身体的康复。

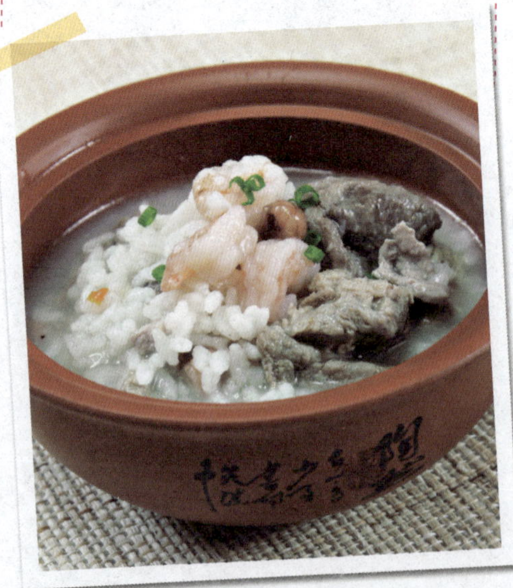

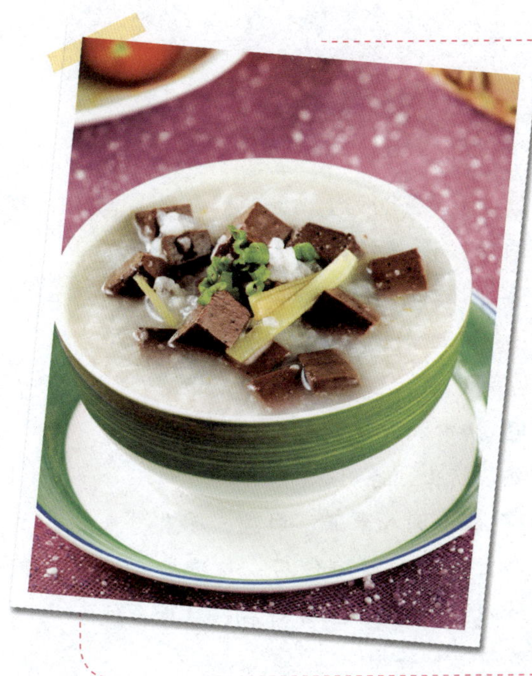

猪血粥

材料 白粥150克，猪血100克，姜丝、葱花各适量。

调料 盐少许。

做法

❶ 将猪血洗净，切成小方块，放入沸水中汆烫3分钟左右，捞起后泡在冷水中，再捞出沥干水分。

❷ 白粥入锅煮滚，放入猪血块、姜丝，煮约10分钟，加入盐调味，撒上葱花即可食用。

葱香面

材料 面条100克，菠菜叶适量，核桃仁6粒，葱末少许。

调料 吉士粉1大匙。

做法

❶ 锅内放适量水，烧开后将面条放入，大火煮开，再倒入1杯凉水，直至面煮熟，捞出，备用。

❷ 将菠菜叶放入沸水中汆烫，捞出；核桃仁放入油锅中略炸，捞出控油，备用。

❸ 将煮好的面条放入碗底，上面放上菠菜叶和炸核桃，再将吉士粉、葱末加入碗中，食用时拌匀即可。

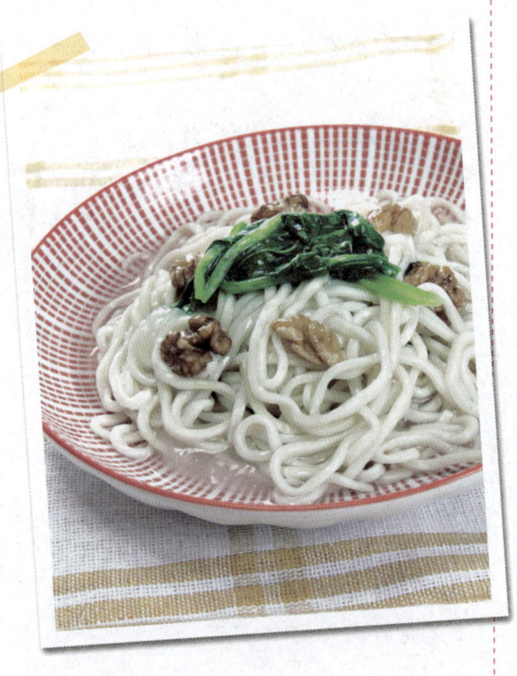

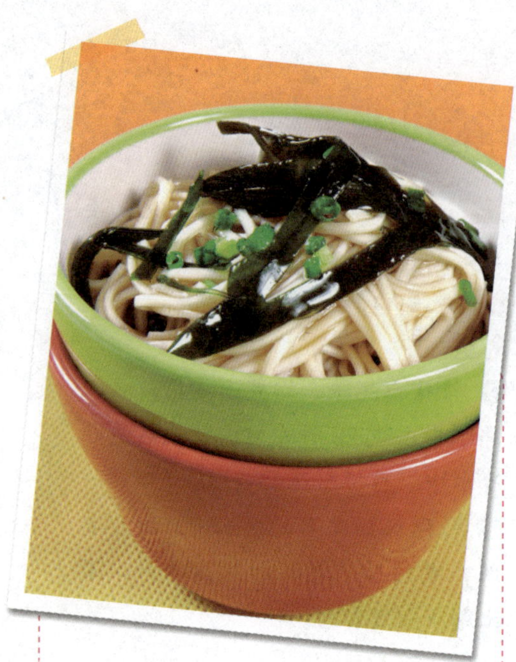

醋味汤面

材料 面条200克，柴鱼片1小包，葱白丝、海苔丝各适量，姜末、葱花各少许。

调料 米醋、白糖各2大匙。

做法

❶ 锅中加入适量水烧开，将面条煮熟，捞出，备用。

❷ 锅中倒入米醋、白糖、姜末、葱白丝煮至白糖溶化后，待凉后，再放入柴鱼片浸泡2分钟后，然后再过滤待凉，备用。

❸ 碗中放入做法❷中的酱汁、面条、柴鱼片、海苔丝，食用时撒上葱花拌匀即可。

功效 此面香味扑鼻，营养丰富，有助于提升新妈妈的胃口，增进食欲。

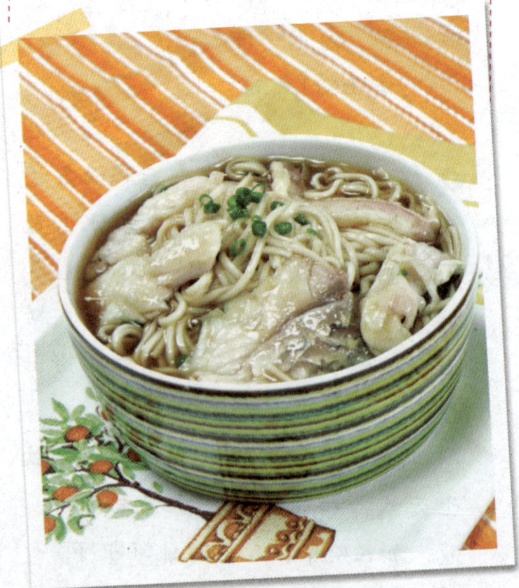

葱花凉面

材料 面条200克，葱花少许，海带适量。

调料 米酒2大匙，盐少许。

做法

❶ 锅中加入适量水烧开后，放入面条，大火煮开，再倒入1杯凉水，煮至面熟，捞出备用；海带洗净后，切丝备用。

❷ 锅中倒入米酒煮滚后，放入海带丝略煮片刻，然后将海带丝捞出，备用。

❸ 在碗中放入做法❷中的米酒海带汤、面条、盐、海带丝，食用时撒上葱花拌匀即可。

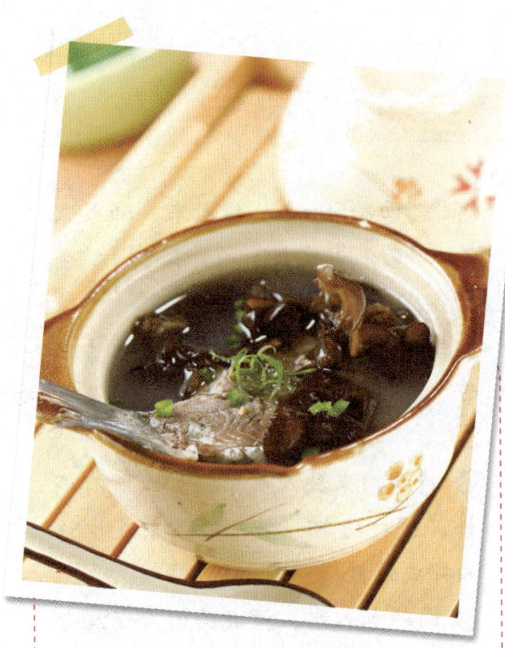

黑木耳鲫鱼汤

材料 水发黑木耳75克，鲫鱼1条（约300克左右），姜片、葱花各适量。

调料 盐少许，白糖、清汤、香油各适量。

做法

❶ 黑木耳洗净，泡发，捞出，沥干，备用。

❷ 鲫鱼去内脏后用清水洗净，沥干，用盐抹遍鲫鱼身内及身外，腌渍20分钟后洗净，放入碗内，加适量水、葱花、姜片、白糖、香油，并将黑木耳盖在鲫鱼身上，然后放入蒸锅内蒸约1小时，拣去姜片。

❸ 锅内入清汤烧开，加盐调味，倒在鱼碗中即可。

菊香山药炖排骨

材料 山药200克，排骨150克，枸杞子20克，菊花18朵。

调料 醪糟、盐各少许。

做法

❶ 排骨洗干净，剁成小块，放入沸水中快速汆烫，以去除血水，捞出，备用。

❷ 山药去皮，洗净，切小块；菊花洗净，备用。

❸ 锅中加入适量清水，放入排骨块、山药块，炖煮约1小时后再放入菊花朵、枸杞子及所有调料，炖约20分钟即可。

功效 这道菜具有滋补的作用，有助于增强新妈妈的体质。

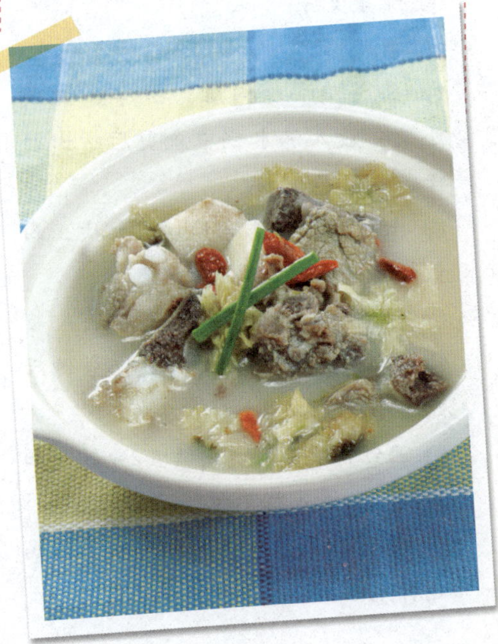

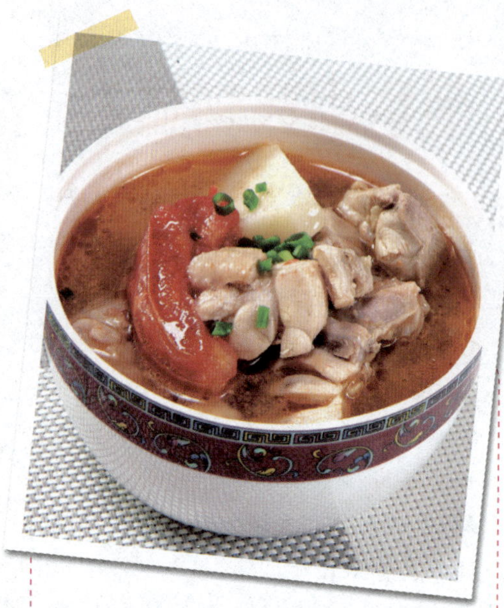

西红柿土豆鸡汤

材料 整鸡500克，土豆300克，西红柿1个，葱花少许。

调料 盐少许。

做法

❶ 将整鸡去除内脏，洗净，切成小块，放入沸水锅中汆烫后捞出沥干，备用。

❷ 土豆去皮，洗净后切成大块；西红柿洗净，切大块。

❸ 煲中加适量水，煮沸后放入鸡块、土豆块，以大火同煲15分钟后改中小火煲1～2小时。

❹ 西红柿块放入煲内续煮2分钟，加盐调味，撒入葱花即可。

功效 这道菜营养丰富，有助于新妈妈补充维生素及各种微量元素。

三眼蒸饺

材料 面粉500克，猪肉末、油菜末各200克，胡萝卜丁、黄瓜丁、鸡蛋丁各少许。

调料 蚝油、白糖、盐、香油、十三香、淀粉各适量。

做法

❶ 将猪肉末放入碗中，加入所有调料，搅拌均匀，加入油菜末及少许油拌成馅料。

❷ 面粉加入水，揉成面团后饧20分钟，备用。

❸ 将饧好的面团分成小剂子，擀成皮；取馅料放入饺子皮中，先将面皮分成三等份捏合成三角形，再将三角形的每个角与三角形中心的面皮捏在一起，形成生坯，最后放入不同颜色的食材丁装饰。

❹ 将饺子生坯放入蒸笼中，待蒸锅上汽后放入，蒸约10分钟即可。

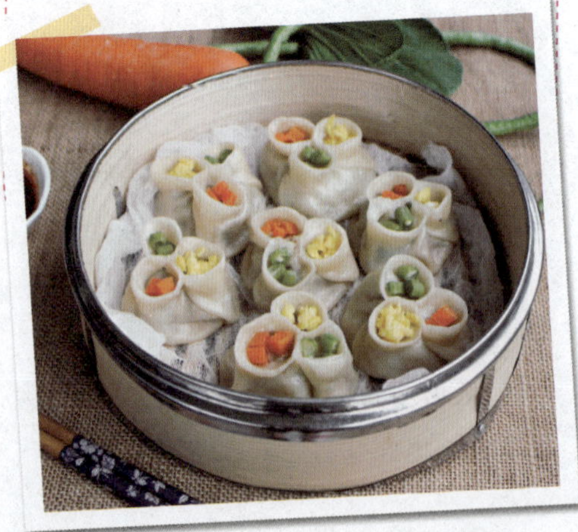

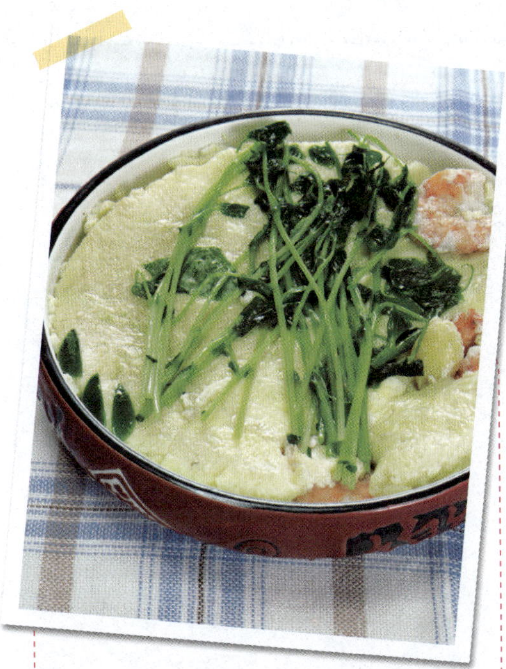

山药红枣白果汤

材料 山药适量，红枣8颗，白果10颗。

调料 冰糖1大匙。

做法

① 将山药去皮，洗净，切成大块状，并泡入清水中洗去黏液，捞出后沥干水分，备用。

② 红枣、白果分别放入水中，洗净，备用。

③ 将红枣、白果与山药块放入锅中，加入适量清水，大火烧开，煮约20分钟。

④ 再放入冰糖，烧煮至山药块软绵后即可熄火。

⑤ 盛入碗中放凉，再放进冰箱中冷藏，随吃随取即可。

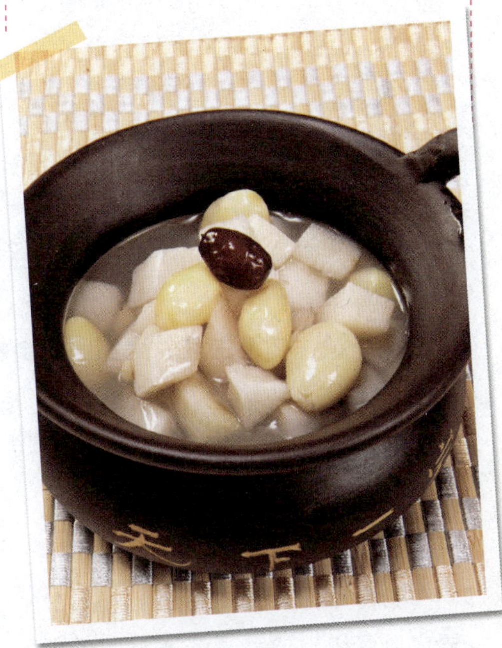

海鲜蒸蛋

材料 鸡蛋4个，虾仁6个，白果6粒，青菜少许。

调料 盐少许。

做法

① 虾仁放入沸水锅中汆烫至熟透，取出，备用。

② 青菜洗净，备用。

③ 鸡蛋磕入碗中搅散，倒入多于3倍蛋液的水，加入调料，与虾仁、白果混合，用保鲜膜覆盖，放入蒸锅以中火蒸至蛋凝固，然后加入洗净的青菜，继续蒸30秒即可。

功效 这道菜营养丰富，对新妈妈的康复非常有益。

预防月子病的妙招

所谓月子病，就是指女性在分娩后坐月子期间所受到的外感或内伤而引起的疾患，在月子里没有治愈而留下的病症。一旦患上月子病，就会对新妈妈的心理和身体造成伤害。那么如何才能预防月子病呢？其实，只要做好以下几方面，就可以预防月子病的发生。

室内温度要适宜

常开窗户

经常开窗户，以使室内空气流通。

衣服和被褥要薄厚适宜

新妈妈的衣服和被褥要薄厚适宜，切勿过厚过薄，以感觉舒适为度。夏天别捂太严，否则体内的热量无法排泄出去，就会导致中暑。

注意饮食的调理

食用软烂、有营养的食物

产后最初几天要食用软烂，且富含营养而不油腻的食物，如粥、面条之类。此后可根据新妈妈的食欲逐渐增加饭量。

进食高热量、高维生素、高蛋白质食物

为了母子的健康，新妈妈平时要吃高热量、高蛋白质、高维生素的食物，如蛋、肉、豆类、牛奶、新鲜蔬果等。

食材搭配要适宜

饮食营养要搭配得当，多样化，荤素菜都要吃。不要盲目忌口，要多喝汤水，以保证乳汁的正常分泌。

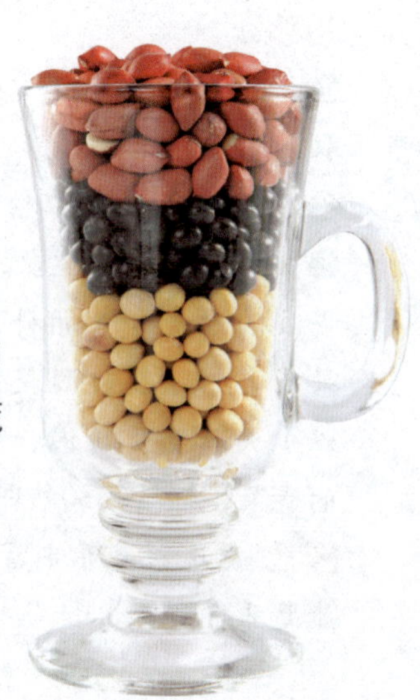

活动

产后24小时应适当运动

自然分娩后的24小时内应卧床休息，24小时后则可起床活动。在产后第三天或分娩伤口拆线后，要适当做做产后保健操，以促进排尿、排便，恢复体力。

不可做重体力劳动

妇产专家指出，新妈妈产后6周内应避免做重体力劳动，以防发生子宫脱垂。

乳房护理

及时哺乳

分娩后，经医生许可，新妈妈可让宝宝吮吸乳头以促进乳汁的分泌。通常情况下，初产妇在产后3天，经产妇在产后2天开始分泌乳汁。但最初仅分泌少量黄色稀薄的乳汁，称为初乳。以后乳房发胀，乳量开始增多，乳汁为乳白色。

科学哺乳

新妈妈每天要保持乳房及乳头的清洁卫生，而且喂奶前一定要洗手，要改掉定时喂乳的习惯，要按需哺乳，每次哺乳不超过20分钟。需要强调的是，新妈妈要两侧乳房交替哺喂。

产后应注意清洁卫生

及时更换衣服

对于新妈妈来说，由于产后代谢旺盛，多汗是正常现象，衣服要及时更换。如果是夏天，等到新妈妈身体可以支持，就能淋浴了，但不可洗盆浴，以防污水引发妇科疾病。如果天气冷，则每隔2～3天擦身就可以了。

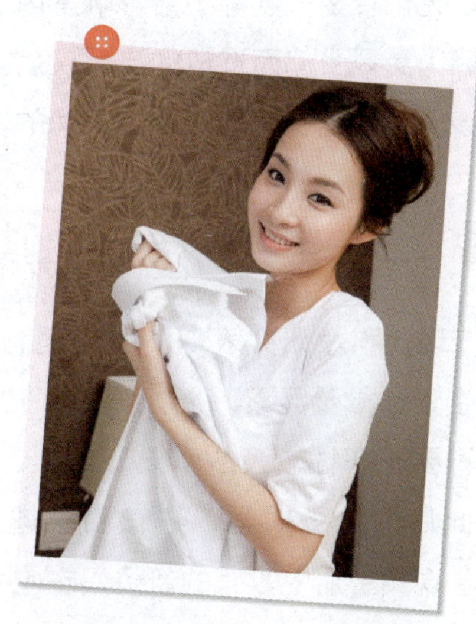

新妈妈在产后容易出汗，因此更换衣服要及时。

保持外阴清洁

每天用温开水或千分之一高锰酸钾溶液清洗外阴，如果会阴有水肿或感肿胀疼痛时，可用50％硫酸镁或75％酒精纱布外敷。大小便后要避免污染伤口。如果伤口感染化脓，要及时就医。

警惕传统的坐月子误区

新妈妈的房间不能开窗

传统观念里，坐月子期间有很多禁忌，怕风怕凉是其中之一。究其原因，是由于过去的条件比较简陋，一般情况下新妈妈得了病，往往就被认为是受风受凉的结果，而现在的条件与过去大不相同了，一般家庭中都是暖气空调俱全，无论什么气候都不会影响室内的温度，只要避免对流风直接吹，就不会出现因为受风受凉而造成的产后疾病。但是，产后家里客人多，空气流通不好，应该及时通风换气，以预防疾病的发生。

月子里吃水果要加热

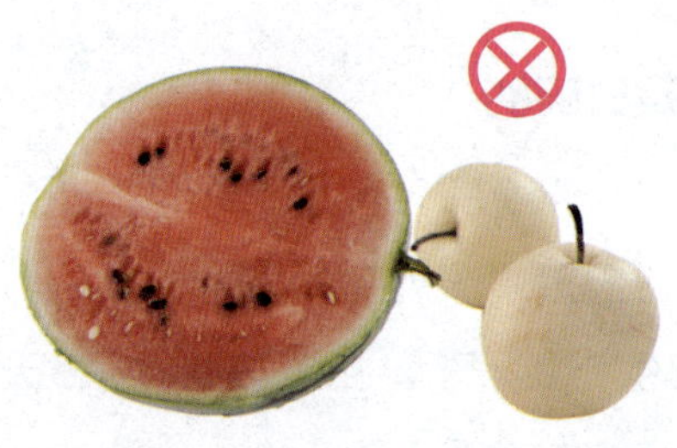

现代科学研究表明，水果里含有丰富的维生素和微量元素，新妈妈除了产后3～4天内不要吃寒性较大的水果，如梨、西瓜等，在此后的月子期里，应该每天吃2～3个水果。现实生活中，有的新妈妈在吃水果时会用微波炉加热后再吃，其实，这样做是不科学的。因为水果里的维生素非常容易氧化，一旦加热或久置，就会使其里面的营养成分流失。

新妈妈不能吃盐

坐月子的时候，传统的规矩是不能吃盐的。人们认为，坐月子吃盐对新妈妈和宝宝都不好。但是，现代女性坐月子总是觉得菜里没盐吃不下。

那么，月子期间能不能吃盐？这是很多产后女性都想知道的。新妈妈由于产后出汗较多，乳腺分泌旺盛，因此体内非常容易缺水和钠，因此新妈妈应适量补充盐分。

但是，也不能吃过多的盐。如果新妈妈每天吃盐太多，就会加重自己肾脏的负担，对自己身体非常不利，还会导致血压升高。鉴于此，新妈妈不能吃太多盐，饮食应尽量清淡。

产后要多喝肉汤进行催乳

从根本上来讲，新妈妈乳汁的分泌主要依靠宝宝吸吮乳头的刺激，这种刺激可以促进生乳素的分泌，从而使新妈妈的乳汁能够源源不断地生成。

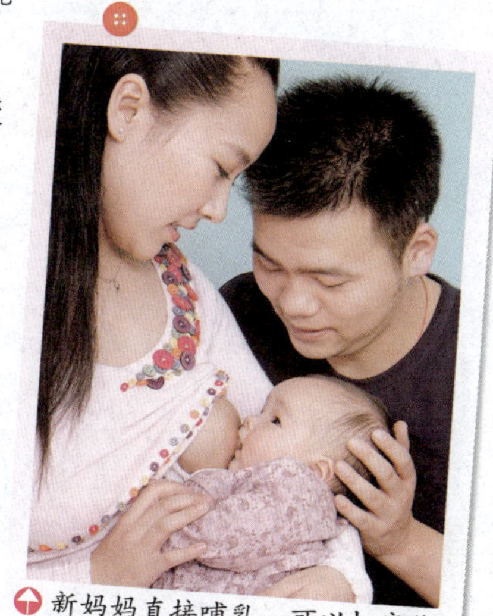
新妈妈直接哺乳，可以切实体会到做母亲的感觉。

事实上，当宝宝刚出生时，食量相对较小，吸吮能力也相对较弱，与此相应，新妈妈的乳汁也较少，但是，当宝宝逐渐长大时，食量日益增加，吸吮能力也日渐增强，而新妈妈的乳汁也会相应地增加，以适应宝宝的进食需求。

另外，在母乳喂养的初期，特别要强调新妈妈的直接喂养，那种采用吸奶器吸出母乳喂养宝宝的方法，不利于母乳喂养的成功。鉴于此，除了有特殊情况发生之外，如乳头皲裂等，平时都应由新妈妈直接哺乳。

一切腥膻之物都不能吃

对于新妈妈来说，产后需要摄入充足的蛋白质以促进乳汁分泌，主副食都要多样化，如果只吃固定的一两样食物，那是无法满足身体需要的。

奶不胀不哺乳

在哺乳过程中，有些新妈妈认为，奶不胀就不应该哺乳。其实，这种做法是错误的。而且这样做还不利于催乳。哺乳应勤喂夜哺，即按需哺乳，只要宝宝想吃，就应满足。

产后第3周

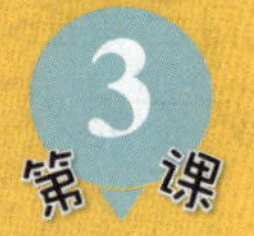

第3课 恢复体力，让身体活跃起来

新妈妈坐月子进入第3周后，恶露已基本排尽，此时是进补的最佳时机，饮食宜以营养和口味可口为主，不能一味地补充高蛋白、高糖食物。另外，新妈妈要逐步参加健身锻炼，从而配合饮食，让机体活跃起来。

妈妈留言板

母子变化

妈妈的变化

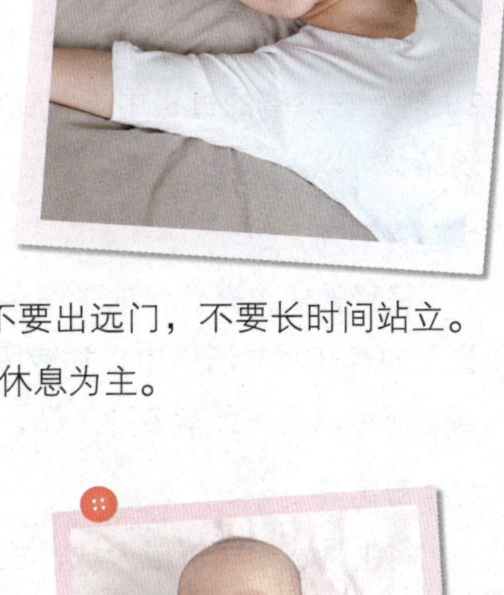

- 阴道内的伤口大体痊愈。
- 阴道及会阴部浮肿、松弛基本好转。
- 有些母亲会发觉哺乳时间开始缩短，乳房比平常大和重，甚至有点疼，这都是正常的。
- 如果没有特殊情况，本周末可以做日常家务、照料宝宝，但不要劳累。
- 恶露消失。如果这时恶露量增加、颜色恢复红色，应当去医院接受检查。
- 身体的变化也没有前两周那么多，虽然身体有所恢复，但此时期还是不要搬抬重物，不要出远门，不要长时间站立。总之，不要过于地勉强自己，还是要多多地以休息为主。

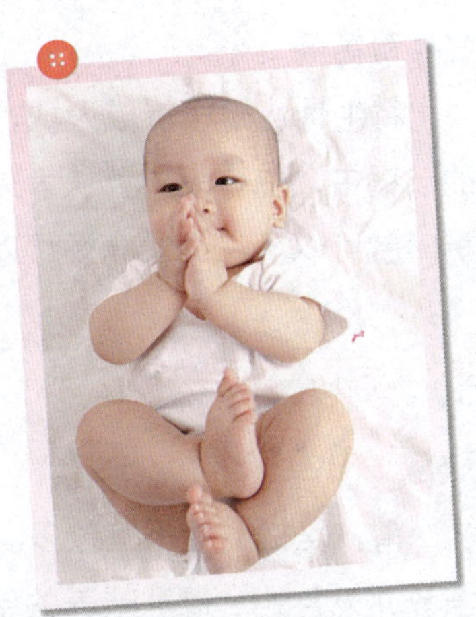

- 宝宝会伸出手臂、双腿嬉戏。
- 有的宝宝俯卧时会短暂抬起头。
- 宝宝已经能够和妈妈对视。
- 宝宝醒着时会有茫然、平静的表情。
- 对宝宝温和说话或将他抱直贴着肩膀时，会做眼睛的接触。
- 有些宝宝喜欢长时间吃妈妈的奶进行“亲密”接触，连续吃一到两个小时的奶，然后再睡一到两个小时。由于新妈妈的乳汁现在会大大增加，因此有些宝宝需要喂养的时间便会缩短，但次数却会较为频密。

饮食调养保健康

准备味美好汤底

新妈妈要想乳汁充盈不断，那么月子里就离不开汤汤水水。要想做出一碗香喷喷的汤，关键是要有好的汤底。汤底就好像是汤的灵魂，在煲汤时可起到关键调味作用。为了让新妈妈的月子汤更香，下面就给大家介绍几种汤底的做法：

⊙鸡肉高汤

将鸡肉冲洗干净，放入滚水锅中汆烫至透，然后捞出，将汆过鸡肉的水倒掉，加入适量清水，待鸡肉凉透后，加入清水和大块姜片，开锅后转小火熬煮2小时，在熬煮的过程中要将锅中浮油撇去。通常来说，鸡肉高汤用来做荤素汤品都可以。

⊙猪骨高汤

将猪骨棒、脊柱骨洗干净后斩成大块，入滚水锅中汆烫去血水，捞出后，放入加有开水的汤锅中，加葱段、姜块大火烧沸，转小火煲煮3~4小时。猪骨高汤既可以用来煲煮各种汤品，又可以作为基础来调味。

⊙牛骨高汤

将牛骨洗干净斩成大块，放入滚水中汆烫去血水，捞出后，放入加有开水的汤锅中，加葱段、姜块大火烧沸，再转小火煲煮4～5小时。煮到汤汁乳白浓稠时就可以了。牛骨高汤可以用来煲制各式荤素汤品。

产后饮食应以精、杂、稀、软为主要原则

⊙精

精，是指食量不宜过多。过量的饮食除了会导致新妈妈肥胖外，对于产后恢复并无益处。母乳喂养的新妈妈如果母乳分泌充足，则食量可以比孕期增加1/5；如果乳量正好够宝宝吃，则食量与孕期等量即可；如果没有母乳或不准备母乳喂养，则食量和孕前差不多即可。

⊙杂

杂是指食物品种应多样化。产后饮食虽有忌口，但均衡饮食、全面摄取营

养还是很重要的。除了明确对身体无益的食物和吃后可能会导致过敏的食物外，新妈妈的饮食应尽量保证品种丰富多样，并注意荤素搭配。

⊙稀

稀是指饮食中水分要多一些。由于产后要分泌乳汁哺育宝宝，再加上出汗较多，新妈妈对水的需要量有所增加，因此，坐月子期间应多喝含水分较多的汤、牛奶、粥等。

⊙软

软是指食物的烹调方式应以细软为主。新妈妈由于产后体力透支，很多人会有牙齿松动的情况，过硬的食物一方面对牙齿不好，另一方面也不利于消化吸收。

新妈妈产后美容瘦身的饮食原则

对于新妈妈来说，产后恢复容颜和身材是一个非常重要的问题。鉴于此，新妈妈在产后第3周的食疗重点，除了滋补身体外，还要控制体重。在切实实施下文的饮食原则下，恢复往日的容颜和身材不再是件难事。

⊙营养“替代”，巧妙互补

很多食物中的营养成分多有交叉，新妈妈可以在选择食物时寻找“营养替代品”，可以用营养相近而脂肪、热量较少的食物替换原来的高热量食物。如需要补充蛋白质和肉类时，可以用鱼肉和牛肉来替换猪肉和鸡肉，也可以用豆制品替换奶制品，而效果其实是相同的。

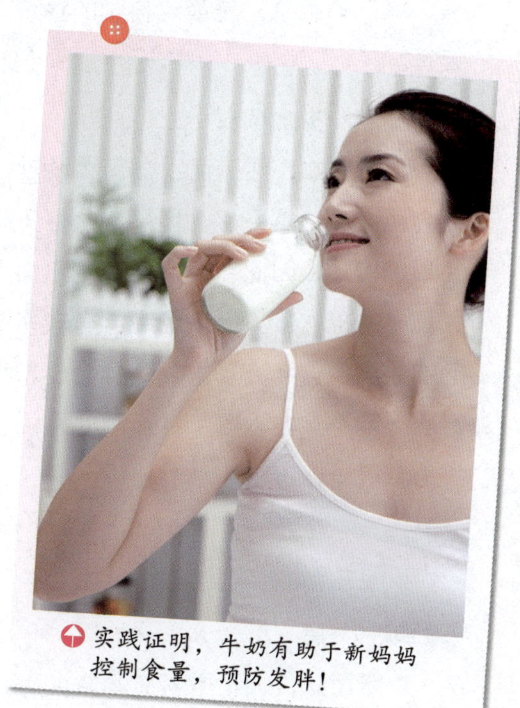

实践证明，牛奶有助于新妈妈控制食量，预防发胖！

⊙每天喝2杯牛奶

牛奶中的脂肪含量较低，饮用后容易让人产生饱腹感，不仅可以避免发胖，还可给机体补充足量的蛋白质、钙质及维生素。另外，选用脱脂牛奶也可以，脱脂牛奶与全脂奶中的蛋白质含量相同，但有助于控制过多摄入脂肪。

⊙饭前先喝汤

研究发现，饭后喝汤会冲淡食物消化所需的胃酸，影响消化，鉴于此，新妈妈们饭前宜先喝汤，然后再吃其他食物。

⊙增加食物种类

在食谱中不定时加入海鲜、虾、贝类等养颜食物。

⊙多吃蔬菜

蔬菜中含有丰富的膳食纤维，食用时需要花费较多的时间咀嚼。每天均衡地食用五种颜色（红、黄、白、黑、绿）的蔬菜，是最为科学的饮食选择。

⊙少加油、少加调料

众所周知，在干面、汤面中加些油会让面的口感更好，但是，热量也会相应增加，因此新妈妈要控制干面和汤面的摄入量。而浓汤中含有较多的油、调料，味道较重，这样会让新妈妈不知不觉地吸收热量，因此浓汤也不宜过多饮用。

♥月子里忌慎食物大盘点

⊙咖啡——忌

众所周知，咖啡中含有丰富的咖啡因成分，这种成分具有刺激中枢神经，促进肝糖原分解，升高血糖的作用。适量饮用咖啡可以让人在短时间内精力旺盛，思维敏捷。如果在运动后饮用咖啡，则能起到消除疲劳，恢复体力，振奋精神的作用。但是，以上益处都是相对于正常人而言的。对于哺乳期的新妈妈来说，饮用咖啡后，其中的咖啡因会通过乳汁进入宝宝的体内，从而使宝宝发生肠痉挛和忽然无故哭啼，甚至还可能对宝宝的大脑发育造成影响。其实，不仅是新妈妈，即使是正常人也不能经常大量饮用咖啡，否则很可能导致“咖啡因中毒”。

⊙味精——忌

通常，成人适量食用味精有益无害，但对于宝宝来说，尤其是12周龄内的初生宝宝，如果新妈妈在摄入高蛋白饮食的同时，又食用过量味精，则大量的谷氨酸钠就会通过乳汁进入宝宝的体内。研究表明，新妈妈过量摄入谷氨酸钠对宝宝，尤其对12周龄内的宝宝发育有很严重的影响。谷氨酸钠可与宝宝血液中的锌发生特异性的结合，生成不能被机体吸收的谷氨酸，而锌却随尿排出，由此导致宝宝锌缺乏。这样一来，不仅使宝宝胃口差、厌食，而且还可造成智力减退、生长发育迟缓以及性晚熟等不良后果。因此，新妈妈在产后3个月内一定要忌吃味精，即使3个月后也应少吃。

⊙烟酒——忌

烟、酒是刺激性物质，对哺乳期的新妈妈没有益处。吸烟不但使乳汁减少，而且烟中含有的有毒物质——尼古丁，还会对宝宝产生直接的危害。另外，吸烟时呼出的气体直接危害宝宝的健康，这会造成刚出生的宝宝间接吸毒。酒中含有的酒精，可进入乳汁。少量饮酒虽对宝宝无影响，但大量饮酒可引起宝宝沉睡、深呼吸、触觉迟钝、多汗等症。因此，哺乳期的新妈妈为了宝宝的健康，最好戒烟忌酒。

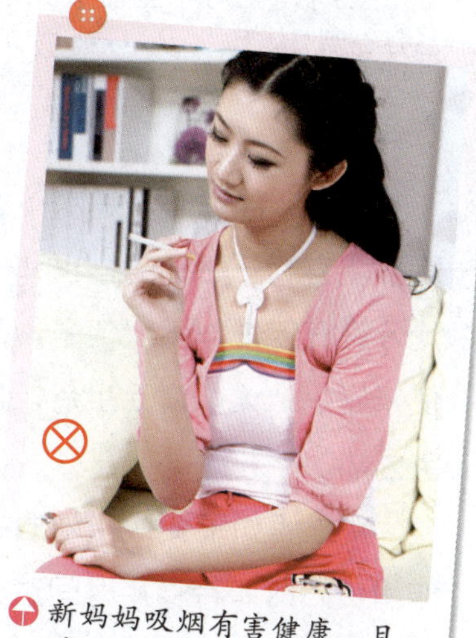

新妈妈吸烟有害健康，且对宝宝不利，一定要戒掉！

⊙寒凉食物——忌

研究表明，寒凉食物会加重新妈妈的虚寒之症，对牙齿不利，还会引起消化不良。寒凉食物主要有李子、田螺、螃蟹等。

⊙过咸食物——忌

新妈妈过多食用过咸的食物，如腌制品，会引起体内钠潴留，易引起水肿，且易诱发高血压。

⊙可乐——忌

大家都知道，作为一种碳酸饮料，可乐中含有大量的二氧化碳气体，我们都明白二氧化碳会刺激胃液分泌，进而导致胃酸、腹胀。甚至还会让人的食欲下降。对于哺乳期的新妈妈来说，在哺乳期间最为重要的就是营养要全面。如果食欲不振，营养跟不上，那么宝宝所喝的奶水也就会营养不足。事实上，不仅仅是新妈妈，就是正常人，也不能经常过量地饮用碳酸饮料，否则很可能引发心脏病及高血压。

⊙坚硬粗糙食物——忌

很多妇产专家明确指出，在产后的一段时间之内，新妈妈身体的各部位都比较虚弱，需要有一个恢复的过程，因此，在此期间极易受到损伤，比如坚硬粗糙的食物就很可能会损伤新妈妈的牙齿，从而使新妈妈日后留下牙齿容易酸痛的后患。

⊙酸涩收敛食物——忌

新妈妈在月子里不要进食酸涩食物，如乌梅等，否则会阻滞血行，不利于身体的恢复。

⊙米酒——慎

米酒又称黄酒，是水谷之精，其性温，产后少量饮用可以祛风活血，避邪逐秽，有利于恶露的排出和子宫的收缩，对产后受凉有舒筋活络的作用，对乳汁分泌有促进作用。但是，用米酒要适时适量，米酒过量，因其可助内热，会使新妈妈上火，口舌生疮，且由于母体内热，可通过乳汁影响宝宝，也会使宝宝内热。

新妈妈如果要饮用米酒的话，最好在产后一周再食用。由于米酒有活血的作用，因此如若食用时间过长，就会使恶露排出量过多或持续时间过长，而这对新妈妈身体的恢复非常不利。

适量补充B族维生素

B族维生素有维生素B_1、烟酸、吡哆素、维生素B_{12}、叶酸和泛酸等，这些都是维持人体健康所不可少的。B族维生素有很多共同的方面，比如它们都是水溶性的，多余的B族维生素不会贮藏于体内，而是完全排出体外。吡哆素、维生素B_{12}、叶酸、泛酸及维生素B_1、维生素B_2都是保证人体免疫系统功能所不可缺少的营养素。所有水溶性B族维生素，对新陈代谢、红细胞形成、神经系统均有益。所以，新妈妈要从每日膳食中摄取一定量的B族维生素。

合理摄入钠

盐中含有的钠，是人体必需的物质之一，如果人体缺钠就会出现低血压、头昏眼花、呕吐、无食欲、乏力等症状，所以新妈妈应合理摄入钠。

专家告诉你

有些新妈妈产后子宫出血较多，这时就需要使用一些子宫收缩药物，但需要注意的是，产后需母乳喂养宝宝的新妈妈不宜使用麦角制剂，因为麦角制剂能抑制量体泌乳素的分泌，进而导致回奶。

产后护理全扫描

新妈妈如何度炎夏

对于新妈妈来说，炎热的夏季实在不适宜于坐月子。那么，新妈妈如何才能舒适地度过炎热的夏天呢？大体上，可从以下几个方面着手。

⊙科学摄入营养

夏季暑热，正常人的食欲也会减少，新妈妈更容易缺乏食欲。新妈妈要想恢复体力，必须要有足够的热量摄入和各种营养的供给。

⊙饮食清淡，多饮水

不可多吃刺激性食物（如酒、辛辣食物等）；可适当吃些水分多的水果；新妈妈夏季要主动多饮水，不要等口渴了才喝水。

⊙滋补汤水不可少

一些滋补之品（如鲫鱼汤、蹄汤、鸡汤等）绝不可缺少，一次分量不要太多；每天除正常的一日三餐之外，可另行加餐2～3次。

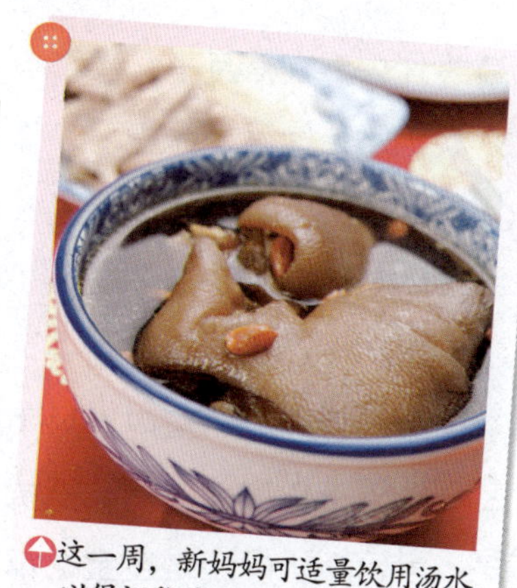

这一周，新妈妈可适量饮用汤水，以保证乳汁的正常分泌。

⊙食物要现吃现做

新妈妈不能食用久置的食品（即使使用冰箱，食品贮存时间也不宜太长），更不能吃被蚊蝇叮过的食品（如蛋、肉）。

⊙室内保持自然通风状态

一般而言，新妈妈休息的房间不要紧闭门窗，应尽可能保持自然通风的状态。当气温超过30℃时，可以使用电风扇，但风扇不能直接对着新妈妈吹。

⊙合理使用空调

当室温超过33℃时，可使用空调降温，但要注意，室温不可降得太低，以28℃为宜。

⊙充分休息

新妈妈在产褥期内必须有充分的休息时间。由于夏季室内气温较高，不利于新妈妈休息，所以合理地调节房间的温度便是当务之急。

"捂月子"给细菌滋生创造条件

按照老传统，新妈妈在产后应该"捂月子"。不管多热的天气，新妈妈也得穿上长衣长裤，头上还必须戴上帽子或围上头巾，以防"受风"。其实，这种做法是错误的。

⊙捂月子的危害

临床实践表明，"捂月子"的做法非常不科学。这样做使汗液不能蒸发，影响体内散热。尤其炎热的夏天，可能会造成产后中暑。如果不及时采取措施改变"捂"的状况是十分危险的。

⊙为什么不宜捂月子

◎新妈妈分娩后身体虚弱，需要有新鲜的空气，以尽快改变身体的虚弱状况，恢复健康。宝宝出生后，生长发育很快，不仅需要充分的营养，也需要良好的环境，应当在空气新鲜、通风良好、清洁卫生的环境中生活，否则容易得感冒、患肺炎，对健康不利。

◎屋子捂得过严，室内通风不好，也会造成室内潮湿，滋生细菌。新妈妈和宝宝都处于身体虚弱时期，抵抗力差，经不起细菌的侵蚀，极易得病。更重要的是，无论新妈妈还是宝宝，都需要阳光的照射。只有在阳光照射下，身体才会正常发育。如果把屋子捂得过严，整日不见阳光，对新妈妈和宝宝的身体健康都是极为不利的。因此，新妈妈和宝宝在室内都应是暂时的，过一段时间就要到室外活动。

◎如果室内封得过严，不能接触外界环境，就会对健康造成很大影响，当以后到室外活动时，突然环境变化过大，必然不适。这种不适会影响身体健康。如果屋内通风好，有阳光照射，会给以后到室外活动创造条件。

专家告诉你 

如今已是新时代，新妈妈在坐月子时不要太过于传统。有些人坐月子时不但窗户关得很严，而且连窗缝也糊好，门上加布帘子，新妈妈的头用围巾裹得严严实实，身穿厚衣，足蹬棉鞋，被子也盖得厚厚的。这样做是很不科学的，对新妈妈和宝宝都极其不利。

如何护理秀发

⊙坚持梳头有益无害

◎梳头不仅仅是美容的需要，也是个人清洁卫生与精神调节的需要。梳头可去掉头发中的灰尘、污垢，可以使头发清洁、卫生。

◎通过木梳刺激头皮，可振奋新妈妈的精神，使其心情舒畅。梳头还可促进头皮血液循环，以满足头发生长所需的营养物质，防止脱发、早白、发丝断裂、分叉等。

⊙护发秘诀

◎绿茶。将绿茶袋放入一杯水中，再倒入锅中，煮到水减为一半即可。用化妆棉蘸绿茶水均匀涂抹在头发上，可减少头屑和脱发。

◎大葱汁。将大葱磨细，放置一天，以消除其中的辛辣成分，减少不良反应。用化妆棉或消毒毛巾蘸少许大葱汁，涂抹在头皮上，有助于治疗头屑和脱发。

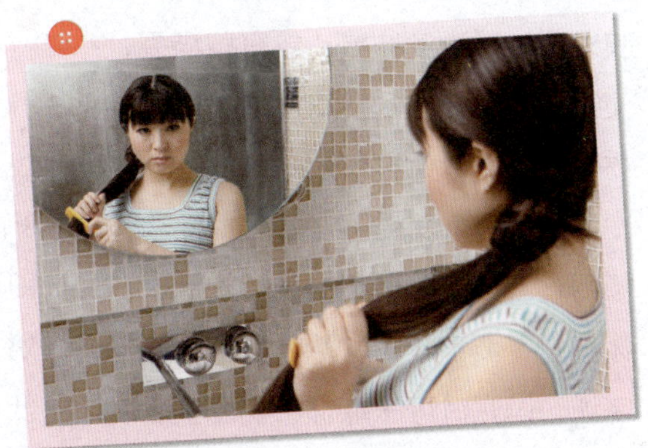

产后常梳发，心情舒畅防掉发！

◎蛋黄葡萄酒。将蛋黄放入半杯葡萄酒内混合，均匀涂抹在发根处，用蒸汽毛巾包裹，20分钟后用热水洗净。涂抹蛋黄葡萄酒时，不要接触到头皮，以免使头发变为油性发质。

◎蛋黄酱酸奶。蛋黄酱能为头发补充脂肪，使头发滋润。将一大勺蛋黄酱和50毫升酸奶混合，均匀涂抹在头发上，然后用蒸汽毛巾包好。20分钟过后，用水洗净。最后一遍冲洗时，可在水中滴几滴醋或柠檬汁，这样洗出来的头发会更有光泽。

产后睡姿要科学

新妈妈的睡姿和健康的关系非常紧密，对产后的新妈妈尤为重要。那么产后应该采取怎样的睡眠姿势呢？

⊙仰、侧卧交替

新妈妈产后卧床休养时必须注意躺卧的姿势，因为子宫位置的固定是依靠周围韧带和盆底肌肉、筋膜的张力来维系的。由于怀孕时子宫逐渐增大，这些韧带也随之被渐渐拉长。分娩结束后子宫迅速回缩，而韧带却有点像失去弹性的橡皮筋一样很难较快恢复原状。另外，由于盆底肌肉、筋膜在分娩时过度伸展，或有些撕裂，使得子宫在盆腔的活动度增大，很容易随着体位而发生变动。

为了防止发生子宫向后或向一侧倾倒，新妈妈在产后较长时间的卧床休息中，要不断调整躺卧姿势。一般来说，睡眠时可采取仰、侧卧交替；如果身体没有异常情况，在产后第2天便可开始俯卧，每天1～2次，每次15～20分钟，这样便于子宫恢复到以前的状态。

另外，新妈妈在月子里做胸膝卧位以及加强盆底肌肉弹性的缩肛运动，可以防止子宫向后倾倒，且有利于恶露排出。

⊙和宝宝分开睡

有些新妈妈喜欢将宝宝放在自己的身边，以便喂乳，其实，这种做法很不妥当，原因如下：

◎新妈妈的一些“新陈代谢”不利于宝宝的清洁卫生。可以将宝宝放在婴儿床上，再把婴儿床放到新妈妈的床边，这样新妈妈睡卧时可以采取自由舒适的姿势。

◎影响新妈妈的休息。因为新妈妈活动时总担心不小心会压着宝宝或弄醒宝宝，因而睡觉时总是很紧张，这对睡眠不利。

♥防止产后乳房下垂

⊙产后乳房下垂的原因

◎哺乳时间过长。一般情况下，产后8个月时，乳汁明显减少，12个月后即可完全断乳。如果这时仍让宝宝吃奶，乳房受到过分的牵拉，弹性降低，就容易发生下垂。

◎平时不注意锻炼。有些新妈妈产后懒于活动，结果使支撑乳房的胸大肌和固定乳房的韧带不够发达有力，不能很好地支撑和固定乳房，从而使乳房垂下来，影响乳房健美。

⊙预防乳房下垂的措施

为使乳房健美，产后不下垂，需注意以下几点：

◎戴上松紧合适的胸罩，把乳房兜起来，防止乳房下垂。

◎哺乳的新妈妈，每天要用温水清洗乳房1次，这样既有利于清洁卫生，促进乳汁分泌，又能增加悬韧带的韧性，从而防止乳房下垂。

◎哺乳时间不宜太长，而且最好在宝宝1岁左右就断奶。另外，宝宝吃奶时距离乳房不要过远，以防止过分牵拉乳房。

◎新妈妈若有疾病或其他原因无法喂奶，则应尽早回奶。至于回奶的方法，可以请教医生。

◎按摩乳房。当宝宝吃完奶后，应轻轻按摩乳房，每次10分钟，这样能促进乳房的血液循环，增强乳房韧带的弹性，以防止乳房下垂。

◎身体条件许可的话，坚持做俯卧撑、扩胸运动。以上运动可以使胸部的肌肉发达有力，增强对乳房的支撑作用。这样不仅能防止乳房下垂，还可防止驼背及保持体形健美。

丈夫要照顾妻子的感受

新宝宝的到来改变了家庭原来的格局，很多丈夫一下子把原本投入到妻子身上的爱全部转移到了宝宝身上；也有的丈夫由于工作忙碌或其他原因，不仅没有与妻子一起学习照料宝宝，还往往不满妻子对宝宝的照料，使新妈妈在产后会形成极大的心理落差。作为丈夫，应该多关心一下自己的妻子，因为她刚生完宝宝，需要家人的呵护和照料。

这一时期，丈夫应尽量避免出门，积极主动帮助新妈妈给宝宝洗澡、换尿布，并承担其他家务。宝宝夜里经常会哭闹，丈夫应该与妻子、宝宝同住，帮忙照料，避免使妻子产生委屈情绪。当妻子出现情绪沮丧时，丈夫多给予同情、支持、爱护和谅解，避免争吵。

除此之外，在饮食及哺乳方面，新爸爸也要多征求妻子的意见，多为妻子准备一些营养餐让其滋补身体，并积极参与到宝宝的喂养中去。其实，新爸爸一个关爱的眼神、轻轻的拥抱，都会让妻子疲惫、委屈的心得到许多安慰。

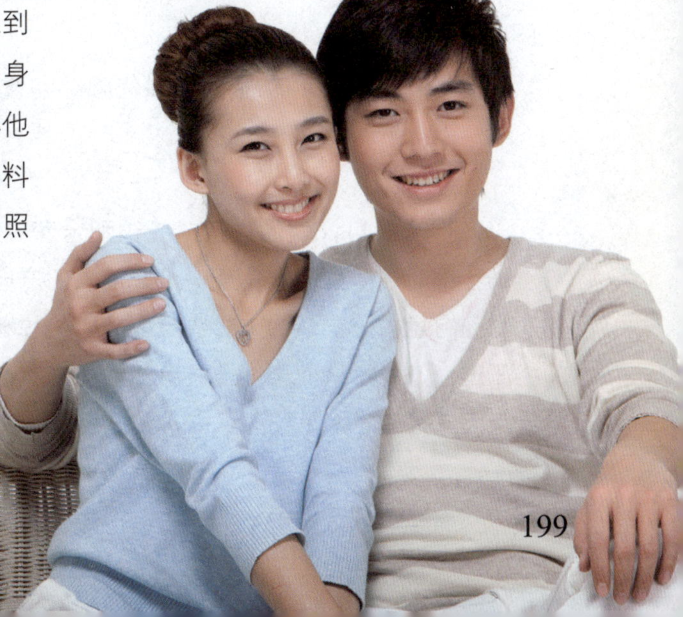

丈夫的一个拥抱、一句蜜语，都可以瞬间消解新妈妈的疲劳！

产后健美瘦身A计划

加强运动，塑造产后完美曲线

到了这个阶段，原本受到子宫压迫而往上挤的内脏，就会渐渐回复到原位，产后的恶露也基本没有了，新妈妈可以开始针对自己体型的要求，加强身材曲线的塑造了。

⊙塑身衣裤

建议新妈妈在白天换上功能性较强的束身裤，借助专业的塑身产品，达到下半身收腹、束腰、提臀及大腿紧实的强化作用，同时加速脂肪细胞的代谢，以达到瘦身效果。

此外，怀孕时因钙质流失及产后调适不良，造成的驼背、乳房松弛、小腹微突现象，会使新妈妈下胸围到腰间的赘肉难以消除。此时，新妈妈可以穿着注重功能的调整型连体束身衣裤，或者长筒型的防驼背挺胸衣，再搭配专业设计、高腰剪裁的束身裤，从而使下胸围到腰部完整束缚规范，就可以重新塑造消失的腰线和臀型。

⊙运动

鉴于运动塑身的效果要更好些，下面给新妈妈们介绍几种塑造产后完美曲线的运动：

◎抬臀。恢复骨盆，强化生殖器官的功能。具体做法为，仰卧，用双手托住头部，平躺的状态下屈膝成90度。吸气的同时将腰部抬起，维持5秒钟。呼气的同时将腰部恢复原状。

◎强化腰部运动。预防腰痛，强化腰部力量。具体做法为，在平躺的情况下屈

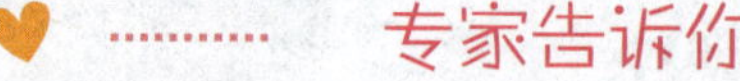

专家告诉你

产后瘦身计划的进行，应该配合营养均衡的饮食习惯，搭配适当的运动，同时依体型的变化逐一挑选适当的产后瘦身产品，千万不能为了恢复身材而有意去穿太紧的束腹或束身裤，这样臀部与腹部的脂肪会因受到过度的压迫，产生排挤效果，造成身体的变形；由于血液循环不良而影响到健康，反而是得不偿失。

膝，双臂伸向两侧。双膝并拢，脚腕相贴，两个膝盖同时向左侧倾斜。视线看向相反方向。反方向交替进行。

瘦腹魔法

大多数新妈妈在最初的日子里腹部看起来像妊娠5个月般大。这是因为子宫依然胀大，没有完全恢复。经过1～2个月的时间，子宫会渐渐复原。但由于胎宝宝在子宫内生长发育时，腹壁肌肉被过度拉长和伸展，肌肉弹性会有实质性的降低，腹部肌肉松弛非常严重，如果不经过锻炼，腹壁肌肉的弹性不能复原。

在使新妈妈的形体恢复得更好的策略中，其中最简单、最经济、效果最好、无任何不良反应的体形恢复策略，就是在产后尽快做有利于锻炼腹部肌肉的美腹操。

美腹操的具体做法如下：

◎新妈妈仰卧在床上，两手握住床栏，两腿同时向上翘，膝关节不要弯曲，脚尖要绷直，两腿和身体的角度最好达到90度，翘上去后停一会儿再落下来。如此反复进行，直到腹部发酸为止。

◎新妈妈仰卧在床上，两手抱住后脑勺，胸腹稍抬起，两腿伸直上下交替运动，由幅度小到幅度大，由慢到快，由少到多，连做50次左右。

◎新妈妈取仰卧位，两手抬高，两腿尽量向上翘，翘起来像蹬自行车一样两脚轮流蹬（见下图），累了就停下来休息一会儿，继续进行。

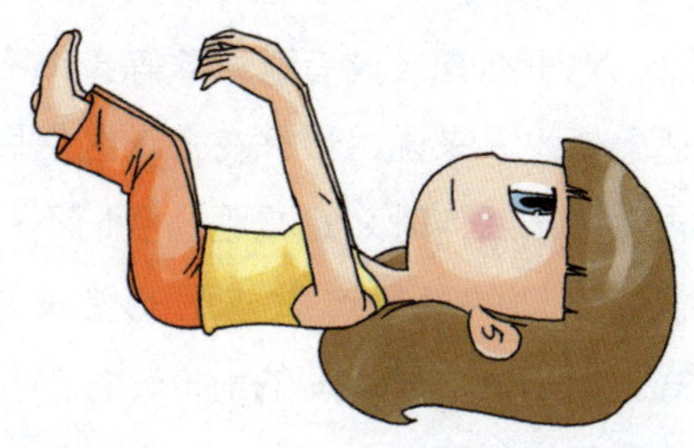

◎新妈妈将两手放在身体的两侧，用手支撑住床，两膝关节弯曲，两脚掌蹬住床，臀部尽量向上抬，抬起后停止4秒钟，然后落下，休息一会儿再抬。

◎新妈妈立在床边，两手扶住床，两脚向后撤，身体成一条直线，两前臂弯曲，身体向下压，停2～3秒钟后，两前臂伸直，身体向上起，如此反复进行5～15次。

◎一条腿立在地上，支撑整个身体，另一条腿弯曲抬起，然后用支撑身体的那条腿连续蹦跳，每次20～30下，两条腿交替进行，直到腿酸为止。

产后减肥要注意的问题

⊙产后多久开始减肥合适

通常情况下，自然生产的新妈

妈至少要等到产后6周进行产后检查后，根据医生的检查结果来决定应该何时开始采取措施进行减肥。不过，对于母乳喂养的新妈妈来说，至少要等到产后2个月再开始控制饮食，因为太早控制饮食可能会影响乳汁的分泌；对于剖宫产或者有背痛等身体不适的新妈妈来说，最好在咨询医生后再考虑产后何时开始减肥。我们不否认，运动的确是产后减肥的健康方式，但是，产后运动的前提是你的身体恢复的程度。

⊙何时才能恢复孕前的身材

关于这一点，新妈妈们一定要有耐心。如果你在孕期时身体像气球一样不断地膨胀，那么在宝宝出生后，这个“膨胀的气球”还不能一下子就被放空，而是需要缓缓地漏气，直到最后完全“放空”。如果你的小腹当初用了9个多月的时间才膨胀至此，那么要让其恢复到孕前的水平，就是花同样长的时间也是合情合理的。至于产后身材恢复的速度和程度，与新妈妈在孕前的身材、孕期胖了多少、现在活动量的大小以及饮食结构和遗传基因都有着很大的关系。举例来说，如果孕期体重增加了10～15千克，那么通过经常适度的锻炼以及均衡的饮食，是可以让你的身材恢复到孕前的状态的。

专家告诉你

分娩后的女性能否保持胸形完美，并不完全取决于是否给新生儿哺乳，而是看她能否掌握正确的哺乳方法。哺乳时，应让新生儿交替吸吮双侧乳房，一侧吸空后，再吸另一侧，这样可使每一侧乳房均匀哺乳，断奶后乳房仍保持丰满。

产后寻回双腿魅力的秘诀

分娩后，新妈妈或多或少都会觉得双腿不如往日那般纤细。那么，如何才能使新妈妈的双腿恢复往日的风采呢？下面给大家介绍几种比较有效的方法：

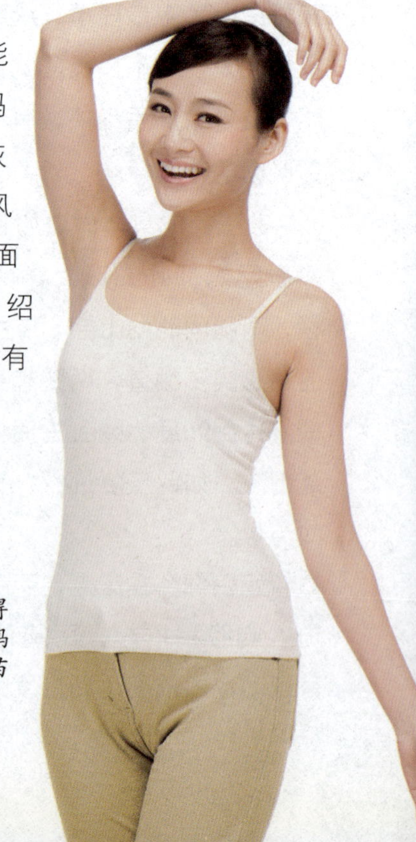

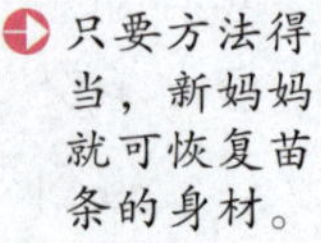
只要方法得当，新妈妈就可恢复苗条的身材。

⊙第一种：弹力绷带或医用弹力袜

产后使用弹力绷带或医用弹力套袜，这是最为简便的保养之法。它可压迫下肢静脉，迫使血液向心脏回流，从而消除或减轻下肢肿胀、胀痛等症状。在怀孕晚期，采用此法护理双腿亦可减轻水肿程度。

⊙第二种：双腿健美操

产后做双腿健美操。在产后第5天至满月，就可适当运动双腿，以锻炼腿部肌肉，改善下肢静脉血液的回流。锻炼时取坐位，两腿伸直；然后仰卧，两腿伸直略分开，两臂放在身体两侧，吸气时左脚伸直，足尖翘起与上身成直角，两只脚交替进行。

⊙第三种：大腿操

1.脚尖向外站立，腰背挺直，双腿叉开微曲，与肩同宽。将双手放在大腿上。

2.右腿向前伸，脚尖向上，腿尽量向下压，连做5次。随后换左腿，重复5次。

3.双拳紧握向前，双腿微曲下蹲，上半身仍然保持挺直。

4.仰卧床上，双手叉腰，左腿弯曲，右腿伸直由下至上，连做5次。随后换左腿，重复5次。

⊙第四种：小腿操

1.双腿并拢，双手放在脑后。左腿微曲，右腿向外伸直。左右腿各重复5次。

2.仰卧于床上，双手叉腰，双腿向空中作蹬踢的动作，心中默数到50，随后双腿弯曲放在床上休息几秒钟，再重复上述动作。

⊙第五种：按摩法

◎推法。双手用力放在大腿上，随后，自上向下用力推，重复15次。

◎拍法。这种方法最为简单，即不断拍打腿部，这种手法可以使腿部肌肉放松。

◎捏法。即用手捏起腿上的肌肉往上提，每次持续3秒。

◎揉法。用掌心按住大腿上的某个位置，随后作逆时针转动，反复20次。

 专家告诉你 

健美操适用于自然分娩的新妈妈。由于新妈妈的体质大都较虚，因此在锻炼期间要根据自己的身体情况量力而行，不可操之过急。每节操做2～3分钟，早晚各1次，尤其要注意锻炼时呼吸与运动的配合。待满月后，就可以进行各种肌群锻炼，以恢复大腿肌肉的强度、弹力，比较适宜的运动有慢跑、双腿屈伸运动、游泳等。

常见问题速解决

产后腹痛

产后腹痛除了产后宫缩痛之外，还有血虚和调养不慎引起的腹痛，其具体情况如下：

⊙血虚引起的腹痛

◎原因和表现。新妈妈在分娩过程中由于失血过多，或者本来就气血虚弱，因而产生腹痛，表现为：小腹隐隐作痛，绵延不断，搓热双手揉按即有所缓减；恶露量少，色淡红、清稀，或兼见头昏眼花、耳鸣、身倦无力，或兼大便结燥、面色萎黄。

◎治疗、护理的措施。1.卧床休息：保证充分睡眠，避免久站、久坐、久蹲等姿势，防止子宫下垂、脱肛等症发生。2.防止大便燥结：可服麻仁丸，早晚加服蜂蜜1匙。多吃新鲜蔬菜、水果，如香蕉、甘薯、西红柿等，以润肠通便。3.热敷或艾灸：用热毛巾热敷痛处或用艾条灸关元穴（膝下3寸，即膝下约3横指）、中极穴（脐下4寸，即脐下4横指），或用盐炒热装布袋热熨痛处，或熨关元穴、中极穴。4.去医院治疗：恶露量多或有创伤流血不止者，必须尽快请医生止血。

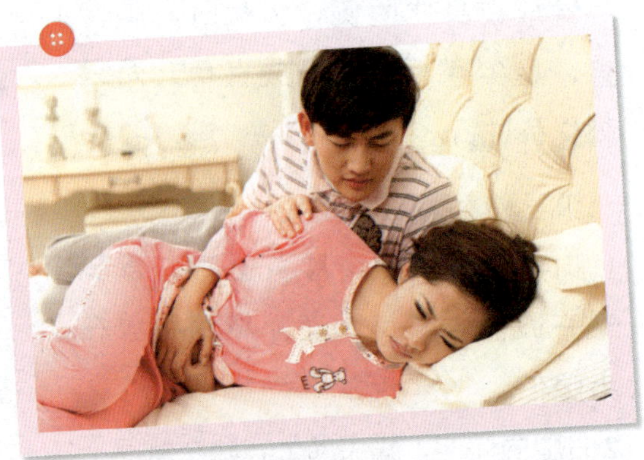

新妈妈如果腹痛难忍，准爸爸应立即将其送往医院诊断治疗！

⊙调养不慎引起的腹痛

◎原因和表现。新妈妈在月子里若起居不慎，饮食生冷，或腹部受风寒侵袭，冷水洗涤，则使寒邪乘虚而入，血脉凝滞，气血运行不畅，不通则痛。有的新妈妈产后因过悲、过忧、过怒，肝气不舒，肝郁气滞，则血流不畅，以致气血瘀阻，这也会造成腹痛。也有的新妈妈因产后立、蹲、坐、卧时间过长，长久不变换体位，引起瘀血停留，而致下腹疼痛坠胀，甚至引起腰酸、尾骶部疼痛。调养不慎引起的腹痛主要症状有产后小腹疼痛，热敷则减轻。由情志不畅引起者，恶露量少、涩滞不畅、色紫暗夹有血块，或兼胸胁胀痛、四肢欠温矢气则痛。

◎防治措施。1.小腹部热敷法：即用热毛巾热敷痛处，或热敷脐下5厘米处的气海穴、脐下10厘米处的中极穴。2.按摩法：即用热手按摩下腹部，方法为：先从心下按至脐，在脐周围作圆形揉按数遍，再向下按至耻骨联合（阴毛处之横骨）上方，再作圆形揉按数遍，然后将热手置于痛处片刻。重复上述动作，但在作圆形按摩时方向应与前次相反，如此反复按摩，每次10~15遍，早、晚各1次。3.热熨法：选中药肉桂、小茴香、吴茱萸各10克，干姜12克，艾叶、陈皮各20克，木香15克，以水浸润，炒热装袋，趁热温熨痛处，冷时再加热，每次熨10~15分钟。4.服益母草膏1匙：每日3次，可以化瘀止痛。5.加强食疗：可选用生姜红糖汤、醪糟鸡蛋、益母草煮醪糟、当归生姜羊肉汤。小腹胀痛、胸胁胀满者，可多食柑橘、金橘饼，忌食生冷瓜果、饮料。6.保持心情愉快：新妈妈应保持心情愉快，避免各种精神刺激。7.保暖防风：注意保暖防风，尤其要保护好下腹部，忌用冷水洗浴。8.经常变换体位：不可久站、久蹲、久坐或长时间一种姿势睡卧，这些体位持久容易造成盆腔瘀血，应注意随时改变体位，适当活动。

⊙产后腹痛不宜滥服药

◎如果腹痛较重并伴有高热（39℃以上），恶露秽臭色暗的，不要自疗，应速送医院进行诊治。

◎腹痛时忌滥服四环素等抗生素及去痛片等。因为此类药既无助于恢复子宫排出恶露瘀血，还会通过乳汁给宝宝带来不良反应。

产后脱发

产后脱发，又称为分娩性脱发。大体上，约有35％~40％的女性会在坐月子期间出现不同程度的脱发现象。

⊙产后脱发的原因

◎头发是人体的一部分，也会进行新陈代谢，因此新妈妈不必忧虑产后脱发。现代科学研究证实，雌激素增多时，脱

专家告诉你

新妈妈如果产后腹痛，则饮食宜清淡，少吃生冷食物以及山芋、黄豆、蚕豆、豌豆、牛奶、白糖等容易引起胀气的食物。

另外，要保持大便畅通，不要卧床不动，按照体力渐渐增加活动量。

发的速度就会减慢；雌激素减少时，脱发的速度就会加快。女性在孕后体内雌激素增多，故头发的寿命延长了，部分头发便“超期服役”，待分娩后，体内雌激素恢复正常，所以那些“超期服役”的头发就开始“退役”了，这样一来，便出现了产后脱发。

◎有些新妈妈由于分娩后精神上受到不良刺激，导致情绪低落、消沉，这也会诱发产后脱发。

◎在孕期，准妈妈如果饮食单调，加上母体和胎宝宝对各种营养素的需要量增多，这时如果不及时加以补充，就会导致准妈妈在分娩后缺乏蛋白质、钙、锌、B族维生素等，这会影响头发的正常生长与代谢，从而使头发枯黄、易断和脱落。

⊙预防和减少脱发的措施

◎**保持心情舒畅。**只要保持心情舒畅，按时作息，生活有规律，多吃蔬菜水果，就可以远离脱发。

◎**经常梳头。**经常梳头可以促进大脑血液循环，预防脱发。

◎**避免忧愁。**整日愁容满面，忧心忡忡，也会导致脱发。

◎**饮食多样化。**脱发患者的饮食要多样化，克服和改正偏食的不良习惯。

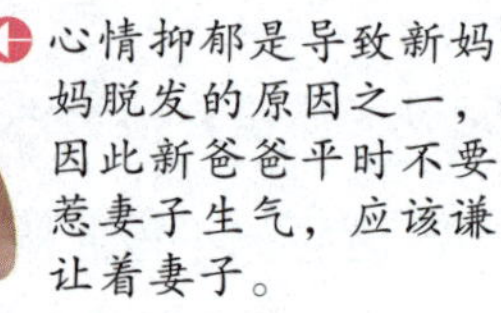

心情抑郁是导致新妈妈脱发的原因之一，因此新爸爸平时不要惹妻子生气，应该谦让着妻子。

专家告诉你

产后脱发是一种暂时性的生理现象，当旧发脱落后，新发就会长出，脱发也就不治而愈了，因此新妈妈们不要有思想负担。如果为此而忧心忡忡，反而会加重脱发的程度。对于新妈妈来说，如果发生产后脱发，可在医生指导下适当服一些补血的药物，如何首乌、覆盆子，以及谷维素、B族维生素、钙剂、养血生发胶囊等药物。

◎补充蛋白质。头发的主要成分是胶原蛋白，因此要补充优质蛋白质，多食大豆、黑芝麻、玉米以及排骨汤。

◎常吃蔬菜。蔬菜中的碱性无机盐含量高，可中和体内不利于头发生长的酸性物质，并使之成为无毒性物质排出体外。

产后抑郁症

研究表明，月子期是女性在情感生活中最为脆弱的时期，有些新妈妈在产后头几天会出现哭啼、心情差的现象，这被大多数人认为很正常。其实不然，在哭啼、烦闷的背后，却隐藏着一种严重危害女性身心健康的精神疾病——产后抑郁症。

⊙什么是产后抑郁症

所谓产后抑郁症，是指发生在产后数天内，持续时间短，且基本上都能自愈的轻微精神障碍，临床表现为烦闷、沮丧、焦虑、失眠、哭啼、食欲不振、易怒等。

⊙产后抑郁症的诱因

目前认为，分娩导致新妈妈的内分泌环境急剧变化，进而引起内分泌的不平衡，这是产后抑郁症的发病内因。此外，分娩方式、妊娠期及月子期的并发症、新生儿疾病，以及家人对宝宝的态度、丈夫的协作程度，等等，也是不可忽视的诱因。

由此可见，产后的精神障碍不仅是一个医学问题，也是社会因素和人格倾向的综合问题。产后抑郁一般不用药物治疗，关键在于预防其发生和减轻其症状，并防止发生严重的精神性疾病。

⊙产后抑郁症的分类、表现及危害

◎产后抑郁症的分类。产后情绪转变根据程度高低，大致可分为以下三种：轻度产后情绪低落、产后抑郁症以及产后癫狂症。大约过半数的新妈妈在分娩后数日会有焦虑不安、闷闷不乐、容易哭泣等表现，情绪很低落。但只要得到家人适当照顾和关怀，病症可在短期内消失。

◎产后抑郁症的表现。新妈妈一旦患上产后抑郁症，就会出现失眠、食欲不振、便秘、月经失调、缺乏自信等现象，无法很好地照顾宝宝。当病情严重时，患者更会产生自杀或伤害宝宝的念头，这类新妈妈必须接受心理咨询或药物治疗，否则，极有可能发生产后癫狂症。如果患上产后癫狂症，就会有恐惧、严重抑郁、幻觉或幻听等现象，如果可以得到及时的辅导和治疗，是可以痊愈的。

◎产后抑郁症的危害。产后抑郁症不仅会让新妈妈失去自信，还会导致失去照顾宝宝的能力而影响母子感情，甚至影响家庭生活，同时也会导致夫妻生活不协调，给婚姻埋下地雷。此外，经过对母乳进行研究发现，新妈妈生气后的乳汁中竟然含有毒素，且有一定的毒性。因此，新妈妈如果在生气时给宝宝喂奶，就可能导致宝宝抗病能力下降，轻者长疮、疹毒，重者可能发生感染性疾病。

⊙产后预防抑郁症的方法

◎提高认识。女性妊娠后，一定要了解与妊娠相关的知识，进行相应的产前检查和咨询。

◎在妊娠期要心情愉快。在妊娠期表现焦虑的准妈妈，较倾向于发生产后抑郁。

◎让新妈妈在分娩后有一个和谐、温暖的家庭环境，并保证足够的营养和睡眠。作为丈夫，一定要给予新妈妈必要的关心和帮助，并尽量减少对新妈妈的精神刺激，这样可以减少或减轻产后抑郁症的发生。如果新妈妈的抑郁症状严重且持续时间长，就要在医生指导下，使用抗抑郁药物进行治疗了。

产后足跟痛

⊙产后足跟痛的原因

有些新妈妈在产后出现足跟痛，很多人认为这是因为在月子里受了风寒所致，其实，这种认识是不对的。新妈妈出现足跟痛，也可能是由于脚跟脂肪垫退化所致。足跟部有坚韧的脂肪垫，对体重的压力和行走活动时的振动，可起到一定的缓冲作用。但新妈妈在坐月子

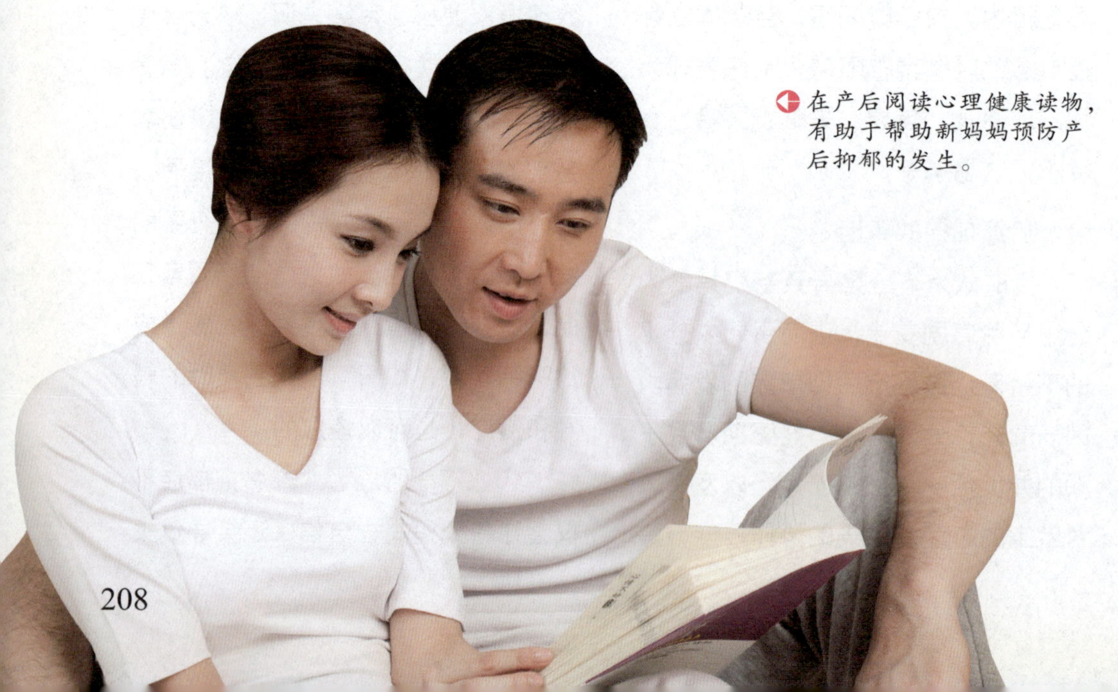

在产后阅读心理健康读物，有助于帮助新妈妈预防产后抑郁的发生。

期间，由于活动减少，甚至很少下床活动行走，致使足跟部的脂肪垫变薄弱，进而出现退化现象。如果新妈妈下地行走，由于退化的脂肪垫承受不了体重的压力和振动，便会出现脂肪垫水肿、充血，从而引起疼痛。由此不难看出，懒于活动是导致新妈妈足跟痛的主要原因。

⊙减轻产后足跟痛的方法

产后需要充分休息，但并非一定要长时间卧床。不过，产后多休息，既能避免发生足跟痛，又能促进产后身体的恢复。一旦患上足跟痛，可以采用一些简单的缓解措施，比如用热毛巾进行自我热敷。

产后尿潴留

⊙引起尿潴留的原因

有些新妈妈产后由于害怕伤口痛而不敢排尿，或者产程太长压迫膀胱，造成产后排尿虚弱无力，膀胱发胀，排尿时点点滴滴，很不通畅，这就是尿潴留的由来。

⊙预防尿潴留的措施

预防尿潴留的措施就是尽早下床，尽早小便，可以在小便前用热毛巾或者热水袋放在腰腹部热敷半小时，或者用温水冲洗外阴，促进排尿。

产后颈背酸痛

⊙引起产后颈背酸痛的原因

◎新妈妈的不良姿势。通常，新妈妈在给宝宝喂奶时，都会低头看着宝宝，由于每次喂奶的时间较长，且次数也较多，久而久之，就容易使颈背部的肌肉紧张而疲劳，进而产生酸痛不适感。还有的新妈妈为了夜间能照顾宝宝，习惯于采用固定的姿势睡觉，时间一长，也会造成颈椎侧弯，引起单侧的颈背肌肉紧张疲劳，导致颈背酸痛。

◎自身疾病的影响。有些新妈妈由于乳头内陷使宝宝吮吸时经常含不稳乳头，这就致使新妈妈要低头照看并随时调整宝宝的头部，再加上哺乳时间较长，这就容易使新妈妈颈背部肌肉出现劳损，从而出现疼痛或不适。此外，当哺乳新妈妈患上颈椎病时，也会导致颈背酸痛。

◎女性生理因素与职业的影响。研究表明，女性颈部的肌肉、韧带张力弱于男性，特别是在产前长期从事低头伏案工作的女性（编辑、会计、打字员、缝纫师等），一旦营养不足，休息不好，如果再加上身体素质较差，那么在哺乳时就极易引起颈、背、肩等部位的肌肉、韧带、结缔组织劳损，从而引发疼痛和酸胀不适。

⊙颈背酸痛的预防

有一些新妈妈在给宝宝喂奶后，常感到颈背酸痛，随着喂奶时间的延长，症状会越加明显，这是哺乳性颈背酸痛症。预防措施有以下几条：

◎要在孕期及时治疗颈椎病，消除诱因。

◎及时纠正不良喂奶姿势，避免长时间低头哺乳。

◎加强营养，必要时进行自我按摩，以改善颈背部血液循环。

◎注意颈背部保暖，夏天避免电风扇、空调直接吹头颈部。

◎在给宝宝喂奶过程中，可以间断性地做头后仰、颈向左右转动的动作；夜间不要习惯于单侧睡觉；平时要注意活动颈部。

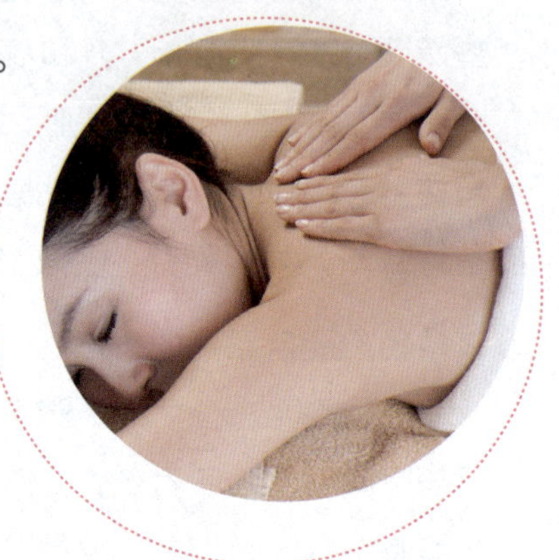

家人经常给新妈妈按摩颈部，有助于预防颈背酸痛。

产后腰疼

⊙腰疼的原因

新妈妈的骨盆韧带在刚生完宝宝的一段时间内尚处于松弛状态中，腹部肌肉也变得软弱无力，子宫仍未完全复位，这时如果不注意，猛然弯腰拾捡东西，或者久蹲、久坐，就会引起腰部酸痛。

⊙腰疼的预防措施

◎正确喂奶。喂奶姿势不当是造成产后腰疼的主要原因之一，给宝宝喂奶一定要注意姿势要正确，要多备些柔软靠垫或者哺乳枕之类的用品。

◎少弯腰。把一些经常要拿的东西，如尿布、奶粉、纸巾等，放在触手可及的地方，高度要合适，不要经常弯腰。童车、童床也要调整到合适的高度，避免抱、放宝宝时过多弯腰，更不要做那些扫地、拖地等需要弯腰的家务活。

◎注意补钙。新妈妈要注意补钙，避免骨质疏松而引起腰痛。新妈妈平时应多吃牛奶、全麦食品、胡萝卜等富含维生素C、维生素D和B族维生素的食物。

◎适当运动。新妈妈可以在保健医生的指导下做加强腰肌和腹肌的运动，这样不但能缓解腰痛症状，还能增强腰椎的稳定性。

产后骨盆疼痛

⊙骨盆疼痛的原因

骨盆疼痛的原因是准妈妈分娩时产程过长，胎宝宝过大，产时用力不当，姿势不正确以及腰骶部受寒等，或者当骨盆某个关节有异常病变，这些均可造成耻骨联合分离或使骶髂关节错位而发生骨盆疼痛。此外，在韧带未恢复时，由于外力作用如怀孕下蹲或睡醒起坐过猛、过早做剧烈运动、负重远行等，易发生耻骨联合分离，表现为阴阜处或下腰部疼痛，并可放射到腹股沟内侧或大腿内侧，也可向臀部或腿后放射。

⊙改善骨盆疼痛的方法

一般说来，此病过一段时间（几个月甚至1年左右），疼痛会自然缓解。但是如果长期不愈，可采用推拿方法加以治疗，并可服用消炎止痛药，既可减轻疼痛，又可促进局部炎症吸收。

⊙如何预防产后骨盆疼痛

预防本病的关键在于产后避免过早下床或避免过早在床上扭动腰、臀部。怀孕后应多休息、少活动，但不是说绝对静止不动，要适当运动，不要做过分剧烈的劳动或体育锻炼，尽量避免腰部、臀部大幅度地运动或急剧的动作。

产后阴道松弛

在未生育时，两性交合很紧贴，阴茎进入阴道时有一种令人愉悦的感觉，但分娩后就完全不同了，阴道显得很宽松，性交时夫妻双方都会产生一种交合不够紧的感受。这种情形可能影响性生活的和谐，造成丈夫的不满足及妻子的性压抑。

⊙产后阴道松弛的原因

产后阴道松弛的原因是耻骨尾骨肌功能的下降。耻骨尾骨肌是肛提肌群中作用范围最广的肌肉之一，它能托起盆腔内脏，保持盆尾阴部软组织张力，它和近端尿道壁括约肌相互交错，还伸延进阴道括约肌的1/3处。因此，它能收缩直肠下端和阴道，完善排便动作及阴道“紧握”功能。当两性交合的时候，耻骨尾骨肌开始“工作”，阴道收缩，“紧握”阴茎，使两性结合更加紧贴、幸福。

⊙改善阴道松弛的方法

改善产后阴道松弛，需要注意锻炼耻骨尾骨肌的功能。方法很简单，就是常做前文提到的“提肛功”，即吸气时用力使肛门收缩，呼气时放松，反复20～30次。隔1～2分钟再进行1次，每天锻炼5～6次，每周锻炼2～3天。锻炼时间可采用慢速收缩、快速收缩或两者交叉进行。

本周食谱大汇总

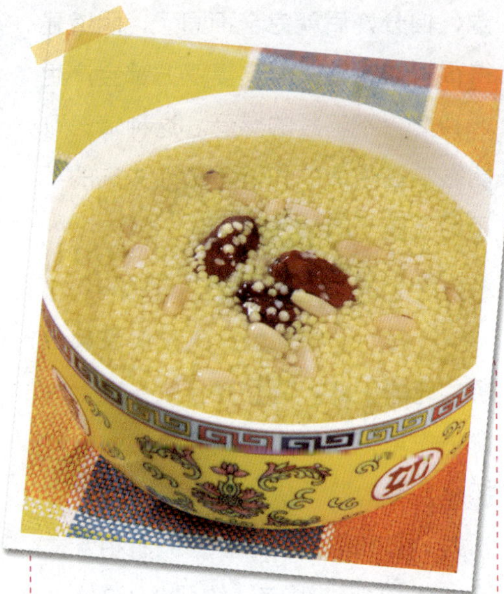

松仁粥

材料 松仁20克，小米100克，红枣3粒。

调料 盐少许。

做法

❶ 将松仁、红枣、小米分别淘洗干净，然后把小米放水中浸泡1小时，备用。

❷ 将小米连同泡米的水倒入煲中，用大火烧开，再转小火温煮。

❸ 锅内放入洗好的松仁、红枣同煮，熄火前加盐调味即可。

粗炒面

材料 宽面条200克，猪肉丝80克，姜丝、葱段各适量。

调料 水淀粉1/2小匙，香油少许，盐适量。

做法

❶ 锅内加入适量水烧开，放入宽面条煮熟，捞出用凉水浸泡，捞出，备用。

❷ 油锅烧热，先炒猪肉丝，再放入姜丝、葱段爆炒。

❸ 然后放入已经过凉的宽面条略炒，加入调料炒匀即可。

功效 这款面食可以提升新妈妈的食欲，而且易于消化，且有肉食、因此很适合新妈妈食用，但烹调时要少放油。

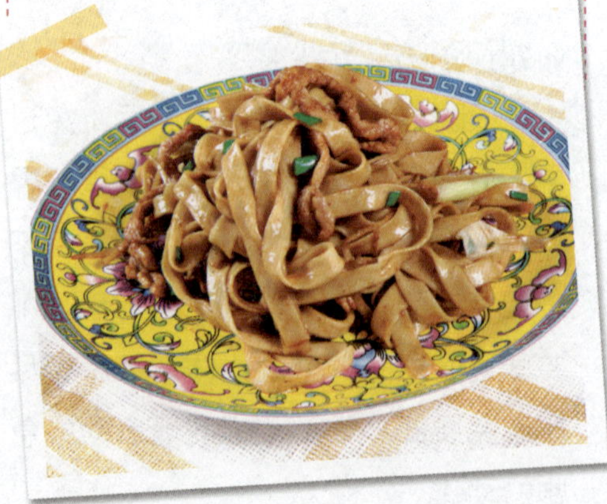

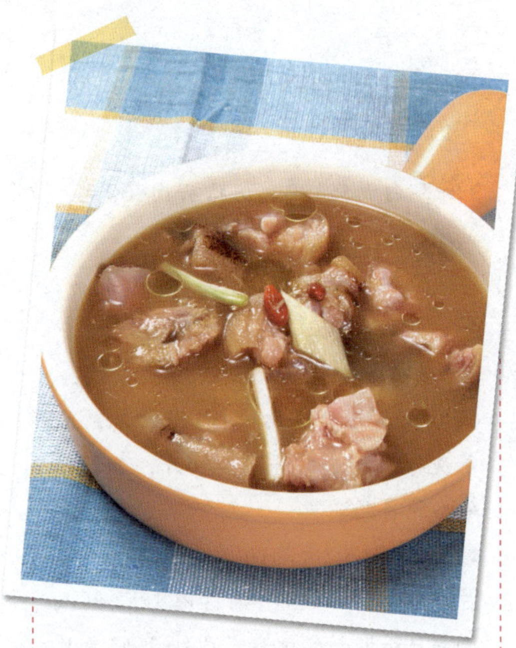

猪蹄煲姜

材料 生猪蹄1只，生姜20克，葱段适量。

调料 盐、白糖、醋各1/2小匙，醪糟3大匙。

做法

1. 姜洗净，用刀刮去皮，切成菱形片，备用。
2. 猪蹄洗净，切块，放入沸水中加入葱段氽烫，捞出。
3. 锅中加入水及所有调料煮开，再放入猪蹄块、姜片用大火煮开后转小火，加盖焖煮1小时至猪蹄软烂即可。

功效 此菜有通乳润肤的作用，非常适合新妈妈食用。

牛奶鸡丝汤面

材料 面条100克，鸡胸肉80克，洋葱20克，香菇3朵，绿芦笋尖6支。

调料 鸡骨高汤1碗，牛奶半杯，盐少许。

做法

1. 洋葱切丝。
2. 香菇切片，备用。
3. 鸡胸肉用清水洗净，放入沸水中氽烫至熟，捞出后撕成细丝；绿芦笋尖用清水洗净，再用开水烫软，备用。
4. 锅中加入适量油烧热，炒香洋葱丝、香菇片，然后倒入鸡汤、牛奶煮滚。
5. 加入绿芦笋尖、面条和鸡丝煮至面条熟，放盐调味即可。

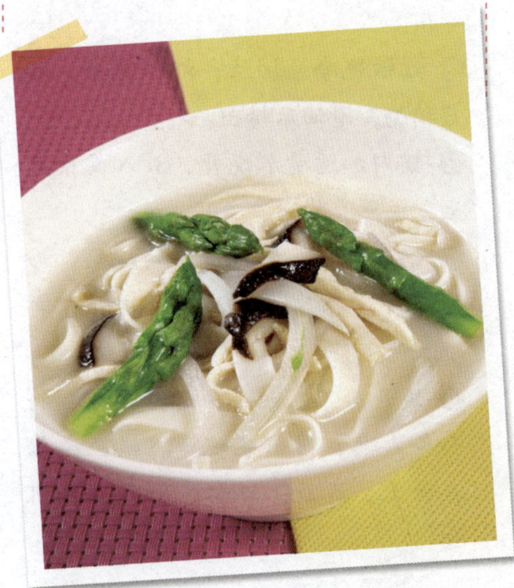

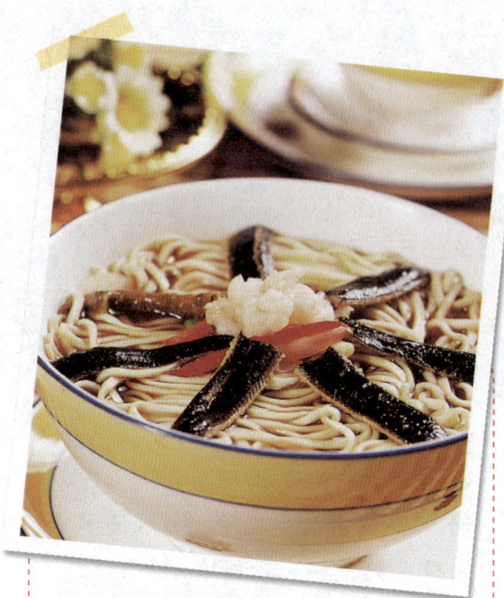

鳝鱼面

材料 面条400克，鳝鱼片300克，虾仁4个，红椒、姜片、蒜片各少许。

调料 盐、高汤各适量。

做法

1. 将鳝鱼片用清水洗净，切成条，备用。
2. 红椒洗净，切丝；虾仁洗净，加盐稍腌，滑油后捞出。
3. 锅内加适量水烧开，放入面条煮至七成熟，捞出，备用。
4. 锅置火上，倒入适量油烧热，炒香姜片、蒜片，加入高汤烧开，再下入鳝鱼条。
5. 烧开后下入面条，加盐调味，将面条煮熟，捞出装碗，将鳝鱼条摆在面上，再放上虾仁、红椒丝即可食用。

猪头肉面线

材料 白面线120克，猪头肉500克，油菜3棵，姜5片，葱2根。

调料 A.米酒1大匙；B.猪骨高汤2碗；C.白糖1/2小匙。

做法

1. 葱洗净，1根切段，1根切末；油菜洗净；猪头肉洗净，切片，加调料A略腌备用。
2. 锅中倒入2大匙油，放入葱末、姜片爆香，加入猪头肉片略炒，倒入调料B和调料C煮滚，以小火焖煮片刻，备用。
3. 锅中倒入半锅水煮开，放入白面线煮熟，捞出，盛入面碗中，锅中继续加热，放入油菜汆烫，捞出，放入面碗中，加入猪头肉片和适量炖汁即可食用。

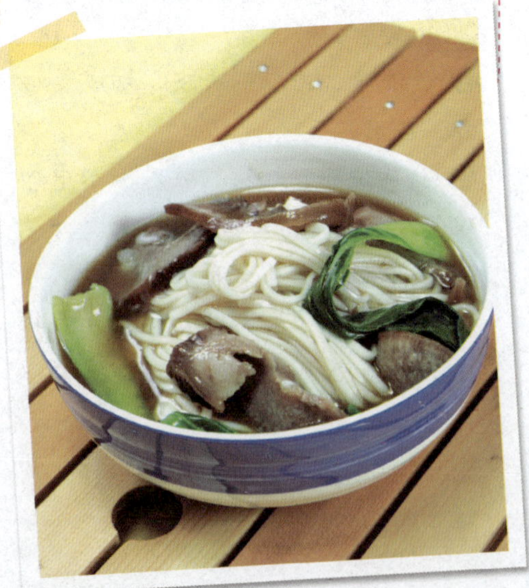

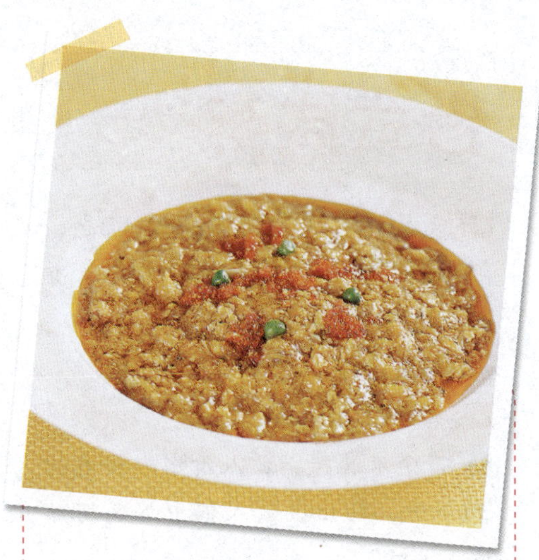

赛螃蟹

材料 鸡蛋8个，姜末适量。

调料 盐、醋各少许。

做法

❶ 姜末加醋、盐及适量水调成姜醋汁，备用。

❷ 将鸡蛋的蛋清与蛋黄分开，蛋清搅匀，放入蒸锅中蒸熟，然后剁成碎块，相当于“蟹肉”；而蛋黄加适量水搅匀，做成“蟹黄”。

❸ 锅内入油烧热，倒入蛋黄液翻炒，待蛋黄变成稀糊状时，倒入蛋清块，再加入调配好的姜醋汁，翻匀即可。

功效 这道菜虽然不是真正的蟹所做，但其营养丝毫不亚于蟹。鸡蛋富含人体所需的多种营养素，对产后新妈妈的身体康复非常有益。

鸡蛋西红柿蔬菜汤

材料 鸡蛋3个，西红柿1个，菠菜30克，金针菇少许，香菜、葱末各适量。

调料 盐、水淀粉各适量。

做法

❶ 将鸡蛋打入碗中，搅打均匀成蛋液，备用。

❷ 菠菜洗净，折成两段；西红柿洗净，切块，备用。

❸ 香菜、金针菇分别用清水洗净，备用。

❹ 锅置火上倒油烧热，将葱末爆香，放入西红柿块炒软，加水烧沸，淋入鸡蛋液，放入菠菜段、金针菇、香菜，加盐调味，用水淀粉勾芡即可盛出。

功效 西红柿所含的烟酸能维持胃液的正常分泌，还可以促进红血球的形成，有利于保持血管壁的弹性，而且对新妈妈的皮肤还可起到保护作用。

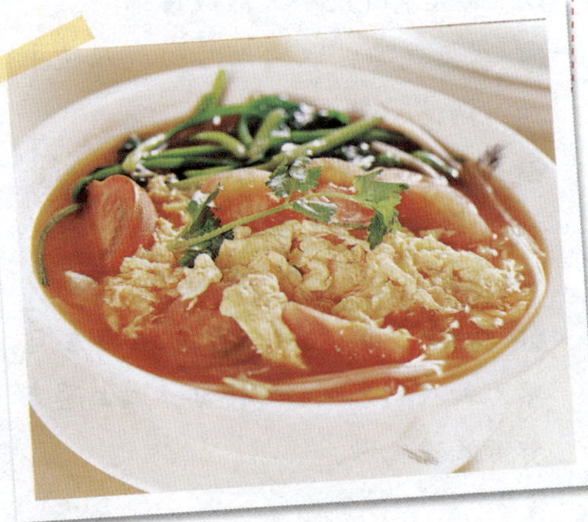

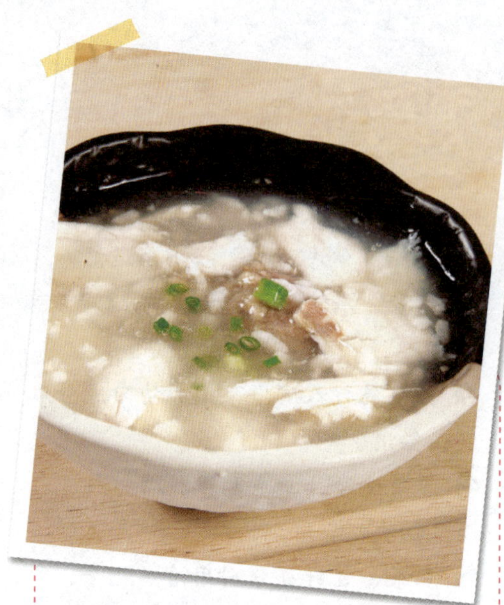

鱼片肉丸粥

材料 大米100克，草鱼1条，肉末100克，葱2根。

调料 A.蛋清、盐、淀粉各适量；B.米酒、水淀粉、盐各适量；C.盐少许；D.高汤8杯。

做法

❶ 大米洗净，浸泡30分钟，捞出，放入锅中加入部分调料C和全部调料D，大火煮开改小火熬成白粥。

❷ 草鱼洗净，取肉切片，放入碗中加入调料A腌5分钟。

❸ 肉末加调料B拌匀，捏成肉丸，放入沸水中汆烫至熟，捞出；葱洗净，切末。

❹ 白粥煮开，放入鱼片和肉丸煮熟，加入剩余调料C拌匀，撒上葱末即可装碗食用。

台式咸粥

材料 小米50克，猪里脊丝150克，虾米、芹菜各50克，熟笋1/2个，香菇4朵。

调料 盐少许。

做法

❶ 将小米洗净，放入清水中浸泡约30分钟，捞出，放入锅中加高汤熬煮成粥。

❷ 笋洗净，切丝；香菇浸泡至软，切丝。

❸ 虾米洗净，浸泡至软；芹菜择洗干净，切末，备用。

❹ 油锅烧热，放入香菇丝、虾米翻炒，再放肉丝、笋丝同炒，加盐、炒匀，盛起后倒入粥内煮1分钟，最后撒上芹菜末即可食用。

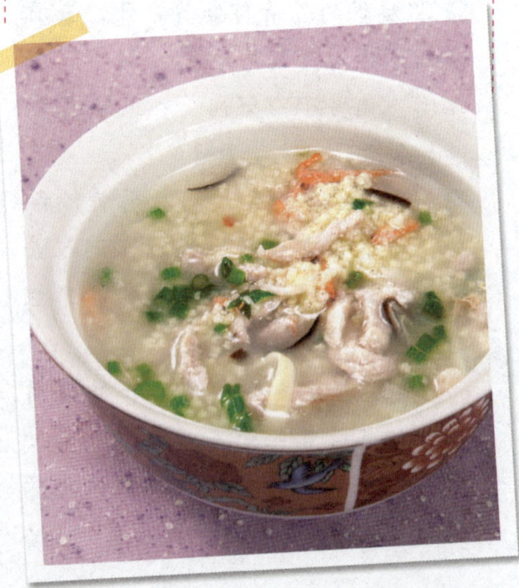

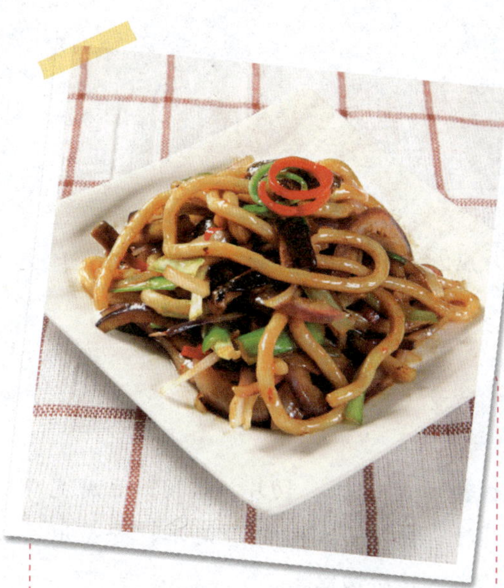

鳝鱼炒面

材料 面条150克，鳝鱼100克，洋葱30克，青、红椒各半个，油菜适量，韭黄20克。

调料 醋1/2小匙，鸡骨高汤1碗，盐少许。

做法

❶ 将鳝鱼洗净，放入沸水中汆烫至熟，捞出，切段；韭黄洗净，切段；洋葱去皮，切丝；青、红椒洗净，去蒂，均切丝；油菜洗净，切段。

❷ 将面条放入沸水中煮熟，然后捞出，备用。

❸ 锅中倒入2大匙油烧熟，爆香韭黄段、青椒丝、红椒丝，放入油菜段、洋葱丝、鳝鱼段及所有调料拌炒，放入煮熟的面条炒至汤汁收干即可装盘食用。

肉炒西蓝面

材料 西蓝花50克，面条150克，瘦肉适量，葱末、胡萝卜丝各少许。

调料 盐1/4小匙，高汤2大碗，水淀粉1大匙。

做法

❶ 锅置火上，加入高汤烧开，倒入面条煮熟，捞出。

❷ 瘦肉洗净，切片；西蓝花洗净后，切小朵，放入沸水中汆烫至熟，捞出，备用。

❸ 锅置火上，倒入适量植物油，爆香葱末后，再倒入瘦肉片炒至出油为止。

❹ 然后放入已经煮好的面条、胡萝卜丝、西蓝花翻炒片刻，加入盐、水淀粉拌匀即可装盘上桌食用。

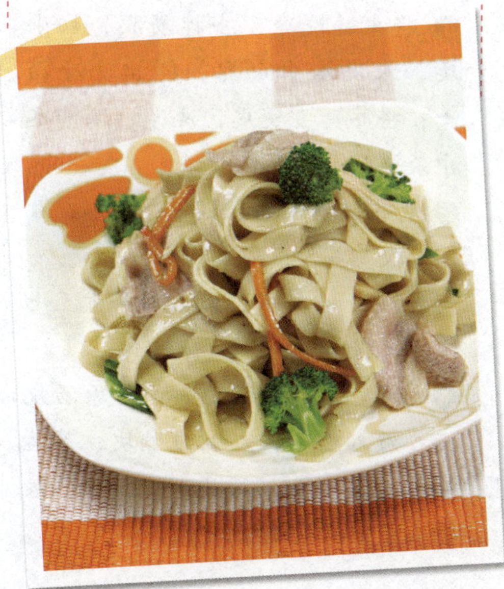

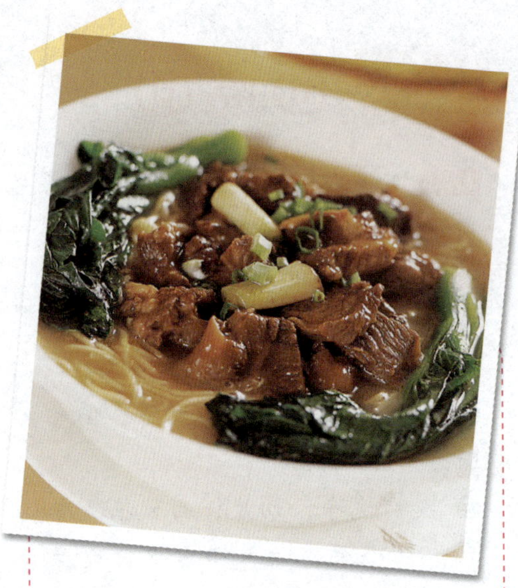

牛腩浓汤面

材料 牛腩100克，面条300克，芥蓝3棵，姜片、葱花、葱段各少许。

调料 盐少许。

做法

1. 将牛腩洗净，去掉筋膜，切小块，入沸水中氽烫，捞出洗净沥干；将芥蓝去硬皮，洗净，入沸水中氽烫，捞出沥干。
2. 将牛腩块入高压锅中，加水，放入葱段、姜片压制成熟。
3. 锅内加水烧开，放入面条煮至七成熟，捞出。
4. 另起锅，放入煮牛腩的原汤烧开，放入面条，加入牛腩块、芥蓝一同煮至成熟，加盐调味，出锅装碗，撒上葱花即可。

豆腐沙锅

材料 白菜半棵，鸡肉片100克，豆腐2盒，青蒜、虾仁、香菇、胡萝卜各适量。

调料 猪骨高汤4碗，盐、水淀粉各适量。

做法

1. 白菜洗净，切片，备用；豆腐洗净，切块；虾仁洗净泡水；香菇用水泡软后切丝。
2. 胡萝卜去皮，洗净，切片；鸡肉片加入盐、料酒、水淀粉调匀；青蒜洗净，切段，备用。
3. 油锅烧热，将虾仁、鸡肉片、香菇丝、白菜片、胡萝卜片略炒，加高汤后移入沙锅内。
4. 将豆腐块放入沙锅内，略煮后加盐调味，撒入青蒜片即可。

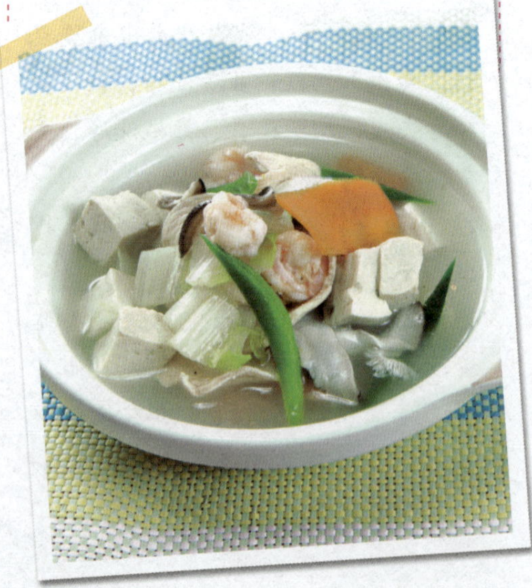

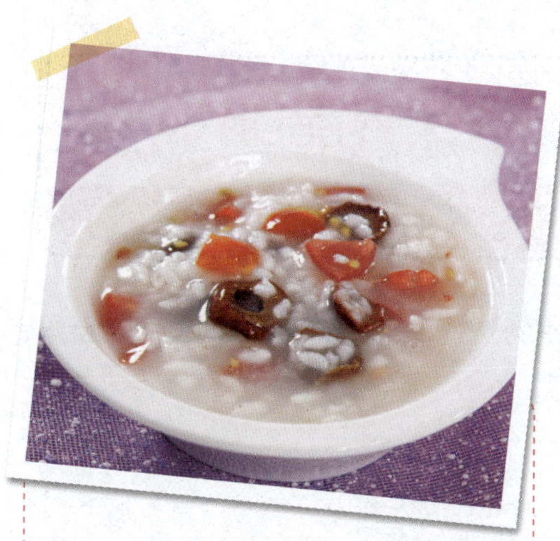

西红柿瘦身粥

材料 山楂40克，西红柿、大米各100克。

调料 冰糖10克。

做法

❶ 山楂洗净，放入锅中加水用大火煮滚，再转小火煎煮20分钟后取汁，备用。

❷ 西红柿洗净，切丁。

❸ 大米洗净，加入山楂及山楂汁煮滚，转小火煮成稀粥，最后再调入已切成丁的西红柿丁、冰糖调味，稍煮至冰糖溶化即可装碗食用。

功效 西红柿所含的营养成分可以刺激胃液分泌，促进肠胃蠕动，以帮助西红柿中的食物纤维在肠内吸附多余的脂肪和废弃物一起排泄出来，从而达到瘦身减肥的效果；中医认为，山楂可健脾消积，对减肥有利。

滑蛋虾仁

材料 虾仁100克，鸡蛋4个，葱花适量。

调料 盐、水淀粉各适量。

做法

❶ 将虾仁汆烫至熟后过冷水冲凉，备用。

❷ 将鸡蛋打入碗内，加入盐、水淀粉，并与葱花一同拌匀。

❸ 取锅烧热，放入2大匙色拉油烧热，再转为小火，放入调好的鸡蛋糊及汆烫熟的虾仁，用锅铲慢慢以圆形方向轻轻推动，至蛋定型即可食用。

功效 现代科学研究表明，虾的通乳作用较强，并且富含磷、钙等营养素，对新妈妈和宝宝具有非常大的补益作用。

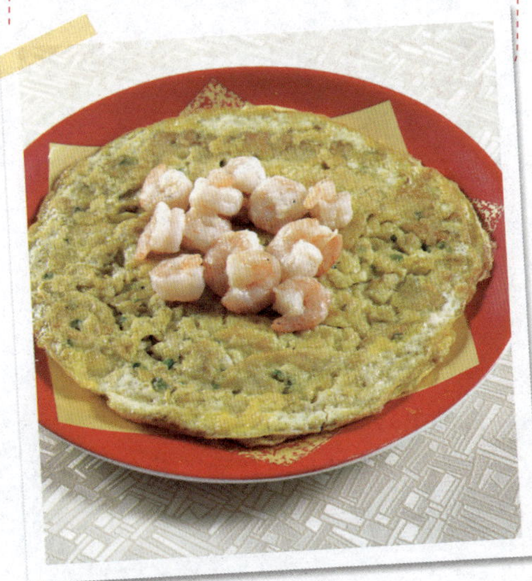

产后天然保养品DIY

爱美是每个女人的天性，新妈妈也不例外。在家休养的这段时间里，新妈妈可以自己动手做点美容保养品。

西红柿叶凡士林膏

材料 西红柿叶数片，凡士林适量。

做法 将西红柿叶洗净，捣成酱状，加入适量凡士林拌匀。

用法 将成品涂抹于身体需要的部位即可。

功效 紧致肤肌。对皮肤受损细胞有很好的修复作用，还可以让新妈妈的皮肤保持紧致光滑。

西红柿美白贴片

材料 西红柿1个，温牛奶1袋，护肤霜适量。

做法 将西红柿洗净切片。

用法 在洗净的脸上涂上护肤霜，然后贴放几片西红柿片，30分钟后再用温牛奶洗脸。

功效 经常用此法敷面，能使脸部皮肤更加细腻、洁白。

柔肤西红柿汁

材料 新鲜西红柿1个，白糖少许。

做法 将西红柿捣烂取汁，加少许白糖拌匀即可。

用法 每天洗净脸后，用西红柿汁涂面即可。

功效 西红柿的美容效果极佳。按照此方经常使用，能使皮肤细腻光滑，有效防止衰老。

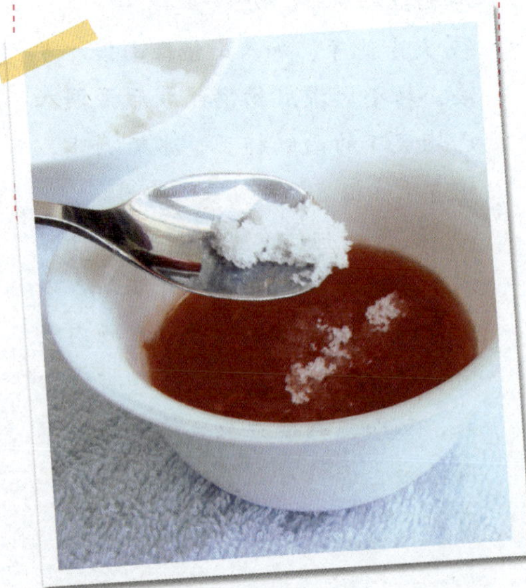

葡萄细致毛孔面膜

材料 鲜葡萄25克，压缩面膜1张。

做法 先将葡萄籽取出，只留下葡萄肉与葡萄皮，然后用榨汁机打成汁，再以压缩面膜吸收即可。

用法 当做面膜使用即可。

功效 能亮白肌肤，具有抗氧化、防皱与除纹的作用。另外，还能让肌肤保湿、让肤色变得更水润透亮。

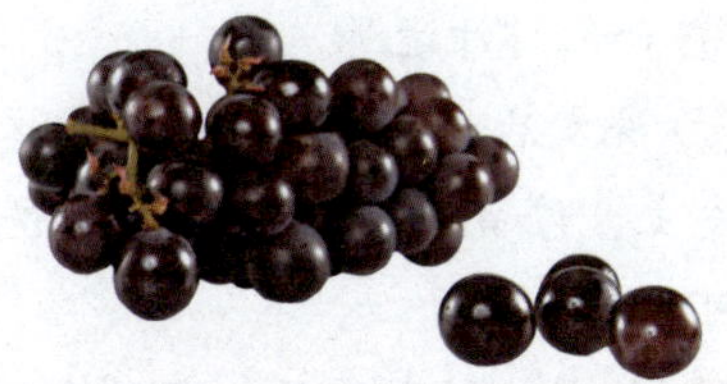

西瓜蛋黄红小豆面膜

材料 红小豆粉100克，西瓜50克，蛋黄5克，面膜纸。

做法 西瓜切碎，与红小豆粉一起捣成糊状，加入蛋黄搅拌均匀。

用法 将面膜敷在脸上，敷上面膜纸，静置15分钟取下，用冷水洁面，一周可用1～2次。

功效 消除色斑。搭配红小豆粉、西瓜可以使皮肤更加细腻、红润柔和，消除色素斑。

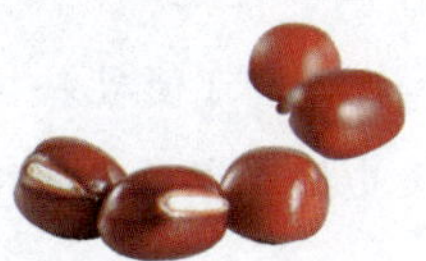

蜂蜜蛋清面膜

材料 鸡蛋1个（取蛋清），蜂蜜1大匙，小黄瓜汁1小匙，橄榄油3小匙，毛巾1条，化妆棉1片。

做法

❶ 将蛋清加入碗中搅拌均匀。

❷ 再加入蜂蜜和小黄瓜汁调匀。

用法

❶ 将面膜涂抹于脸上，约20分钟后，再用温水冲洗干净。

❷ 脸洗净后，用化妆棉蘸取橄榄油，敷于脸上，约5分钟后再以热毛巾覆盖在脸上，此时化妆棉不需拿掉。

❸ 等毛巾冷却后，再把毛巾和化妆棉取下，洗净脸部即可。

功效 这款面膜有祛皱、消斑、增白的作用，适用于面部色素沉着或黄褐斑增多的新妈妈。

西红柿豆粉洗面液

材料 西红柿1个，蜂蜜少量，新鲜大豆粉适量。

做法 将西红柿洗净捣烂取汁，加少量蜂蜜及新鲜大豆粉调匀。

用法 涂于面部和手臂，待15分钟后洗净。

功效 能有效地使沉着于皮肤的色素减退或消失，起到预防蝴蝶斑或老年斑的作用。

西红柿净肤面膜

材料 西红柿1个（中型），奶粉2大匙，蜂蜜2小匙。

做法

1. 先将熟透的西红柿用汤匙捣烂，备用。
2. 然后将奶粉和蜂蜜加入捣烂的西红柿泥中，均匀搅拌成糊状。

用法 洗脸后，将面膜均匀涂于面上，然后于T字部位敷厚一点并稍加按摩，10分钟后用温水清洗干净即可。

功效 这款面膜有很不错的平衡油脂的功效，可起到清洁、美白与镇静的作用，非常适合油性肌肤的新妈妈使用。

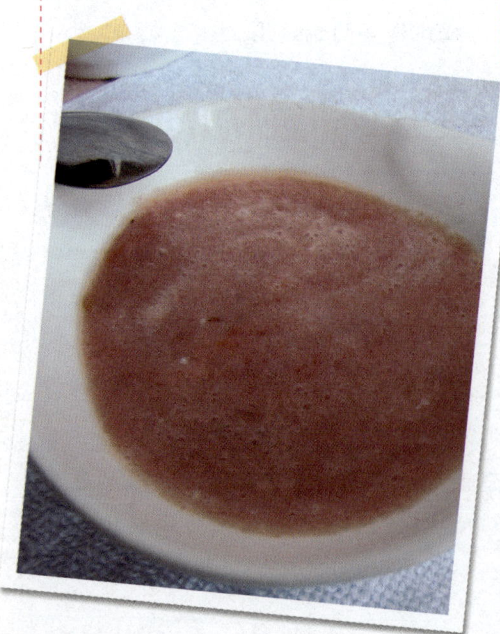

除臭西红柿浴液

材料 西红柿汁500毫升。

用法 洗浴后，在浴盆中加入西红柿汁500毫升，然后将两腋在水中浸泡15分钟，每周两次。

功效 可以控制和祛除狐臭。

西红柿护发液

材料 西红柿汁适量。

用法 洗发后，将汁状的西红柿抹在头发上，停留5分钟后，彻底冲洗净即可。

功效 护发。经常使用，可以使头发柔滑发亮。

蜂蜜胸膜

材料 蜂蜜1份，面粉3份，爽肤水或柔肤水少量。

做法 将所有材料搅拌成糊状。

功效

1. 将胸膜涂在乳头乳晕上，15分钟后洗掉。
2. 热敷几遍，然后轻轻擦上爽肤水或柔肤水。

功效 坚持使用，可使乳头、乳晕颜色变淡，恢复粉嫩颜色。

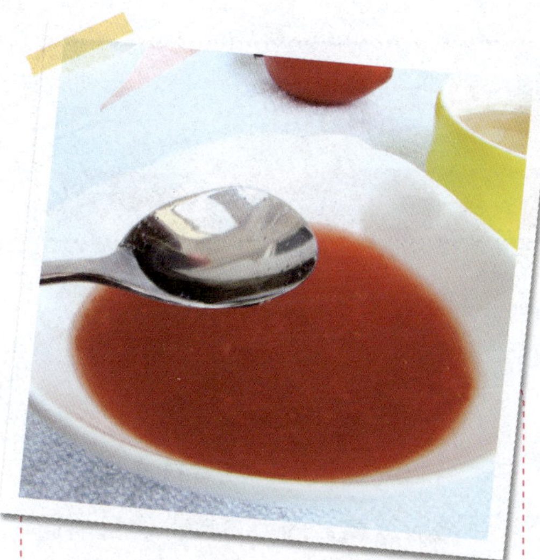

西红柿祛痘露

材料 西红柿1个（不大不小者），蜂蜜少量。

做法 将西红柿洗净在榨汁机中榨成液体，加入少许蜂蜜拌匀即可。

用法 每天将成品涂于脸部、双手、双臂。

功效 能使皮肤白皙细腻。特别对面部皮肤有粉刺的新妈妈，采用此法可去油腻，防止感染，使肌肤洁白，减少皱纹。

西瓜修复面膜

材料 西瓜皮1块，蜂蜜适量。

做法 用西瓜皮汁混合蜂蜜做成面膜。

用法 直接敷面约25分钟清洗。

功效 此面膜可以起到令面部补水降温，镇定肌肤的作用。

西红柿蛋清紧肤面膜

材料 番茄酱2小匙，鸡蛋2个（取蛋清）。

做法 番茄酱与蛋清调和均匀即可。

用法 将调制好的面膜敷于脸上10～15分钟，再用清水冲洗干净。

功效 紧致肌肤。可红润、紧实肌肤，防止肌肤老化。

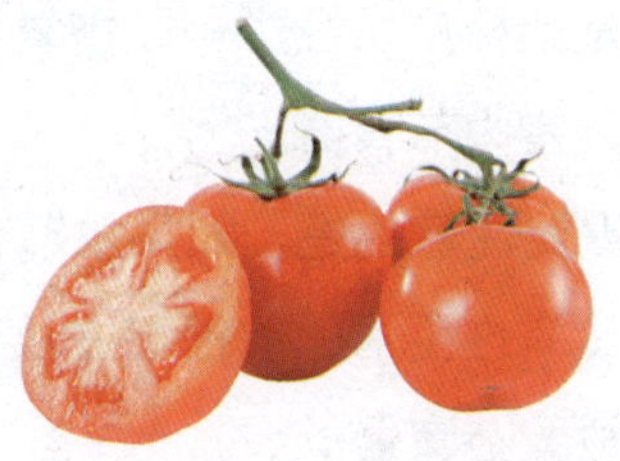

柿莓褪痕面膜

材料 新鲜西红柿1个，新鲜草莓5个。

做法

❶ 将新鲜西红柿洗净，撕去外皮；草莓洗净去蒂。

❷ 将西红柿、草莓盛入消毒纱布袋中，挤压取果汁即成。

用法 用果汁涂抹脸上痤疮部位，每日早、晚各1次，30分钟后用清水洗去。

功效 本面膜有清热解毒的功效，且具有美白皮肤的作用。当然，新妈妈也可单独用西红柿汁或草莓汁涂脸，同样具有祛痕美白的效果。

产后避孕三措施

宫内节育环避孕

产后何时可以放置宫内节育器

理论上说，在阴道分娩或剖宫产手术中，当胎盘娩出后，或者在产后42天经检查生殖器恢复正常、无感染等情况下，可随时放置宫内节育器。但目前通常都是选择产后经过一段恢复期，即自然分娩满3个月，剖宫产满6个月后才考虑放置宫内节育器。

需要注意的是，如果放节育器时月经已复潮，则应在月经干净后的3～7天内，没有性生活的前提下去放节育器；如果此时月经未复潮，则在排除怀孕后即可放置节育器。

此外，如果是在哺乳期内放置的节育器，则在停止哺乳后应复查节育器与子宫是否配套，因为哺乳期中可能因子宫较小，放置的节育器型号小，停止哺乳后有可能需调换节育器型号。

放节育环对身体健康的影响

通常来说，放置节育环对女性健康并没有不良影响，只是会有些副作用，诸如白带过多、下腹坠痛、腰痛或阴道出血、月经过多等。一般情况下，白带增多的现象会在上环3个月左右自行消失。

另外，有些女性在放环后会出现下腹坠痛和腰痛，这是由于放环引起子宫收缩所致。这些都属于健康女性放环后的正常反应，通常不影响身体健康，随着子宫对节育环的适应，症状会逐渐消失。需要注意的是，放环后如果月经过多，且持续时间较长，就应请医生检查治疗，如用止血药无效，可将环取出或重新换一个再放置即可。

不适合放环的女性

凡已婚女性，且身体健康，生殖器官正常，经过医生检查都可以放置节育环。但是，以下女性不适合放环：

◎凡有急性或慢性阴道炎及重度宫颈糜烂的女性，不适合放环。

◎月经过多和严重痛经者不适合放环。

◎子宫颈口过松、严重子宫裂伤、重度子宫脱垂的女性不适合放环。

◎生殖器官有肿瘤或畸形的女性，也不宜放环。

◎有严重全身性疾病，如严重心脏病、贫血、血液病等及各种疾病急性期的女性，不宜放节育环。

放置宫内节育环后的注意事项

◎避免剧烈运动。刚放环后，子宫颈口较松，节孕环很容易脱落。所以放环后要休息2天，在一周内不要从事重体力劳动和剧烈活动，以免刚放进的环又从较松的子宫口脱落。

◎持续月经出血应就医。放环后短期内常有少量出血及白带增多，一般几天就会消失，如果超过月经时间或持续超过1周以上，就应及时就医。

◎避免感染。需要注意的是，放环前3天不能性交，放环后2周内也不能性交。此外，一定要保持外阴清洁，勤洗下身，但是一周之内不要盆浴，以免脏水进入宫颈导致感染。

◎上厕所时要注意。有些女性子宫颈口较为松弛，这就使节育环十分容易脱落，特别是在放置的前3个月，当月经期流血增多时，就极易将节育环从子宫内冲出。因此，除上厕所时需要注意外，还应按医生的指导定期复查，以便及时发现问题。

节育环的更换时间

临床观察证明，节育环是可以较长时间使用的。当然，不同类型的节育环有其各自的放置期限。

通常，不锈钢单环在宫内可放置20年以上，甚至可作为终身的避孕工具，直到绝经后才取出。至于用硅橡胶做的节育环，一般8～10年更换1次即可。而塑料环及含铜的节育环，一般5年更换1次。

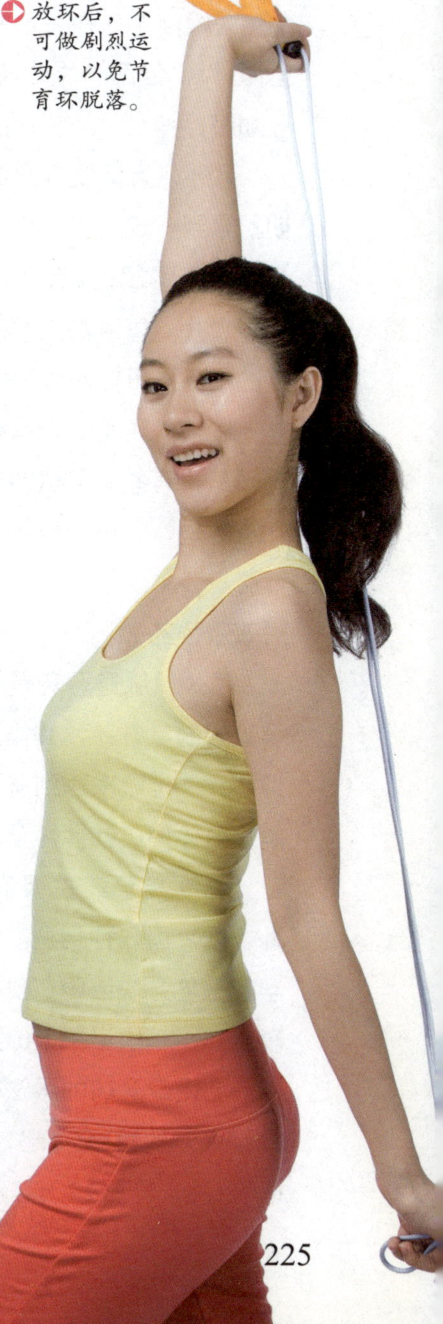
放环后，不可做剧烈运动，以免节育环脱落。

药物避孕

事后避孕药

事后避孕药是指在无防护性生活或避孕失败后的一段时间内，为了防止妊娠而采用的避孕药品。该避孕药的用法很简单，在每次性交后女方马上服1片，但第一次性交的次日早晨应加服1片。

另外，为了使避孕药能在体内短期积累到一定水平，每两次服药的间隔时间不得超过4天，每月总量不得少于12片。每逢性交都应服药，但每天的服药量不能超过1片。

临床实践发现，如能正确服用该避孕药，有效率可达99％以上。但需注意的是，此药为肠溶片，服用时应吞服。

短效避孕药

短效口服避孕药是一种雌激素和孕激素的复方药，其作用原理是通过抑制女性排卵来达到避孕的目的，但是，如果停药就会怀孕。

短效避孕药主要有糖衣片、滴丸、纸片型几种剂型。常用的短效避孕药有复方炔诺酮、复方甲地孕酮、复方18甲基炔诺酮、0号避孕药等。

上述避孕药的服法基本相同：从月经来潮的第1天算起，第5天开始每晚服1片，连服22天，不能间断。如果漏服，则次日清晨要及时补服，停药后2～3天自然行经，月经第5天再开始服下1个周期的药。如果停药7天后仍没来月经，就应在当晚开始服第2个周期的药。如果连续2～3个月不来月经，可以停止服药等待月经来临。若停药后1个月仍未来月经，则应前往医院就医。

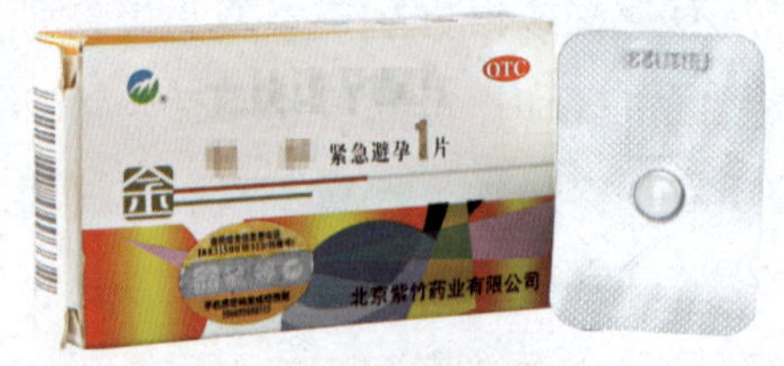

避孕药。

使用避孕药的注意事项

◎患有急慢性肝病、胃病、甲状腺功能亢进、乳房或子宫肿瘤者，应禁用避孕药。

◎有血栓性静脉炎、肺或脑血管栓塞或有血管栓塞倾向者，应慎用或禁用避孕药。

◎有重度高血压、充血性心力衰竭或有水肿倾向者，慎用避孕药。

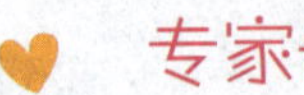

专家告诉你

避孕药会引起乳汁分泌减少，因而新妈妈不宜选择药物避孕。较为合适的方法应是“安全期”加避孕套或宫内放置节育环。

◎使用口服避孕药期间，千万不要同时服用解热止痛药、新霉素、抗过敏药等。

◎用避孕药必须依照说明书使用，不能漏用，药量也不可自行加减，否则对身体可能有影响。

◎需要特别强调的是，避孕药应在避光、干燥处贮存，而且还要防止儿童误服。

避孕套避孕

实践表明，避孕套是产后最佳的避孕工具。

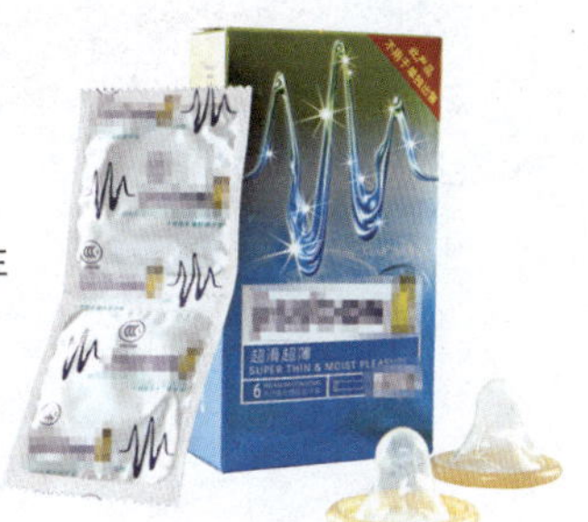

避孕套。

避孕套避孕原理

性交前，将避孕套套在阴茎上，射精时精液便排在套内，从而使精子和卵子不能相遇，最终达到避孕的目的。

避孕套的使用方法

1.使用前，先将套前方的小囊压扁以排出空气。

2.性交前，将避孕套套在勃起的阴茎上，然后将避孕套的卷折部分向阴茎根部边推边套，一直推到阴茎根部即可。

3.射精后，应在阴茎尚未软缩前，按住套口，连同阴茎一并抽出，以免避孕套脱落导致精液外溢。

使用避孕套的注意事项

需要注意的是，由于男性通常都难以控制自己的性过程，加上在射精前已有精子溢出，因此避孕套一定要在性交之前套好。而不要等快射精时临时套用，那样的话，很容易导致避孕失败。事实上，使用避孕套基本上不会影响性生活的愉快，而超薄避孕套的效果则更好。

专家告诉你

避孕套的型号分为大、中、小三种，男性可根据个人阴茎的大小选择使用。如果选择不当，小了戴不上，大了易滑脱，就会导致避孕失败。此外，在使用避孕套前一定要检查有无破孔或粘连，方法很简单，可向套中吹气进行检查，如果没有漏气便可放心使用。只要有稍许漏气，便坚决不要使用。

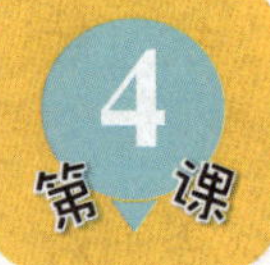

第4课 锻炼身体的黄金时间

到了本周，新妈妈可以适度做一些基本的健身运动了。为了能够恢复往日的苗条身材，新妈妈应遵循循序渐进的原则进行健身，而且要持之以恒，不能半途而废，要心态平和地锻炼身体，以实现康复身体、健美瘦身的目标。

妈妈留言板

母子变化

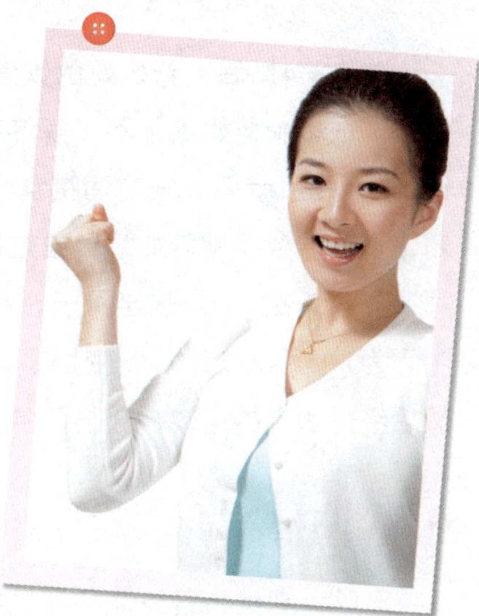

- 此时，恶露已经消失，出现了白带。
- 阴道里的伤口基本痊愈。
- 阴道及会阴部有些浮肿，但松弛度大体已好转。
- 耻骨松弛好转，性器官基本上都已复原。
- 腹部有所收缩。
- 有些新妈妈可能由于生产时耗费大量精力，加上这一时期照顾宝宝无法充分休息，进而产生抑郁心态。
- 剖宫产和顺产的妈妈产后都可能会出现便秘，这是因为分娩过程中，消化系统运行速度会陡然放缓。如果是靠助产生下宝宝或做了侧切或正在吃补铁剂等，就更容易患便秘。

宝宝的变化

- 宝宝俯卧时能将下巴抬起片刻，而且头会转向一侧。
- 宝宝会发出各种声音来表达感情和需要。
- 宝宝在本周的体重比出生时约增加1千克左右，而且身高也大约增长了3厘米左右。
- 宝宝每天可能睡16～18小时。
- 1日大便3次左右，小便15次左右。
- 能区别出白天夜晚。
- 吃奶有了一定的间隔时间。
- 手指被扳开时会抓取东西，但很快会掉下。
- 宝宝会紧抓抱着自己的人。

饮食调养保健康

产后第4周的饮食重点

进入第4周后，新妈妈的饮食重点应以“提高新陈代谢，为减肥做准备”为主。很多新妈妈由于不了解产后的饮食知识，不忍拒绝家人的爱心，从坐月子第1天开始就每天狂吃油腻食物，餐餐如此，因此不但破坏了身体的复原计划，也会导致“肥胖如故”或是比以往更胖。此时，新妈妈应该已经准备“出关”了，为期1个月的坐月子，也可以说是即将圆满结束了。新妈妈的身体多半因为1个月的少动多吃变胖了，因此从现在开始，调整自己的饮食至正常，然后经过适量的运动，让自己的体形慢慢恢复至以前的婀娜多姿吧！

强化五脏六腑，预防身体老化

五脏六腑维持着身体各项机能的运转。此阶段，新妈妈除了针对怀孕遗留下来的症状，如贫血、腰酸背痛、水肿、妊娠斑、肥胖等症进行调理和纠正外，对未表现出症状的其他脏器，也应加以调理。只要切实强化了五脏六腑的功能，就可以预防身体老化，常保健康，另外，还能达到美容养颜、恢复身材的效果。

小心饮食，以免加重肠胃负担

分娩后，很多新妈妈都会被家人“喂”得饱饱的。例如，不管是城市还是农村，都喜欢将鸡蛋作为产后的主要食物，且每大都要吃上十几个。其实，吃鸡蛋并非越多越好，根据对孕妈妈、新妈妈的营养标准规定，每天需要蛋白质100克左右，因此每天吃鸡蛋2～3个就足够了。除了鸡蛋之外，新妈妈的家人还会为

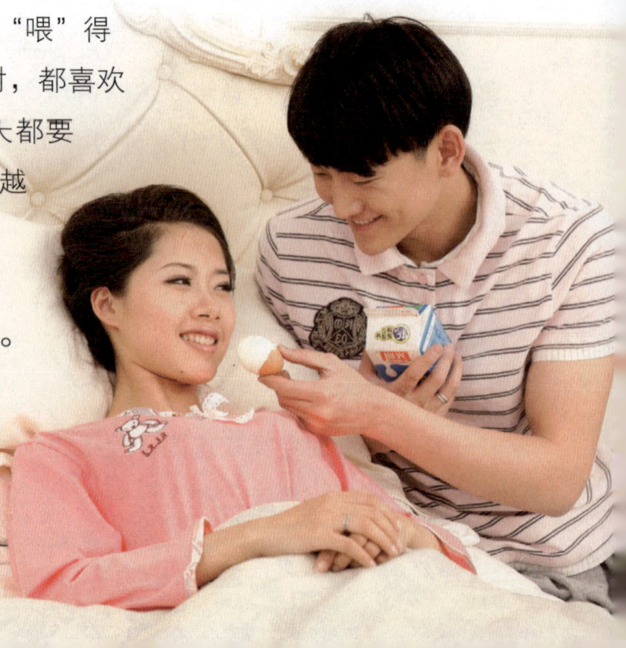

新妈妈吃鸡蛋可以补充蛋白质，每天吃2～3个就足够了。

其准备大量的鱼肉肥腻之食，而这对新妈妈的身体康复非常不利。

研究还表明，一个新妈妈或普通人每天吃十几个鸡蛋与每天吃3个鸡蛋，身体所吸收的营养是一样的，吃多了并没有好处，甚至容易引起胃病。同样道理，油炸食物较难消化，新妈妈也不应多吃。并且，油炸食物的营养在油炸过程中已经损失很多，比其他食物营养成分要差，多吃并不能给新妈妈增加营养，反而会增加肠胃负担。

抓住催乳好时机

宝宝长到半个月以后，胃容量增长了不少，吃奶量与时间逐渐建立起规律。新妈妈的产奶节律开始日益与新宝宝的需求合拍，反而觉得奶不涨了。其实，如果宝宝食量、体重增长都正常，两餐奶之间很安静，就说明母乳是充足的。

如果新妈妈感觉母乳不太足，完全可以开始吃催乳食物了，如鲫鱼汤、猪蹄汤、排骨汤等，这些都是公认的、很有效的催乳汤，如果加入通草、黄芪等中药，效果则更佳。另外，新妈妈还应养成每日喝牛奶的好习惯，多吃新鲜蔬菜、水果，既能让自己奶量充足，又能修复元气，且营养均衡还不易发胖。

产后不要吃鹿茸

中医认为，鹿茸可以起到补肾壮阳、益精养血的作用，对子宫虚冷、不孕等妇科阳虚病症具有一定的辅助治疗作用。所以很多人认为产后服用鹿茸可以促进新妈妈的身体尽快恢复。

实际上，产后的新妈妈大都阴虚且阳气偏旺，如果再服用鹿茸，就会导致阳气更旺，阴气更虚，而这就会进一步导致血不循经，引起阴道流血。

鉴于此，新妈妈不宜服用鹿茸，如果身体确实虚弱，则可在中医指导下服用一些适宜的药膳，以调理体质，增强身体抵抗力。

专家告诉你

真正的鹿茸一定得是雄鹿刚长出的具有蜡质的幼角。如果完全长成，就说明已经骨化，称之为鹿角，其药效大为降低。因此，中医里茸片有蜡片（即真正的鹿茸片，滋补药效最高）、血片（鹿茸最后部分，带有少许梅花鹿血，药效下降）、角片（就是完全骨化的鹿角的切片，药效很低）之分。购买鹿茸时，一定要去正规中药店。

忌盲目节食减肥

女性在生育后，体重一般会增加，身材会明显发胖。有些新妈妈为了尽早恢复怀孕前苗条的身材，便在产后立即节食，这样做对身体康复是有害的。因为新妈妈虽然身体发胖，但产后所增重量，其实含有较多的水分和脂肪，如果给宝宝哺乳，会消耗体内大量的水分和脂肪。况且，新妈妈本身恢复健康也需要营养，因此，新妈妈尽量不要节食。给宝宝哺乳的新妈妈必须多吃营养丰富的食物，每天要从食物中获得充足的热量，否则就不能满足自身和哺乳的需要。为了恢复体形，可以适当增加活动量，做些健美操，以消耗多余的热量。切不可盲目节食，否则，后果难以设想。

宜多食健脑食物

现代科学研究表明，人的大脑发育分为两个时期：一是胎儿期，二是出生后的婴幼儿期。因此，新妈妈在哺乳宝宝时，要多吃些有利于宝宝健脑益智的食物。

⊙麦类

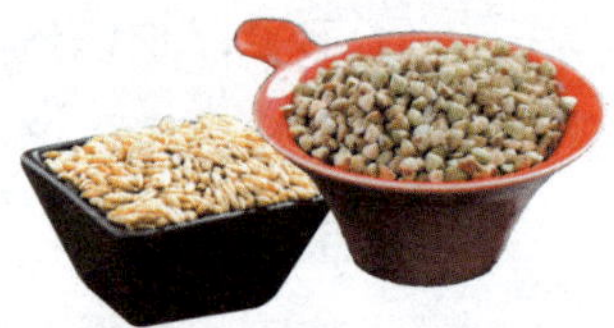

主要有大麦、小麦、荞麦、燕麦、莜麦。含脂肪多，并含有健脑成分的油酸、亚麻酸及钙、磷、铁等。

⊙豆类

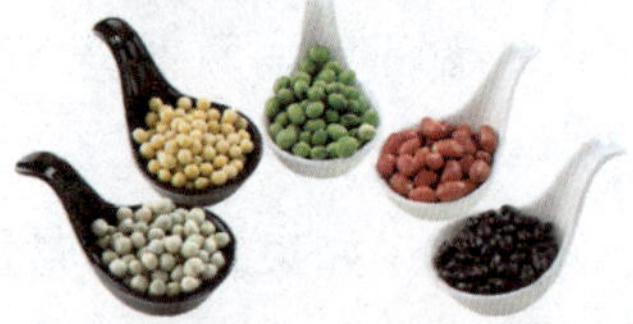

主要是大豆。含有相当多的氨基酸和钙，以及蛋白质、脂肪等健脑营养成分。

⊙薯类和南瓜

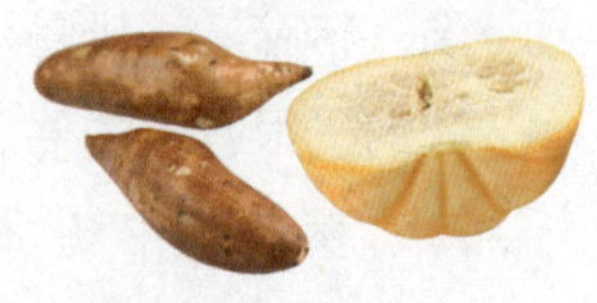

薯类与南瓜（南瓜不宜多食，应控制好量）也是健脑食品，主要是含维生素和糖类较多。

⊙谷类

主要有大米、小米、黄米、玉米。谷类食物富含B族维生素、维生素E、蛋白质、脂肪、矿物质等。

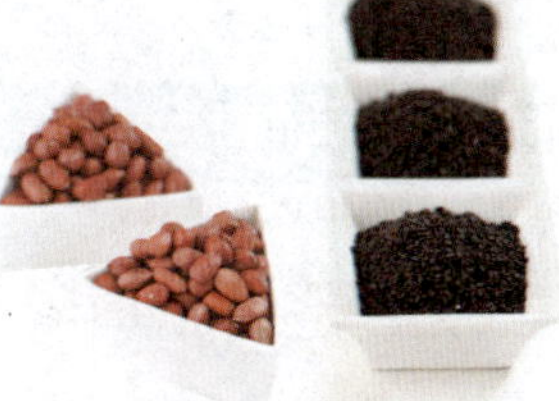

⊙芝麻、花生

芝麻和花生是比较理想的健脑食品，主要含不饱和脂肪酸和蛋白质、钙等。

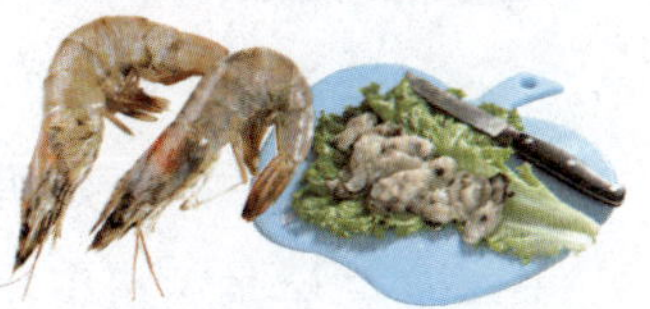

⊙水产品

主要有鱼、虾、贝、淡菜、牡蛎、紫菜、海带等。

⊙干鲜果品

主要有枣、葡萄、柑橘、核桃、栗子、莲子、菱角、西红柿、葵花子、西瓜子、南瓜子、松子、桂圆等，这些食物富含各种维生素，均有一定的健脑作用。其中，维生素C、维生素A、胡萝卜素、维生素E与脑功能活动有明显关系，尤其以维生素C最为重要。维生素C对脑的作用是提高脑神经的灵敏程度，使脑对刺激反应灵活、思路开阔。它同钙相辅相成，互相补充，作用于脑；维生素A、维生素E 也有利于脑的发育。

此外，B族维生素对脑更是有利。缺乏维生素B_1，容易出现烦躁、健忘、精神不集中、多梦、多疑等神经性心理性疾病。

 专家告诉你 

现如今，市面上出售各种各样的保健品。不过，这些保健品的真正功效究竟如何，还有待进一步研究，因此产后正处于恢复期的新妈妈在购买此类商品时一定要慎重。另外，有些新妈妈认为某些营养素功效强大，于是用其代替饭菜，以达到减肥的目的。

事实上，这种做法是错误的。新妈妈一定要遵循人体的代谢规律，选择天然健康的食物，这才是安全正确的做法。总而言之，新妈妈别多吃保健品。

产后护理全扫描

新妈妈产后情绪的调整

⊙新爸爸应关怀新妈妈

新爸爸应了解新妈妈月子期这一特殊生理变化，体谅新妈妈，帮助调节新妈妈的情绪，对新妈妈给予照顾和关怀。作为丈夫，应该拿出更多的时间来陪伴妻子，经常进行思想交流，设法转移新妈妈的注意力，帮助妻子料理家务或照顾宝宝。

⊙学会自我调整，自我克制

新妈妈要调整自己的心情，调整自己的状态，试着从可爱的宝宝身上寻找快乐。不要过度担忧，应学会放松。不要强迫自己做不想做或可能使新妈妈心烦的事。

⊙吃好、休息好

这一时期要尽可能地多休息，多吃水果和富含膳食纤维的蔬菜，不要吃甜食，少食多餐，身体健康可使情绪稳定。

⊙进行适量的活动

新妈妈尽可能地多活动，如散步、做较轻松的家务等，但避免进行重体力运动。

保养精神有妙方

⊙断妄想

在月子期，新妈妈应去除杂念，断掉非分之想，不与人争，听其自然，顺其自然，忘掉欲念则心中自宁。

⊙去嗔怒

外界刺激无时不有，不快之事总会发生。遇到不快时，新妈妈应加以克制，转移注意力，或看风景，或听音乐等。

专家告诉你

新妈妈应将自己平时的真实感受和想法告诉丈夫，让他与你共同承担并分享。这样的话，新妈妈才会渐渐恢复自信心，增强体力，从而愉快地面对生活。

⊙除悲哀

悲哀太过则伤肺。新妈妈应做到事过不留、言过不思，不听伤感音乐、不看悲惨电影等，时刻保持愉悦的心情。

⊙节思虑

新妈妈产后要少思虑，纵有事业在身，也应暂时放下，待产假结束后再忙事业，避免产生焦虑的情绪。

产后活动有讲究

新妈妈分娩时要消耗大量能量，通常会觉得很累，故产后应当好好地休息。产后头一两天最好在床上静养。如若新妈妈身体素质好，产时的疲劳又已消除，同时会阴部没有撕伤，那么第二天便可以坐起来或下地活动。

如果新妈妈进行了会阴侧切或剖宫产，可推迟到产后第3天起床，在拆线后伤口不感疼痛时，也应该做产后健身操。不过，活动量宜慢慢增加。半个月后就可以做一些轻便的家务，如擦擦桌子、收拾房间等，适当的活动有利于增进食欲、减少大小便的困难。这时，新妈妈不宜做较重的劳动，如洗衣服、提水、抬重物等，要避免因劳累而出现子宫脱垂现象。新妈妈在分娩6～8周后，可到医院做一下产后检查，包括全身检查及生殖器官复原等，了解身体的恢复情况。

产后健康检查不可免

新妈妈应在产后42天进行健康检查，以便医生了解新妈妈的恢复情况，及时发现异常，防止延误治疗和遗留病症。有的新妈妈由于初为人母，忙得头昏脑涨，抽不出时间做产后检查，这是不应该的。新妈妈要爱护自己的身体，如果

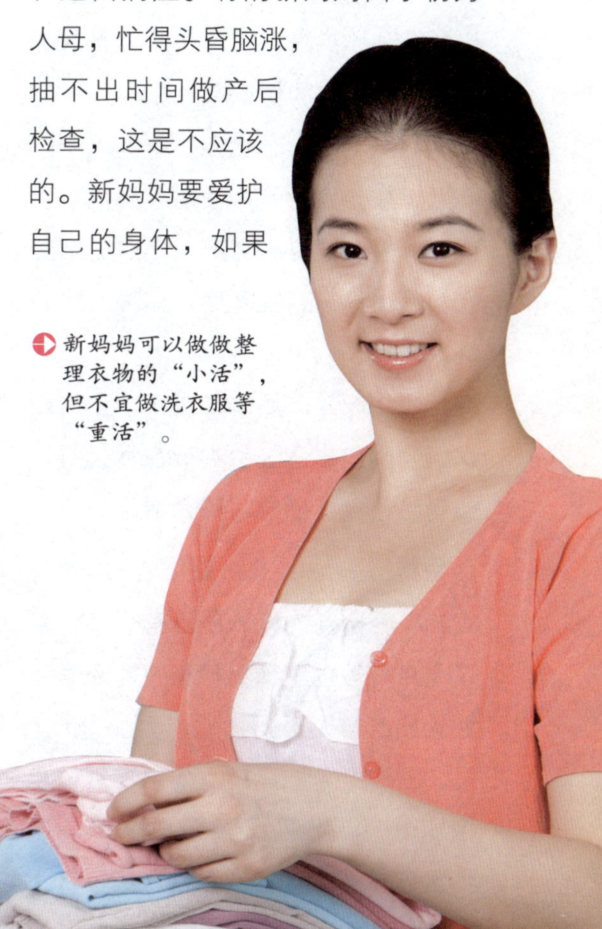

新妈妈可以做做整理衣物的“小活”，但不宜做洗衣服等“重活”。

新妈妈有病了，宝宝就会失去新妈妈的呵护，抽出一点儿时间做检查是很有必要的。如果新妈妈有妊娠期并发症，如妊娠高血压综合征和妊娠期糖尿病，就要定期检查，积极治疗，以免发展成高血压病和糖尿病。那么，产后检查的项目有哪些呢？我们来了解一下。

⊙产科问诊

通过产后检查，能及时发现新妈妈的多种疾病隐患，从而避免患病的新妈妈对宝宝的健康造成影响。

◎询问生产史。医生会问新妈妈一些问题，如分娩时是否使用产钳或吸引器，分娩方式是剖宫产，还是自然分娩，是否患有某些疾病，如高血压、糖尿病等。

◎无奶现象。产后无奶或奶水少的新妈妈，则应当请医生进行饮食指导，或者给予食疗指导、药物治疗。

⊙妇科检查

产后检查的具体项目有很多，除了全身一般健康情况检查外，还有专业的妇产科检查。

◎一般检查：量体重。如果发现体重增加过快，就应当适当调整饮食，减少主食和糖类食物摄入量，增加含蛋白质和维生素较丰富的食物。同时，体重增加过快者应该坚持锻炼，体重较产前偏低者则应当加强营养。

◎其他：测血压。如果血压尚未恢复正常，应该及时查明原因，对症治疗，对于有产后并发症的新妈妈，如果患有肝病、心脏病、肾炎等，应该到内科检查。对于怀孕期间有妊娠高血压综合征的新妈妈，则需要检查血和尿是否异常，检查血压是不是仍然有继续升高趋势。如果有异常，则应当积极治疗，以防止转为慢性高血压。

♥找回从前的性快感

夫妻之间的性生活是夫妻交流感情的重要手段，是精神生活中无法替代的形式，也是追求身心快乐的好方法。有关资料表明，至今尚未发现分娩一定会对性生活带来不利的影响。当然，妊娠期女性的性欲要求大大减少，有些女性甚至从妊娠开始到分娩后的较长的一段时间根本没有性欲要求，这也是事实。不过，这种情况主要是心理因素影响所致。

分娩后的女性自身情况各有不同，不少人只有到了这个阶段才会有较多的性欲和快感，但也有些人会对性生活失去曾有过的快感和向往。年龄和健康等因素会造成激素水平的改变，在一定程度上会影响性生活。但近年来研究表明，产后更能影响性快感与性欲的是社会因素与心理因素，如夫妻关系、家庭状况、经济条件、婆媳关系等，其中最关键的是夫妻间调适性生活的能力。

产后夫妻相互间更应保持亲密的关系，统一对孩子的教育方式，消除生活中的分歧与误会，努力寻找性爱的欢悦，找回曾经拥有的甜蜜生活。

夫妻双方不妨对性爱问题进行一次坦诚的交流，排除一些人为的障碍。另外，可读一些性知识读物，找到生育后从性生活中获得快感的新方法与途径。产后正常的性生活应在分娩后2个月以后进行。之所以需要这么久，是因为过早性生活可能使新妈妈患上盆腔方面的疾病。如果新妈妈有产后生殖道感染或会阴伤口愈合不好的情况，则还应推迟性生活。女性生殖器官大约需要8周左右才能恢复正常，分娩时撑大的阴道黏膜变得很薄，容易受损伤，需要一段时间才能恢复。

另外，在子宫口没有完全关闭的情况下过性生活，细菌就会通过子宫口侵入子宫，再经没有修复好的胎盘附着面侵入母体，容易引起生殖道炎症。在产后这段时间，夫妻应互相理解、体谅与合作，等待身体完全恢复后再开始性生活。产后第一次性生活时，丈夫动作不要过急、粗暴，采取合适的体位与姿势慢慢完成，每周性生活以1～2次为宜。

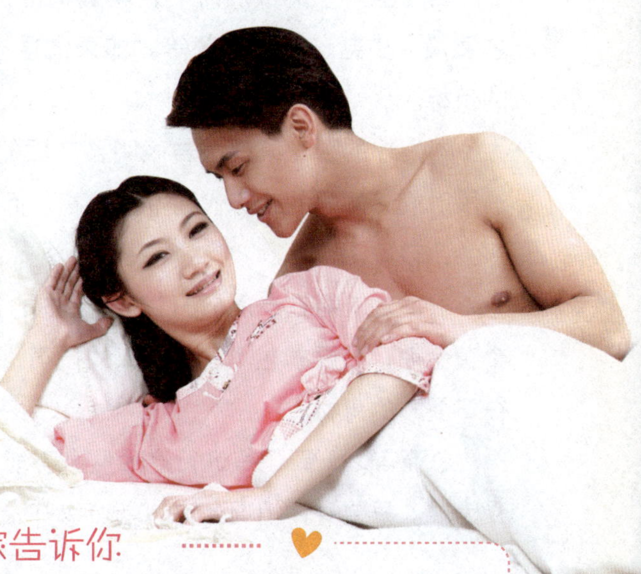

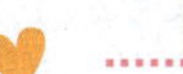

产后过性生活时，一定要做好避孕措施，因为这时也很可能怀孕。

专家告诉你

宝宝出生后的短期时间内，刚当了爸爸的丈夫通常没有性生活的欲望，这一点很正常。尤其是若与宝宝一同睡在卧室里，夫妻就会经常受到干扰。因为妻子将大部分时间和精力都放到了宝宝的身上，丈夫可能会感到受到忽视。夫妻双方都应为这一令人苦恼的事实做好准备，不要把一切都憋在心里，直接讨论这种情况是最好的解决办法。妻子在照顾孩子的同时，应该多关心丈夫，尽力配合丈夫共同享受性生活的乐趣。

产后健美瘦身A计划

雕塑身材从现在开始

月子马上就要结束了，新妈妈的身体也基本上复原了。此时，新妈妈的身体状况已经可以承担一定程度的运动量了。因此，这时进行适度的锻炼是比较合适的。不过，新妈妈做运动时千万不可操之过急，也不可以做较为剧烈的运动，以免导致体力消耗太大中损伤身体。当然，要想见效果，就得持之以恒。

对于新妈妈而言，一定要建立体重管理的概念，在保证科学、健康的前提下，通过饮食调整与运动双管齐下，安全健康地减掉身上多余的肉，才能恢复往日苗条的身材。

到了坐月子的最后时期，新妈妈应进行一系列的调整，在饮食方面要力求清淡、少盐、少食多餐等，如果能遵守这些饮食原则，就可真正实现瘦身的目标。

国内外的医学统计报告表明，产后的6个月是新妈妈减肥的黄金期，因为这段时间新妈妈的新陈代谢率仍较高，而生活习惯也尚未定型，因此减肥的效果会比较好。

不过，未能在产后6个月瘦身完毕的新妈妈也不必担心，因为即使错过这个黄金期，只要掌握了营养摄取的技巧，再搭配上适度的运动，一样能够恢复往日曼妙的身材。

总而言之，新妈妈进行产后瘦身不能照搬照套，一切都要以自己的身体感受为准。只要身体情况允许，就可以开始进行适度的锻炼。

专家告诉你

如果新妈妈生产时失血过多，就会引起贫血，使产后恢复缓慢。如果在没有解决贫血的基础上瘦身则势必会加重贫血。因此，贫血的新妈妈平时要多吃含铁丰富的食物，如菠菜、红糖、肉类、动物肝脏等，而不要急于减肥。另外，如果新妈妈患有便秘，则不宜瘦身，应在排便正常后再制定减肥计划。

产后妈妈美腿操

对产后想美腿的新妈妈来说，适当的运动可能是最有效的改善腿部曲线的方式。前文我们已经介绍了一些美腿的体操，下面我们继续推荐2套适合产后新妈妈的美腿操。

⊙腰部环绕运动

两腿分开站立，然后上体在双手的带动下，分别向顺时针和逆时针方向做环绕运动，幅度越大越好。可以增加腰部和腹部的柔韧性和灵活性。

⊙直立踢腿运动

手扶椅背站立，然后两腿分别向前、向侧、向后踢腿（见下图），如此反复运动。可以增加髋关节的灵活性，增加大腿前侧、外侧、后侧的力量，保持健美的腿形。

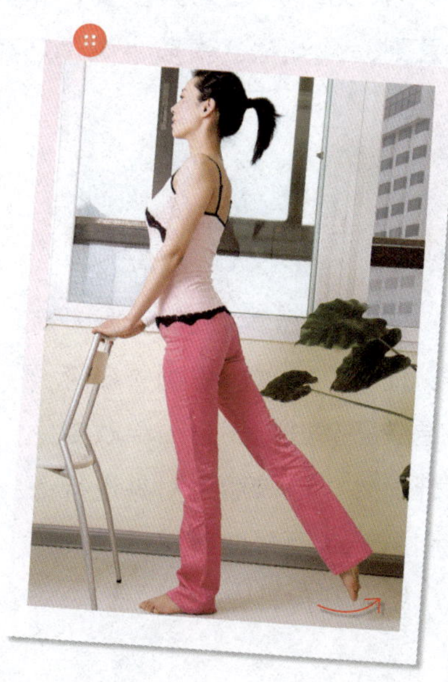

产后锻炼脊柱操

⊙滚轴仰卧摆臂

仰卧在卷起的运动垫上，双腿分开与髋关节同宽，屈膝90度，踩在地面上，双臂直臂举起垂直于胸，双掌相对并拢，向左右缓慢移动，移动的范围以能保持身体稳定为前提。当感觉身体平衡能力提高后，可以加上头部的同步转动，先与手臂方向相同，然后是反方向，最后再回到同方向上。头、手同方向时眼睛盯住手指尖，反方向时则尽量看向反方向的最远点。练习 5～10分钟。

⊙滚轴仰卧滚动

仰卧在卷起的运动垫上，双腿分开与髋关节同宽，屈膝90度，踩在地面上，臀部抬起使身体在空中成一条直线。

此时，由脚和卷起的运动垫支撑身体。双臂伸直，双掌相对并拢，身体移动让运动垫滚动起来。这个时候，背部接触运动垫的地方可能会产生一些疼痛（运动垫卷得越紧，感觉会越硬，疼痛也会越明显，效果也越好）。练习5～10分钟。

⊙单腿站立

单腿站立于卷起的运动垫上，尝试向前向后移动另外一只腿，同时保持身体平衡。

常见问题速解决

恶露过期不止

若产后恶露淋漓不断，超过20天仍不干净，量多，颜色淡红，质清、稀，无臭气，新妈妈感到疲倦无力，就要请医生诊治了。

⊙生活调理方法

◎卧床休息，尽量减少活动，避免行走、站立，因为这会使中气下陷，导致子宫下垂。

◎保持新妈妈卧室清洁整齐，夏天应做到凉爽通风，不要让新妈妈出汗过多，不可吹穿堂风；冬天则要注意保暖并保持室内湿度，不要使空气干燥。

⊙饮食调理方法

◎平时可进食汤粥类，如山药粥、红小豆粥、芡实粥、人参粥、人参山药乌鸡汤等。

◎如果新妈妈身体素来强壮，但在产后出现恶露多，过期不净，颜色鲜红或紫红，质黏稠，有臭气味，自觉发热、口干咽燥等现象，除求医用药外，饮食尤其要注意新鲜，并保持卫生，预防热邪侵袭。

◎如果新妈妈阳气亢盛，血分有热，则饮食应清淡，平时要多食新鲜水果，如橙、柚子、苹果等，也可洗净切块煮热后再温食。另外，蔬菜宜多食，如萝卜、菠菜、藕、冬瓜、丝瓜等，还可常吃冬苋菜粥、藕汁粥、青萝卜粥、菠菜粥等。

◎除了以上方法外，还可采用以下治疗方法：取益母草50克，水煎，加适量红糖，1日1剂，分3次服，连服1周。此方对改善产后恶露过期不止有一定的辅助作用。

专家告诉你

新妈妈如果在月子中因悲伤、忧愁，或过度思虑、操劳，而造成恶露过期不止，除改变外部环境外，还需避免对其进行语言刺激，从而帮助新妈妈排解忧愁，给予开导、安慰。

产后尿失禁

⊙产后尿失禁的表现

每天排尿8次以上，但总感觉排尿

不净；夜尿频繁，忍尿有困难；做一些运动和动作（如跳跃、大笑、咳嗽、打喷嚏）时，会身不由己地有尿液流出。

⊙生活注意事项

◎产后不要久蹲、久站、坐矮凳，以免加大对盆底肌肉的压力。

◎有尿时及时排尿，避免经常忍尿而造成膀胱韧性下降，加重尿失禁。

◎要多吃新鲜蔬菜、水果，以改善便秘，减轻腹压对盆底肌肉的压力。

◎会阴部有伤口时，应少吃姜、蒜、辣椒、醋等辛辣刺激性食物，避免使伤口愈合不良而影响盆底肌。

◎如果有慢性咳嗽，则咳嗽时宜双手抱住腹部，以减轻腹腔压力；平日宜多饮水，增强膀胱肌肉的弹性。

◎做保健操以促使盆底肌肉和松弛的腹壁恢复张力，促进肌肉弹性复原，增强收缩力，提高膀胱的收缩功能。

产后便秘

新妈妈分娩后，往往会发生便秘，有时三五天不解大便，或者大便困难，引起腹胀、食欲减退。严重时，还会导致脱肛、痔疮、子宫下垂等疾病发生。

⊙引起产后便秘的常见原因

由于妊娠晚期子宫长大，腹直肌和盆底肌被膨胀的子宫胀松，甚至部分肌纤维断裂。在产后，腹肌和盆底肌肉松弛，收缩无力，腹压减弱，加之新妈妈体质虚弱，排大便时用不出力气，又不能依靠腹压来协助排便，排大便自然发生困难。另外，新妈妈在产后因卧床休息，活动减少，影响肠道蠕动，也导致不易排便。

专家告诉你

排尿动作既受神经系统的控制，又需要有很多肌肉群参与，如盆底肌、腹部肌。女性在分娩时，无论是自然分娩还是阴道手术助产，盆底的肌肉、筋膜以及腹肌都有较大的伸展，或因撕裂而变得松弛、弹性下降，特别是会阴有伤痕的新妈妈，更会影响肌肉的收缩，因而使很多新妈妈在分娩后出现尿失禁。

⊙防治新妈妈便秘的措施

◎**饮食上调节。**多喝汤、多饮水。每日进餐应适当配加一定的杂粮，做到粗、细粮搭配，力求主食多样化。

◎**服用食物药剂。**用黑芝麻、核桃仁、蜂蜜各60克，制成药剂服用。方法是，先将黑芝麻、核桃仁捣碎，磨成糊，煮熟后冲入蜂蜜，分2次1日服完，能润滑肠道，通利大便。也可用番泻叶6克，加红糖适量，开水浸泡代茶频饮。

◎平时应保持精神愉快。心情舒畅，避免不良的精神刺激。因为不良情绪能使胃酸分泌量下降、肠胃蠕动减慢。

◎应适当地活动。新妈妈产后不仅要注意休息，也要适当做些简单的运动，如做做家务等。另外，新妈妈不可长时间卧床，在产后头两天应勤翻身，吃饭时应坐起来。

◎中医药剂。养血润燥通便的“四物五仁汤”，即：当归、熟地各15克，白芍10克，川芎5克，桃仁、苦杏仁、火麻仁、郁李仁、瓜蒌仁各10克，水煎，分2次服用。

◎采取食疗法。睡前饮1小杯蜂蜜水，每天早晨吃香蕉1～2根，三餐喝粥，均可缓解便秘。必要时，可在医生指导下服用果导片或用甘油栓、开塞露塞入肛门内，均能见效。

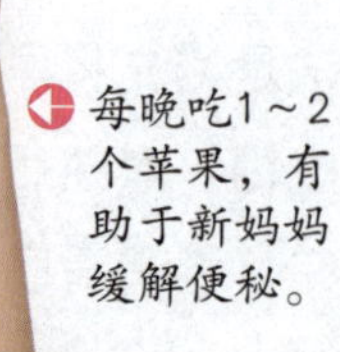

每晚吃1～2个苹果，有助于新妈妈缓解便秘。

膀胱炎和急性肾盂肾炎

产后由于膀胱受压，膀胱肌肉的收缩力暂时不能恢复即会引起积尿。如不注意产褥卫生，就容易发生膀胱炎和肾盂肾炎。

⊙膀胱炎

产褥期膀胱炎多数由大肠杆菌感染引起，典型症状是尿频、尿急及尿痛。尿液检查表明，有大量的白细胞及细菌，但无蛋白。在尿沉渣中常可见到红细胞，偶尔肉眼可见到血尿。感染可向上扩展，导致肾盂肾炎。

⊙急性肾盂肾炎

患病率为0.5％～2％，多为双侧性，如为单侧则以右侧肾盂肾炎较多见。常见的是细菌从膀胱向上蔓延或通过血管与淋巴管直接感染的结果。

典型症状为发病急，可能先有轻度的膀胱刺激症状或血尿，继而寒战高热，一侧或两侧肾区出现叩击痛。

新妈妈可以尝试用下列方法调养：静卧休息、纠正便秘、多喝开水、食用易消化少刺激的食物、用抗生素类药物治疗，也可选用清热解毒、利尿通淋的中草药治疗。

产后肌纤维组织炎

⊙主要症状

肌纤维组织炎的症状有腰局部发

凉、肌肉发紧、僵硬、酸胀不适，遇阴雨天更加严重。由于严重影响新妈妈的身心健康，故要积极防治。

⊙防治手段

一方面，要防风邪。因为女性分娩后，由于出血和体能的消耗，身体的抗病力下降，若不注意防风寒，虚邪、贼风易乘虚而入，引起肌纤维组织炎。因此，女性分娩后，应注意四时气候的变化，避免感冒。另一方面，要注意增加营养。因为分娩时出血较多、身体耗损、抵抗力下降，极需增加脂肪、蛋白质的摄入及富含维生素的食物来增强抵抗力。

此外，也可根据疼痛部位的大小，将盐放入锅中炒热，用布包好敷于疼痛处，每天1次，每次20~30分钟。另外，用电针治疗的效果也较好。

产后消化不良

⊙不适症状

产后肠蠕动减缓，容易出现食欲欠佳、胀气、恶心、呕吐、疼痛等症状，一般经过调理后症状就会消失。但是如果症状一直持续，或经常性地复发，治疗1~2周后仍不见效，甚至某些症状越来越明显，或伴有胃口不断变差、体重减轻以及便血的情况，就一定要尽快去医院进行治疗。

⊙饮食注意事项

◎注意饮食结构的平衡、荤素搭配合理，少食油腻食品，饭菜要细软，蔬菜水果不可少。

◎产后在日常生活中要做到进食有时、饮食有节。

◎一般以每日五餐为宜，每餐以吃七八成饱为准，切忌暴饮暴食，特别是晚餐不宜吃得过多，也不宜吃得太晚，以免食物滞留在肠胃中，增加消化系统的负担，造成恶性循环，使肠胃功能更加紊乱。

◎要少吃有刺激性和难以消化的食物，如酸辣、油炸、干硬的食物。

⊙助消化的食物及中药

消化不良患者的饮食应以温、软、淡、素、鲜为宜，做到定时定量，少食多餐，使胃中经常有食物和胃酸进行中和，还可食用一些助消化的食物和中药加以调理。

日常饮食中，健脾养胃的食物有山药、莲子、大豆、谷物、扁豆、薏米、山楂、香蕉、红枣、栗子及猪瘦肉、牛肉、鸡肉、牛奶等。

莲子。

补益脾胃的中药有人参、茯苓、黄芪、白术、甘草等，与食物配制成药膳效果更佳。

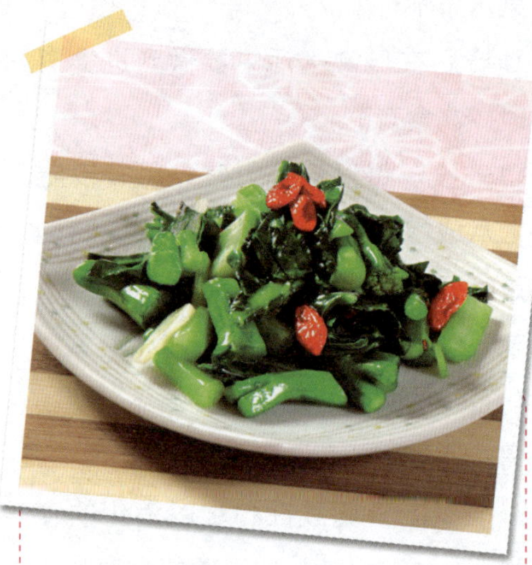

枸杞子炒芥蓝

材料 芥蓝400克，枸杞子1大匙。

调料 盐适量，高汤2大匙。

做法

❶ 芥蓝洗净，切除硬梗部分，其余切段，备用。

❷ 枸杞子用开水泡软，备用。

❸ 锅置火上，加入适量油烧热，放入芥蓝段、枸杞子及所有调料炒熟即可。

功效 食用芥蓝不仅可以清热消暑，还可以刺激唾液及胃液分泌，促进胃肠蠕动，对于改善新妈妈的消化吸收、增进食欲等方面都有益处。

桂圆红枣粥

材料 红枣15颗，紫米100克，干百合25克，桂圆肉40克。

调料 冰糖适量。

做法

❶ 干百合用清水洗净、并用清水泡软，备用。

❷ 红枣洗净、拍裂、去核，备用。

❸ 桂圆肉掰散，备用。

❹ 紫米洗净，入冷水中浸泡半小时，备用。

❺ 将紫米放入锅中， 加适量清水以大火煮沸，再转用小火熬煮成粥，然后加入百合、红枣、桂圆肉滚沸后，放入冰糖继续煮至冰糖溶化即可出锅装碗食用。

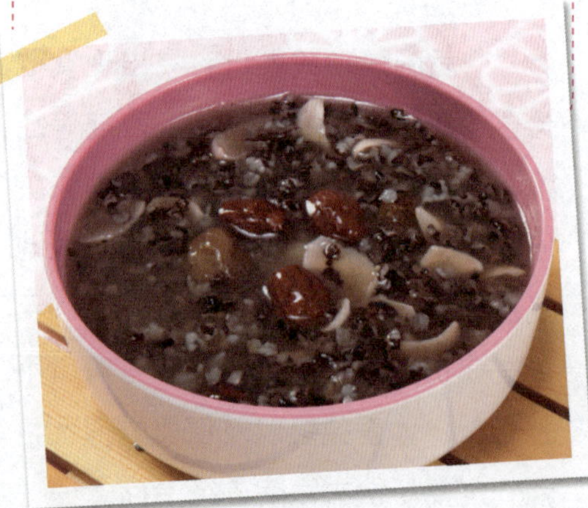

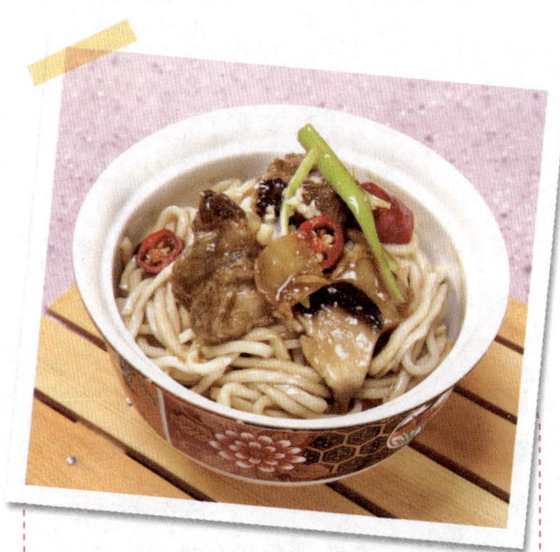

红烧排骨面

材料 面条150克，猪排骨200克，红葱头末1小匙，姜、香菇、葱各适量。

调料 蚝油1大匙，白糖1小匙，猪骨高汤2碗。

做法

1. 姜洗净，切片；香菇泡软，去蒂对切开；葱洗净，切丝；猪排骨洗净，切块，沥干水分，备用。
2. 锅置火上，倒入适量植物油烧热，放入排骨块炸至焦黄，起锅，沥干油，备用。
3. 油锅烧热，放入红葱头末、姜片爆香，放入蚝油、白糖、猪骨高汤及排骨块、香菇拌匀，加少许水煮沸，转小火焖煮至汤汁收干成卤料。
4. 另置锅，加适量水煮沸，放入面条，待煮至面熟，捞出，盛入碗中，放入卤料，撒上葱丝即可端出。

牛蒡排骨汤

材料 牛蒡250克，排骨500克，葱、姜各少许。

调料 盐少许。

做法

1. 将牛蒡去皮，切成块。
2. 排骨洗净，切小块；葱切段，姜切片，备用。
3. 烧适量的水，把排骨块放入沸水中稍汆烫一下，撇去浮沫，捞出，洗净，备用。
4. 另起锅，放入适量清水、排骨块、牛蒡块，用大火烧开，放入切好的葱段、姜片，改用中火慢炖至排骨熟烂。
5. 转成小火，煮10分钟，离火前加入盐调味即可。

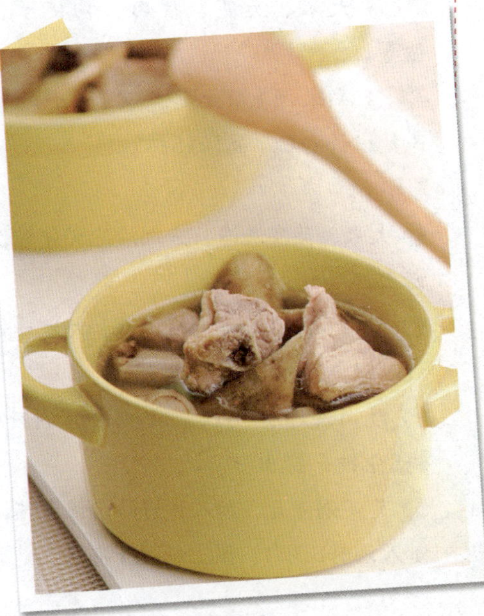

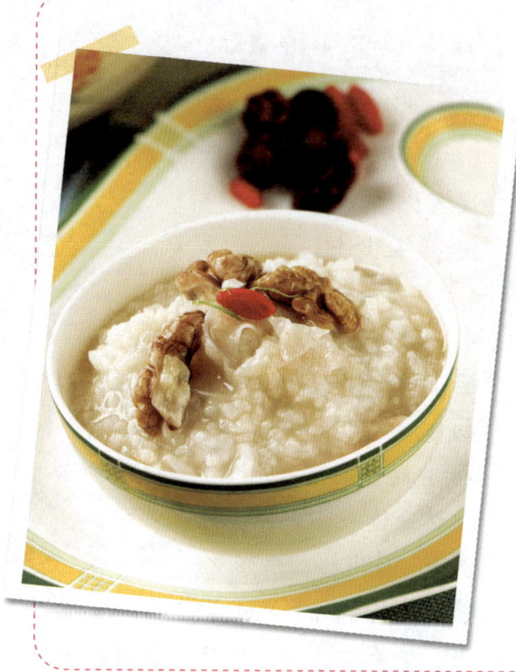

核桃银耳粥

材料 核桃仁20克，银耳5克，红枣5个，粳米100克。

调料 冰糖适量。

做法

❶ 将银耳放入温水中泡发，去蒂，除去杂质，撕成瓣状；粳米淘洗；红枣去核，洗净；核桃仁洗净。

❷ 将银耳、粳米、红枣、核桃仁一同放锅内，加水适量，用大火烧开，转小火煮，待银耳熟烂、粳米成粥后，加入冰糖搅匀即可。

芡实瘦肉粥

材料 大米、芡实、瘦肉、枸杞子各适量。

调料 A.米酒1/2大匙，淀粉1小匙；B.盐少许；C. 高汤15杯。

做法

❶ 大米、芡实洗净，分别浸泡30分钟，捞出。

❷ 芡实入沸水汆烫，捞出后和大米一起放入锅中，加调料C熬成粥。

❸ 瘦肉洗净，切丝，放碗中加调料A腌5分钟，捞出。

❹ 芡实粥煮开，加入腌好的肉丝煮熟，加入调料B调匀，撒上枸杞子即可。

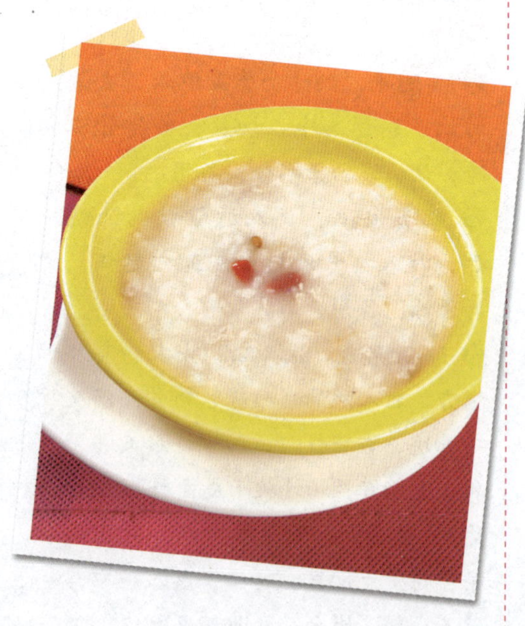

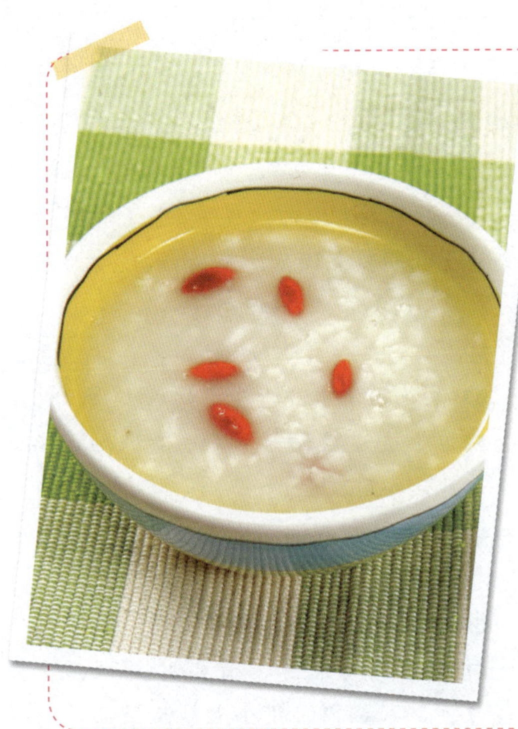

枸杞子粥

材料 大米50克，枸杞子40克。

调料 冰糖适量。

做法

❶ 大米、枸杞子分别洗净，再分置两处浸泡约30分钟，枸杞子捞出，沥干，备用。

❷ 将大米连同泡米的水一同放入锅中，再加入适量水，用大火煮开后，改用小火熬成白粥，再加入枸杞子煮至熟软。

❸ 最后加入冰糖调匀即可。

烩海参

材料 海参300克，竹笋片80克，胡萝卜片、姜片、葱段各适量。

调料 A.蚝油、白糖各少许，盐、香油各适量，高汤100毫升；B.水淀粉2小匙。

做法

❶ 将海参洗净，放入沸水中汆烫，捞起切块，备用。

❷ 取锅热油，爆香姜片、葱段再加入竹笋片、胡萝卜片以及海参块略炒片刻，并加入调料A煮约3分钟。

❸ 最后加入调料B勾芡即可出锅装盘食用。

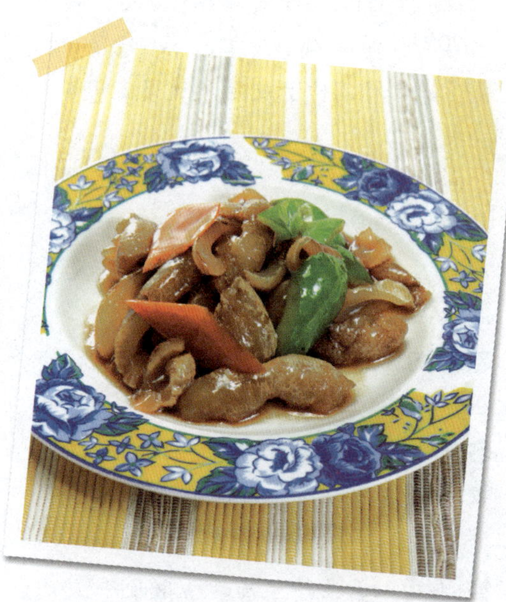

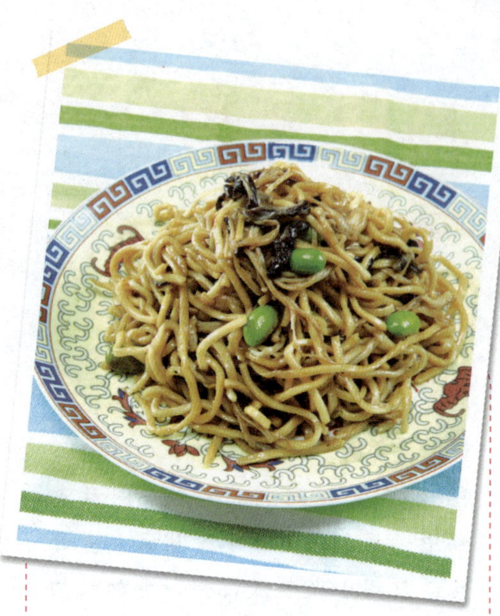

鲜菇炒面

材料 金针菇、鲜香菇各100克，豌豆20克，面条500克。

调料 牛奶、柚子皮汁各适量，盐1小匙。

做法

1. 金针菇切除根部，洗净；鲜香菇洗净，切成细丝，备用；面条放入沸水中煮至八成熟，捞出，备用。
2. 豌豆放入沸水中汆烫至八成熟捞出，备用。
3. 锅中倒入适量油烧热，加入金针菇、香菇丝炒香，然后加入牛奶、盐及适量清水煮沸。
4. 再加入面条炒至汤汁略微收干，装盘，淋上柚子皮汁即可食用。

鸡蛋菜花

材料 菜花150克，鸡蛋3个（取蛋清），胡萝卜10克，青椒1个。

调料 盐少许，白糖2克。

做法

1. 菜花用清水洗干净，切成小朵；胡萝卜去皮后切菱形片；青椒切菱形片，备用。
2. 将菜花放入沸水中煮至熟透，捞起装盘。
3. 净锅下油烧热，再将蛋清、盐、白糖、胡萝卜片、青椒片兑调搅匀，倒入锅内，用小火炒至菜品洁白鲜嫩后铲起，倒在菜花上即可。

功效 现代科学研究表明，菜花含有丰富的食物纤维，能促进肠胃蠕动，有助于清除宿便，让体内废物顺利排出，有利于改善新妈妈的便秘症状。

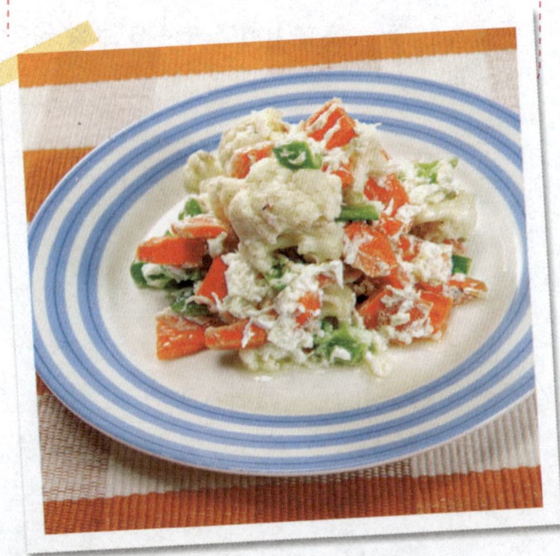

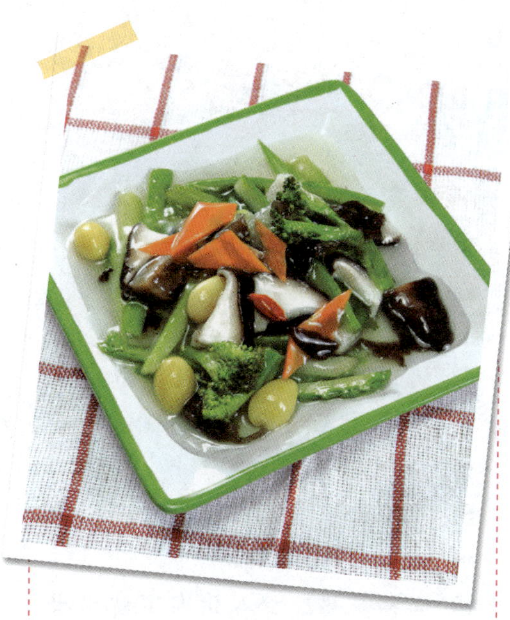

哈密瓜炒虾仁

材料 哈密瓜150克，鲜虾仁100克，火腿丁、胡萝卜各20克，青椒片15克，姜片10克。

调料 盐少许，白糖、淀粉各适量。

做法

❶ 将哈密瓜、胡萝卜洗净，去皮，切丁，备用。

❷ 锅内加油烧热，当油烧至五成热时，加入虾仁炒至九成熟时倒出，备用。

❸ 锅内留余油，加入姜片、青椒片、胡萝卜丁、火腿丁、哈密瓜丁，用中火炒至八成熟时，倒入虾仁，调入盐、白糖炒熟，再将淀粉加水入锅勾芡即可。

功效 此菜营养丰富，有助于新妈妈补充体力。

碧绿什锦

材料 西蓝花1个，竹笋段、香菇块、白果各50克，枸杞子、胡萝卜片、黑木耳丝各少许，姜2片。

调料 盐、水淀粉各适量。

做法

❶ 西蓝花切成小朵，放入加少许盐的沸水中烫汆熟，取出。

❷ 香菇、竹笋段、白果入沸水中汆烫一下取出；枸杞子泡软备用。

❸ 锅中加入橄榄油烧热，爆香姜片，再放入剩余材料炒熟，调入盐，用水淀粉勾芡即可。

功效 这道菜含有丰富的营养成分，对于产后缺乏食欲且体质虚弱的新妈妈非常实用。

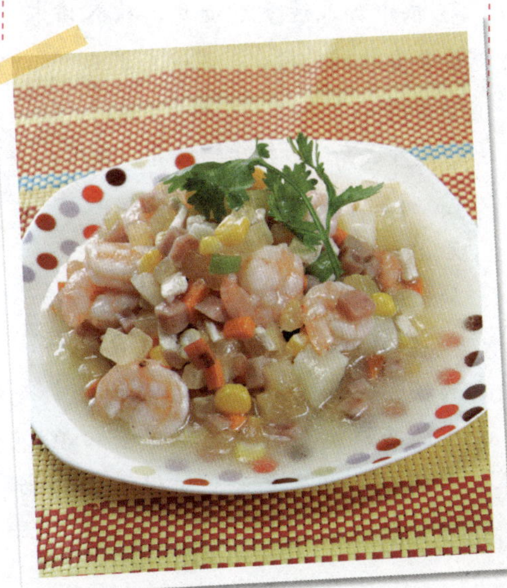

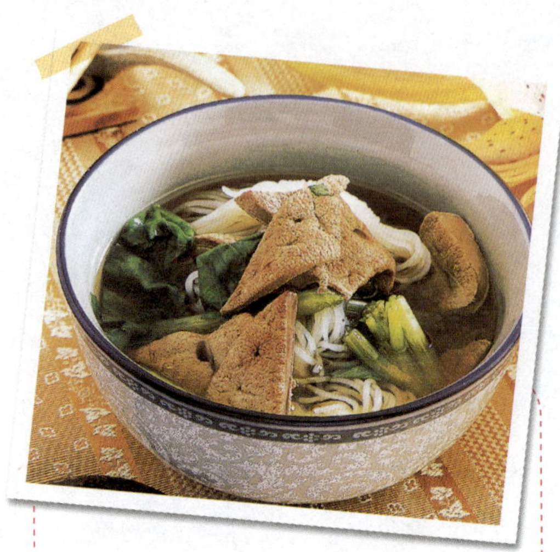

菠菜猪肝面

材料 面条500克，猪肝、菠菜各100克，猪大骨1根。

调料 盐少许。

做法

❶ 猪肝洗净，切薄片；菠菜洗净，切段，备用。

❷ 猪大骨用清水冲洗干净。

❸ 锅中加入适量水烧开，放入猪大骨汆烫片刻，捞出。

❹ 锅中再加入适量水烧开，放入猪大骨熬煮成高汤，捞出猪大骨，备用。

❺ 将猪骨高汤烧开，放入面条煮开，再放入菠菜段和猪肝片煮熟，加盐调味即可。

功效 现代研究表明，猪肝含有丰富的铁、磷等营养素，是造血不可缺少的原料；猪肝中还富含蛋白质、卵磷脂和微量元素，对促进新妈妈和宝宝的身体健康非常有益。

肉丁拌面

材料 宽面条150克，猪肉100克，干香菇4朵，香葱段少许。

调料 盐少许。

做法

❶ 锅置火上，加入适量清水用大火烧沸，然后将面条放入煮熟，捞出，备用。

❷ 猪肉洗净，切小丁；干香菇用清水泡软，捞出，切丁。

❸ 油锅烧热，放入猪肉丁炒至出油，滤除余油，再放入香菇丁和香葱段拌炒，加入适量水熬煮至汤汁收干，最后放入剩余香葱段炒匀，盛出倒在宽面条上拌匀即可。

功效 这道菜营养十分丰富，可以提升新妈妈的胃口，增强身体的抗病能力。

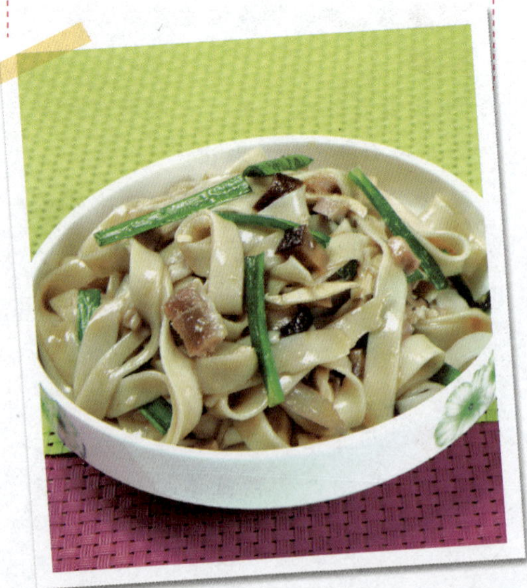

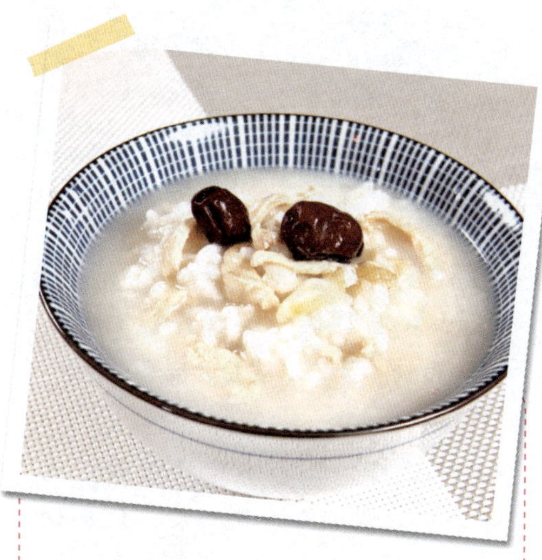

红枣茯苓粥

材料 大米50克，红枣2颗，茯苓、鸡肉丝各适量。

调料 盐少许。

做法

❶ 大米洗净，浸泡30分钟；红枣放入水中浸泡，捞出后洗净，去核；茯苓洗净，备用。

❷ 将大米连同泡米的水放入锅中，大火烧开，改小火熬煮成粥。

❸ 然后再将红枣、茯苓以及鸡肉丝放入锅中一同熬煮。

❹ 起锅前放入适量盐调味即可。

功效 茯苓所含的茯苓多糖不仅能增强人体免疫功能，而且有较强的抗菌抗癌作用，还能促进钠、氯、钾等电解质的排出，抑制肾小管的重复吸收，因而有利尿作用，对健肾有利。故常适量吃茯苓对新妈妈减肥也有益处。

丝瓜排骨粥

材料 大米100克，花生米60克，排骨、丝瓜块各150克，葱花少许。

调料 盐少许。

做法

❶ 大米洗净，沥干，拌入盐和适量油，腌渍一会儿。

❷ 排骨洗净，剁块，入沸水中汆烫，沥干。

❸ 将花生米、排骨块放入煲中，大火煮开，转小火煲30分钟，再加大米煲成粥。

❹ 油锅烧热，放入丝瓜块炒香，倒入粥内煲熟。

❺ 最后放盐拌匀，撒上葱花即可装碗上桌食用。

功效 丝瓜中含有可防止皮肤老化的B族维生素，以及可增白皮肤的维生素C等成分，经常适量食用，能保护皮肤、消除斑块，使皮肤洁白、细嫩，是不可多得的美容佳品。

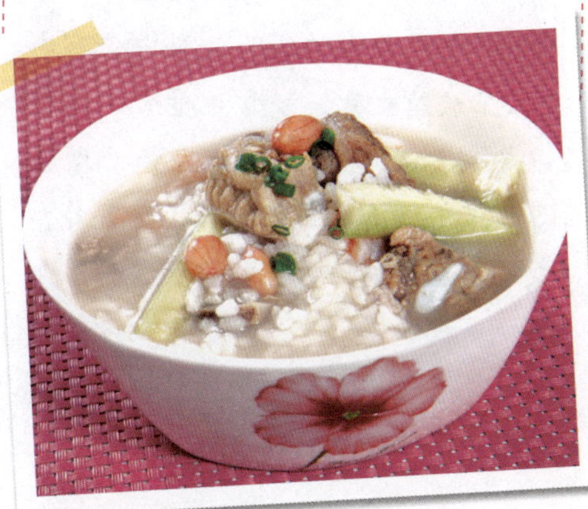

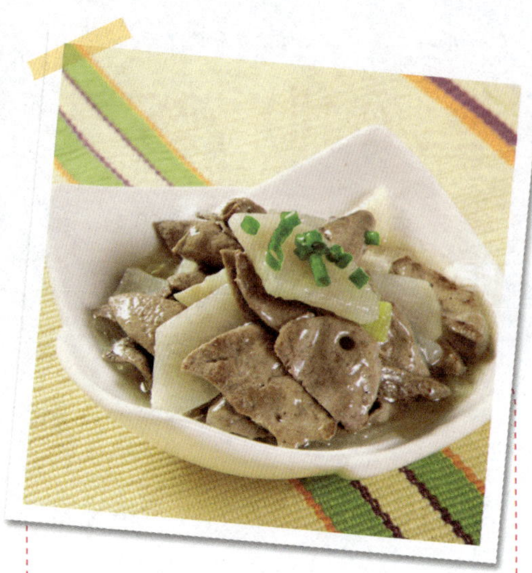

梨炒猪肝

材料 梨半个，猪肝300克，葱1根。

调料 盐少许，香油1小匙。

做法

❶ 猪肝洗净，切薄片，加盐抹至入味，备用。

❷ 梨洗净削皮切片，放入盐水中浸泡片刻；葱洗净，切花，备用。

❸ 油锅烧热，爆香葱花，放入猪肝片炒热，加入香油略拌，最后加入梨片，拌炒均匀即可装盘食用。

功效 现代营养学认为，梨中含有丰富的B族维生素，经常适量食用，可以起到保护心脏，减轻疲劳，增强心肌活力，降低血压的作用。另外，梨还含有较多的糖类物质和多种维生素，易被人体吸收，可增进食欲，对肝脏具有保护作用。而猪肝则有补血作用，很适合新妈妈食用。

锅巴虾仁

材料 虾仁300克，锅巴150克，青豆仁适量，鸡蛋1个（取蛋清）。

调料 A.盐、淀粉各少许；B.番茄酱、白糖、盐、水淀粉、醋各适量。

做法

❶ 先将虾仁放入水中浸泡后，洗净，调入调料A抓匀上浆；锅巴切块，备用。

❷ 将虾仁过油后捞出，留油，放入调料B、适量水及青豆仁，滚后倒入虾仁，以水淀粉拌匀勾芡，盛于汤碗中。

❸ 锅内留少许油，投入锅巴块，炸至色呈金黄，捞出，然后再将煮好的虾仁趁熟倒在锅巴上即可出锅装盘食用。

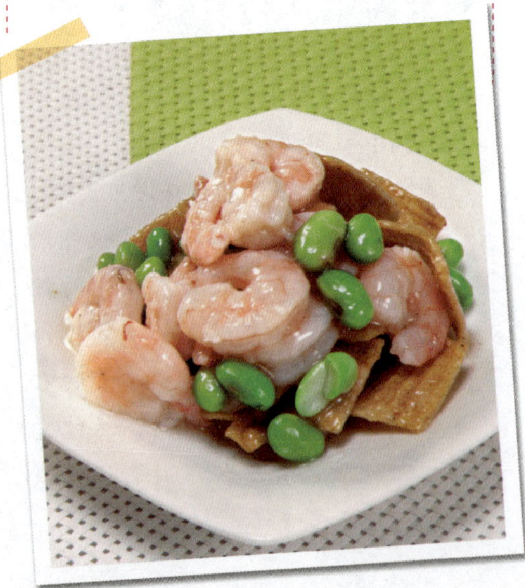

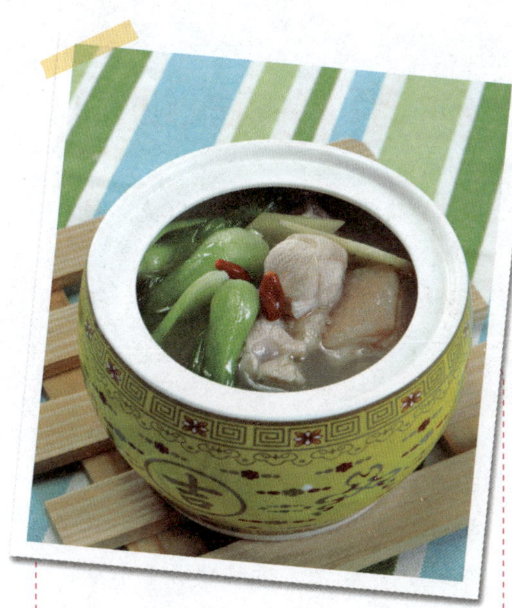

油菜鸡汤

材料 鸡腿300克，油菜150克，姜片20克，沙参30克。

调料 白糖1小匙，盐适量，鸡高汤2000毫升。

做法

1. 鸡腿洗净、剁成块，放入沸水中氽烫，去除血污，冲净泡沫后沥干，备用。
2. 油菜洗净；沙参泡发，洗净，备用。
3. 锅中倒入鸡高汤煮沸，放入姜片、鸡腿块和沙参，大火煮沸后改小火煮30分钟。
4. 再加入洗干净的油菜续煮15分钟左右，最后加入白糖、盐调味即可食用。

竹荪炖乌鸡

材料 乌鸡500克，竹荪100克，枸杞子、黑木耳、红枣、葱段、姜片各适量。

调料 盐适量。

做法

1. 枸杞子、红枣均用清水洗净；竹荪、黑木耳分别用温水泡发、洗净，竹荪切段；黑木耳洗净，撕小块，备用。
2. 乌鸡处理干净，放入冷水锅内煮沸，撇净浮沫，捞出乌鸡，沥干血水，备用。
3. 将黑木耳块、红枣、枸杞子、葱段、姜片塞入乌鸡腹中，放入煲加适量水，大火煮沸后改成小火炖约30分钟。
4. 最后放入竹荪段、盐，再炖15分钟即可。

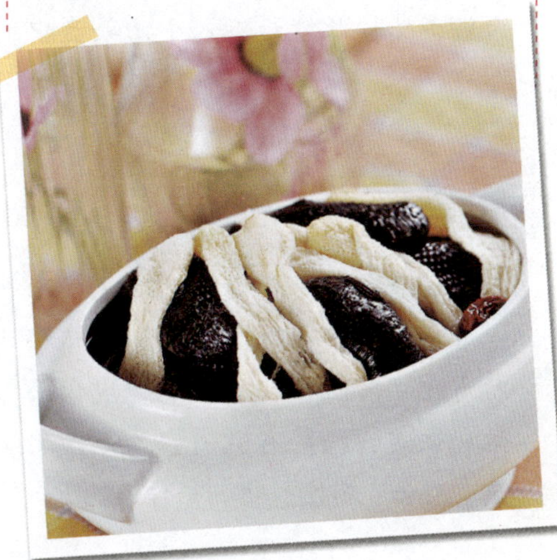

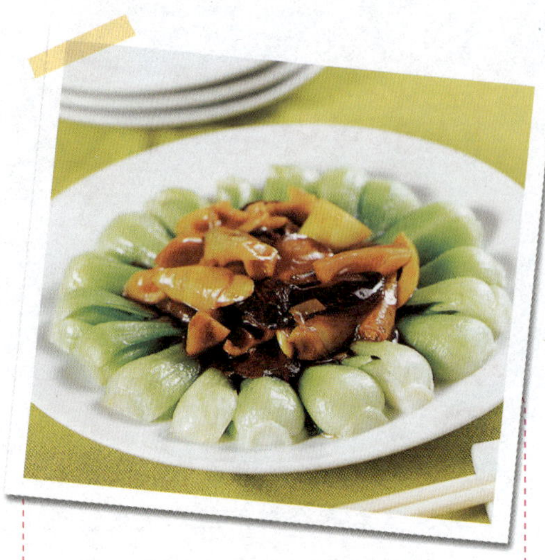

春笋烧香菇

材料 春笋1个，香菇5朵，小油菜500克。

调料 盐少许，白糖适量。

做法

❶ 春笋洗净，切块；香菇泡发，去蒂；小油菜洗净，入沸水中汆烫，捞出后装盘摆好，备用。

❷ 锅置火上，倒油烧热，下入春笋块炒熟，再加入香菇稍炒，用盐、白糖调味，收汁后倒入小油菜盘中即可。

功效 春笋味道清淡鲜嫩，营养丰富，含有充足的水分、丰富的植物蛋白以及钙、磷、铁等人体必需的营养成分和微量元素，尤其是纤维素含量很高，经常适量食用有帮助消化、防止便秘的功能。现代医学也证实，吃笋有滋阴、益血、化痰、消食、利便、明目等作用。

红枣糙米粥

材料 猪瘦肉25克，红枣20克，糙米40克，芹菜30克。

调料 猪骨高汤1杯，盐少许，干淀粉适量。

做法

❶ 将猪瘦肉洗净，入沸水中汆烫去血水，剁成泥状，与干淀粉混合均匀，腌渍约30分钟至入味，再放入滚水中汆烫，捞起后沥干水分，备用。

❷ 红枣洗净；糙米洗净，以冷水浸泡1小时。

❸ 芹菜去叶根，洗净，切段。

❹ 取汤锅，加入高汤、清水及猪瘦肉泥、红枣、糙米，以中火煮开，再转小火，并放入少许盐，继续煮约30分钟，起锅前加入芹菜段，再继续煮约1分钟即可。

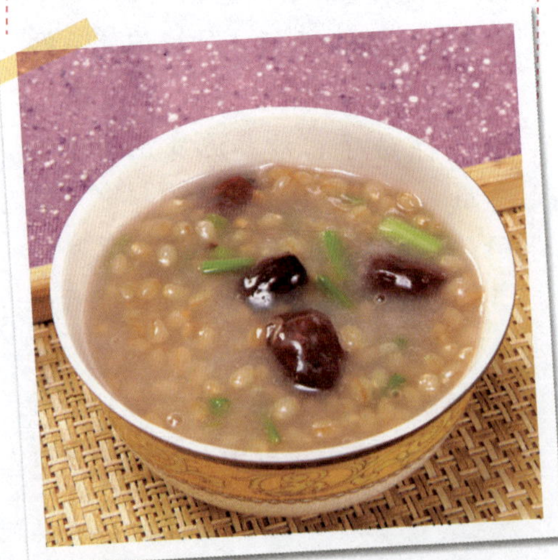

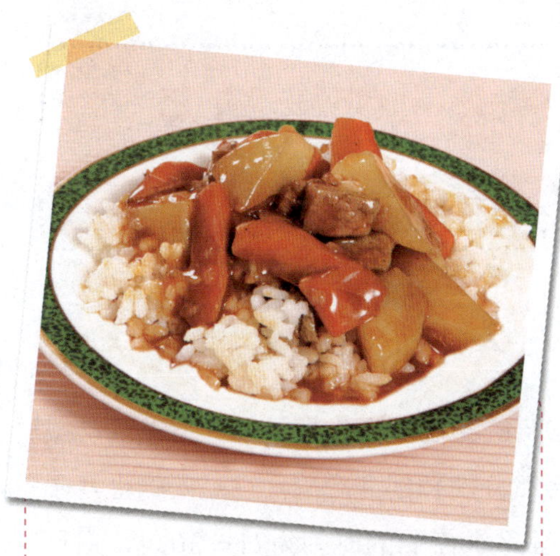

红烩牛肉盖饭

材料 牛腩100克，胡萝卜、白萝卜各半根，米饭1大碗。

调料 牛肉高汤1大碗，盐、番茄酱各适量。

做法

1. 胡萝卜、白萝卜均洗净，切成滚刀块；牛腩洗净，切块。
2. 锅置火上，放入少量色拉油烧热，加入胡萝卜块、白萝卜块翻炒，接着加入牛腩块炒5分钟左右，再加入番茄酱拌炒均匀。
3. 加牛肉高汤，沸腾后转小火炖煮至牛腩熟，加盐调味，盛出浇在饭上即可。

功效 牛肉富含蛋白质，氨基酸组成比猪肉更接近人体需要，能提高机体抗病能力，对术后、病后调养的人在补充失血、修复组织等方面特别适宜。

彩色健康饭

材料 水发香菇、胡萝卜、玉米粒、素肉、土豆、毛豆仁各50克，姜末1小匙，米饭2碗。

调料 A.素高汤2碗；B.盐、蚝油各少许，香油适量。

做法

1. 将香菇、胡萝卜、素肉、土豆洗净，切丁，备用。
2. 锅置火上，倒入适量植物油，爆香香菇丁，放入姜末，爆炒至香味溢出，盛出，备用。
3. 锅置火上，加入调料A烧开，再将玉米粒、毛豆仁、土豆丁、胡萝卜丁、素肉丁一起加入素高汤内煮熟至水分收干。
4. 在以上材料中加入米饭及调料B一起拌炒均匀即可。

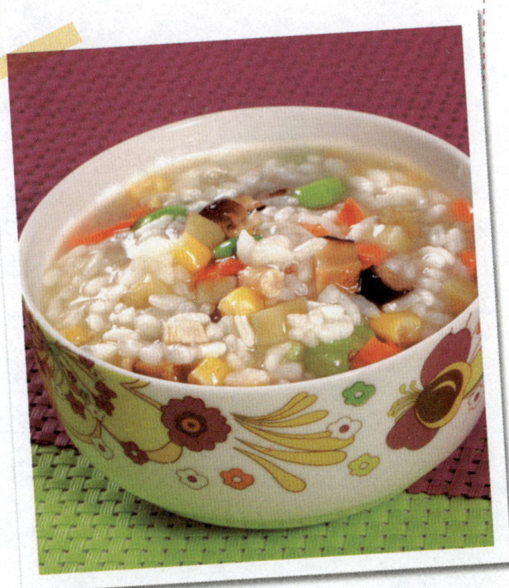

流产和早产者也要坐月子

流产和早产者“坐月子”的时间

对于女性来说，除了自然分娩和剖宫产的女性需要坐月子外，自然流产或早产的女性也需要坐月子。通常来说，自然分娩和剖宫产的女性需要的坐月子时间为30～45天，而流产和早产的女性坐月子需要的时间为21～30天，俗称“小月子”。

坐“小月子”的重要性

女性的小月子不可不重视。早产者与足月生产者无多大分别，因此肯定需要休养；而流产者因子宫内膜受到损伤，卵巢机能受到影响，会导致月经异常，这些情况都需要休养，否则会影响以后生育。

坐小月子的注意事项

◎流产或早产后第1周，和自然分娩的新妈妈一样，不要洗头，尽量少沾水，即使是碰水也应该是热水，选择淋浴而不是盆浴，做好保暖工作。

◎手术后要吃2～3天的消炎药；人工流产手术后2～3天，在服消炎药期间，就要立刻进行食补，多吃一些富含蛋白质、维生素和无机盐的食物，特别要多吃些补铁的食物，如猪肝、鸡肝、鲈鱼、鸡肉、猪肉、黑糯米、红枣、红豆等。

◎流产或早产后，不用卧床太久，可以隔段时间下床走动，当觉得累了，应立即回到床上休息；在卧床休息时注意不能吹风，只要保持室内空气流通即可。

◎流产或早产后，新妈妈阴部有流血症状，此时可以用一些卫生巾或者护垫。需要注意的是，卫生巾和护垫一定要买质量比较好的，因为此时阴部非常脆弱和敏感，卫生巾的制作工艺不标准，很容易使新妈妈感染细菌而导致阴部出现一些炎症。